シミュレイション内科

心不全を探る

編著

堀 正二
大阪大学 教授

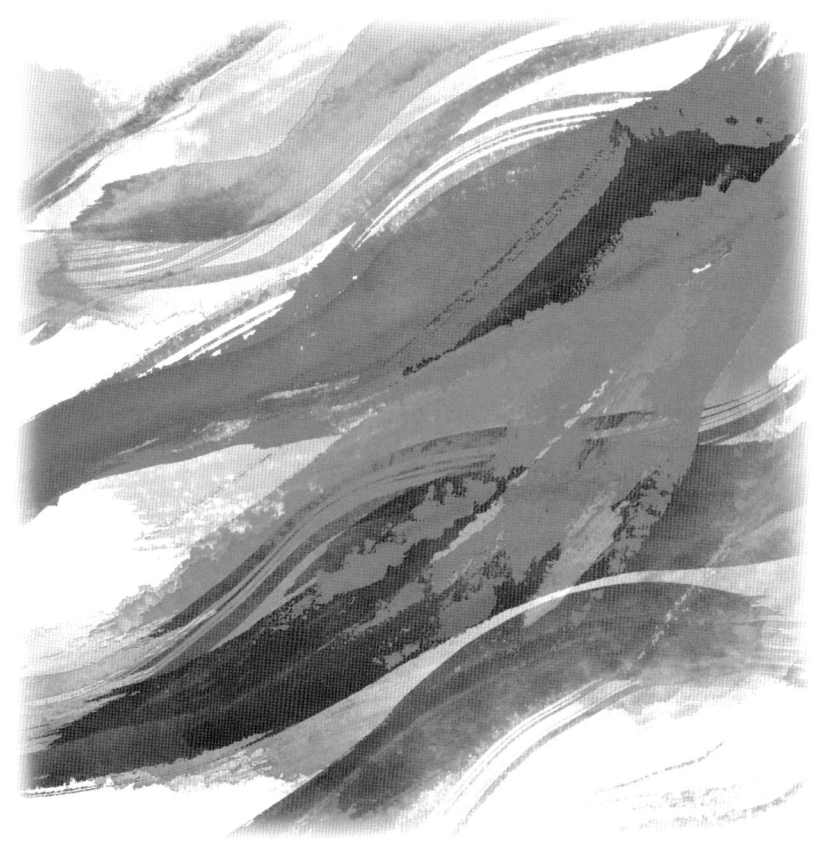

永井書店

●執筆者一覧●

《編　集》

堀　　正二　　大阪大学大学院医学系研究科情報伝達医学病態情報内科学　教授

《執筆者》(執筆順)

大草　知子	山口大学大学院医学研究科器官病態内科学
松﨑　益德	山口大学大学院医学研究科器官病態内科学　教授
山本　一博	大阪大学大学院医学系研究科情報伝達医学病態情報内科学
増山　　理	兵庫医科大学循環器内科学教室　教授
堀　　正二	大阪大学大学院医学系研究科情報伝達医学病態情報内科学　教授
花田　裕之	弘前大学医学部第2内科学教室
奥村　　謙	弘前大学医学部第2内科学教室　教授
小板橋俊美	北里大学医学部第2内科学教室
和泉　　徹	北里大学医学部第2内科学教室　教授
世古　義規	東京大学医学部循環器内科学　講師
岡本　　洋	北海道大学大学院医学研究科循環病態内科学　講師
北畠　　顕	医療法人社団カレスサッポロ　顧問
松田　直樹	東京女子医科大学循環器内科
笠貫　　宏	東京女子医科大学循環器内科　教授
福嶌　教偉	大阪大学大学院医学系研究科機能制御外科　講師
松田　　暉	大阪大学大学院医学系研究科臓器制御外科　教授
小山　知美	千葉大学大学院医学研究院循環病態医科学
永井　敏雄	千葉大学大学院医学研究院循環病態医科学
小室　一成	千葉大学大学院医学研究院循環病態医科学　教授
江田　一彦	筑波学園病院循環器内科
山口　　巖	筑波大学医学専門学群臨床医学系内科学　教授
奥山　裕司	大阪警察病院心臓センター内科
平山　篤志	大阪警察病院心臓センター内科　部長
児玉　和久	大阪警察病院　名誉院長
岩渕　　薫	東北大学大学院医学系研究科内科病態学講座循環器病態学分野
白土　邦男	東北大学大学院医学系研究科内科病態学講座循環器病態学分野　教授
磯部　光章	東京医科歯科大学大学院循環制御内科学　教授
是恒　之宏	独立行政法人国立病院機構大阪医療センター臨床研究部　部長
野出　孝一	佐賀大学医学部循環器内科学教室　教授
浅香真知子	佐賀大学医学部循環器内科学教室
谷山真規子	岡山大学大学院医歯学総合研究科循環器内科
大江　　透	岡山大学大学院医歯学総合研究科循環器内科　教授
川合　宏哉	神戸大学大学院医学系研究科循環動態医学講座循環呼吸器病態学分野
横山　光宏	神戸大学大学院医学系研究科循環動態医学講座循環呼吸器病態学分野　教授
寺崎　文生	大阪医科大学第3内科学教室　講師
北浦　　泰	大阪医科大学第3内科学教室　教授

田原　宣広	久留米大学医学部第3内科学教室	
今泉　　勉	久留米大学医学部第3内科学教室　教授	
石川　和信	福島県立医科大学第1内科学教室　講師	
丸山　幸夫	福島県立医科大学第1内科学教室　教授	
瀧原　圭子	大阪大学保健センター　助教授	
堀川　良史	榊原記念病院内科	
豊田　　茂	獨協医科大学心血管・肺内科	
石元　篤雄	高知大学医学部老年病・循環器・神経内科学教室	
土居　義典	高知大学医学部老年病・循環器・神経内科学教室　教授	
松森　　昭	京都大学大学院医学研究科内科学講座循環器内科学　助教授	
川井　　真	東京慈恵会医科大学内科学講座循環器内科　講師	
望月　正武	東京慈恵会医科大学内科学講座循環器内科　教授	
大倉　宏之	ベルランド総合病院心臓病センター循環器内科　部長	
吉川　純一	大阪市立大学大学院医学系研究科循環器病態内科学教室　教授	
前川　裕一郎	慶應義塾大学医学部循環器内科教室	
小川　　聡	慶應義塾大学医学部循環器内科教室　教授	
広野　　暁	新潟大学大学院医歯学総合研究科循環器病学分野　助手	
相澤　義房	新潟大学大学院医歯学総合研究科循環器病学分野　教授	
筒井　裕之	北海道大学大学院医学研究科循環病態内科学　教授	
宮崎　忠史	順天堂大学医学部循環器内科学教室	
岩間　義孝	順天堂大学医学部循環器内科学教室	
代田　浩之	順天堂大学医学部循環器内科学教室　教授	
水重　克文	独立行政法人国立病院機構高松東病院　院長	
雪入　一志	心臓センター榊原病院内科	
石川　欽司	近畿大学医学部循環器内科学教室　教授	
布田　伸一	東京女子医科大学附属第二病院内科	
高川　順也	富山医科薬科大学医学部第2内科学教室	
麻野井　英次	富山医科薬科大学医学部第2内科学教室　助教授（現新湊市民病院院長）	
竹越　　襄	金沢医科大学循環器内科学教室　教授	
浅地　孝能	金沢医科大学循環器内科学教室　講師	
内藤　滋人	群馬県立心臓血管センター循環器内科　部長	
平光　伸也	藤田保健衛生大学循環器内科　助教授	
植村　晃久	藤田保健衛生大学循環器内科　講師	
菱田　　仁	藤田保健衛生大学循環器内科　教授	
許　　俊鋭	埼玉医科大学心臓血管外科学教室　教授	

序　文

　　わが国における心不全患者の疫学データは乏しく，確かな数字は得られないが，種々の調査から約100万人の患者が存在すると推定されている．心不全は，保険病名に頻々流用されるため，実態把握を困難にしている．しかし，虚血性心疾患の増加や高齢化の進展により，慢性心不全の数は年々増加しているのは確かである．米国では500万人が罹患し，毎年50万人の新患が増えているが，わが国も欧米の趨勢を追随するものと予想される．

　　心不全は，その病態を臓器血流不全とうっ血症状に大別して考えると理解しやすいが，その病因は様々である．急性心筋梗塞のように急激に症状が発現し，重症になれば心原性ショックに至る急性心不全の病態もあれば，心筋症のように心筋の病変が潜在性に進行し，症状の発現も緩徐なものまでありそのスペクトルは極めて広い．したがって，病因－病態－症状－診断－治療の一連のプロセスを順方向に理解するのは比較的容易であるが，実際の臨床では症状が出現し，症状－診断－病因－病態－治療のプロセスが重要となる．したがって本章では，まず総論で病態－診断－治療のプロセスを理解して頂き，次いで疾患編で後者の実践的アプローチを学んで頂きたいと考えて編集した．疾患編では，虚血性心疾患，特発性及び2次性心筋症の他，拡張不全による心不全もとり挙げ，また心不全の治療についても代表的なものを紹介した．典型的ともいえる症例をシミュレーションすることで，症例のもつ特色を失うことなく臨床の臨場感を味わって頂けるものと確信している．

　　本書は，研修医やレジデントの方に心不全の臨床をトレーニングして頂くのに最適の材料を提供しているものと自負しているが，専門医の取得を目指している方にも極めて有用な著書であろう．疾患編では，30の病態を

とり挙げているので，臨床でよく遭遇するケースは殆ど網羅されていると考えてよい．本書を通読して頂き，その特徴を体得されれば頭の中でシミュレーションできるモデルがパターン化される筈である．実際の臨床は，複数の病態が混在したり，重症度によって表現型はバリエーションを呈するが，基本的なモデルが確立されていれば応用は臨床経験と共に容易になる筈である．本書は，まさに実践への近道を提供してくれているので，上手に活用されることを切望している．

　最後に，執筆をお引き受け頂いた先生方，編集に当たり色々と支援を頂いた永井書店の皆様に謝意を表したい．

2005年5月

堀　正　二

目　　次

◆総　論◆

1　心不全の病態　3
大草　知子／松﨑　益徳
概念と疫学　3
分　類　3
　1．急性心不全と慢性心不全　3
　2．左心不全と右心不全　3
　3．低拍出性心不全と高拍出性心不全　3
　4．収縮不全と拡張不全　3
成因と病態生理　3
分子生物学・生化学からの視点　4
　1．細胞内Ca^{2+}調節機構の異常　4
　2．神経体液性因子　6
おわりに　10

2　拡張機能障害　12
山本一博／増山　理／堀　正二
はじめに　12
拡張機能とは　12
　1．収縮機能と拡張機能　12
　2．左室弛緩　12
　3．左室スティフネス（左室コンプライアンス）　12
拡張機能評価　14
　1．左室圧波形からみる拡張機能　14
　2．左室流入動態からの左室拡張機能評価　14
拡張機能障害に対する治療　15
まとめ　15

3　急性心不全の病態と治療　17
花田　裕之／奥村　謙
急性心不全の定義　17
病態生理　17
原因疾患　18
治　療　18

4　心筋症　21
小板橋俊美／和泉　徹
総　論　21
各　論　21
　1．拡張型心筋症　21
　2．肥大型心筋症　22
　3．拘束型心筋症　23
　4．不整脈源性右室心筋症　24
　5．特定心筋症　24
最後に　24

5　心筋炎の診断と治療　26
世古　義規
はじめに　26
　1．定　義　26
　2．概　念　26
　3．病　因　26
　4．病　態　26
　5．予　後　26
診　断　26
　1．症状・理学的所見　26
　2．心電図　26
　3．胸部 X 線　27
　4．心エコー　27
　5．血液生化学検査　27
　6．ウイルス学的検査　27
　7．心臓カテーテル検査　27
　8．核医学的検査　27
　9．心筋生検　28
治　療　28
　1．治療の基本方針　28
　2．病期に応じた治療方針　28
　3．病態に応じた治療方針　29

6　慢性心不全の薬物療法とEBM　31
岡本　洋／北畠　顕
はじめに　31
Stage A：器質的心疾患はないが，心不全へ進展する
　　　　リスクの高い患者　31
　1．高血圧　31
　2．高脂血症　32
　3．心血管危険因子から心不全発症の抑制　32
Stage B：器質的心疾患を伴うが，心不全症状のない患者　32
Stage C：器質的心疾患を伴い，過去あるいは
　　　　最近心不全症状のあった患者　32
　1．ACE阻害薬　32
　2．アンジオテンシン受容体拮抗薬（ARB）　32
　3．β遮断薬　33
　4．利尿薬　33
　5．ACE阻害薬，ARB以外の血管拡張薬　33
　6．ジギタリス　33
Stage D：機械的補助循環，持続的強心薬投与，心臓
　　　　移植やホスピスケアのような特殊な治療を
　　　　要する末期的心不全患者　34
おわりに　34

7 心不全の非薬物療法 ... 36
松田　直樹／笠貫　宏

はじめに ... 36
両室ペーシング ... 36
植え込み型除細動器（ICD） ... 37
左室縮小術と僧帽弁形成術 ... 38
補助人工心臓 ... 39

8 心臓移植の現状 ... 41
福嶌　教偉／松田　暉

はじめに ... 41
世界における心臓移植の歴史と現状 ... 41
本邦における心臓移植の現状 ... 42
 1．日本臓器移植ネットワークへの適応患者の登録 ... 42
 2．心移植の適応基準 ... 42
 3．待機患者における機械的補助の役割 ... 43
 4．心ドナーの適応基準 ... 44
 5．ドナー・レシピエントの適合 ... 44
 6．ドナーの心摘出手術 ... 44
 7．心臓移植手術 ... 44
 8．心臓移植にかかる費用 ... 44
 9．心臓移植後の管理 ... 44
わが国における心臓移植症例 ... 45

9 心不全と再生療法 ... 47
小山　知美／永井　敏雄／小室　一成

細胞移植 ... 47
 1．心筋細胞 ... 47
 2．ES細胞 ... 47
 3．骨格筋筋芽細胞 ... 48
 4．骨髄細胞 ... 48
サイトカイン ... 48
心臓幹細胞 ... 49

疾患編

1 急性心筋梗塞と診断　血行再建術はうまくいったが，血圧低下が続いている！？ ... 55
江田　一彦／山口　巖

【問題編】 ... 55
症例呈示 ... 55
設問 ... 57
【解説編】 ... 57
概説　急性心筋梗塞に伴う心不全 ... 57
気絶心筋 ... 58
 1．疾患概念 ... 58
 2．発生機序 ... 58
 3．症候・診断 ... 58
 4．治療 ... 58
 5．予後 ... 58
類縁疾患（冬眠心筋） ... 58
問題の解説および解答 ... 58
レベルアップをめざす方へ ... 59

2 突然の胸痛に続いて　全身倦怠感・失神が生じた！？ ... 61
奥山　裕司／平山　篤志／児玉　和久

【問題編】 ... 61
総論 ... 61
症例呈示 ... 61
設問 ... 62
【解説編】 ... 63
刺激伝導系の血液支配 ... 63
心筋梗塞時の房室ブロックの機序 ... 63
 1．細胞レベルの変化 ... 63
 2．代謝産物 ... 64
 3．自律神経活性 ... 64
完全房室ブロック ... 64
 3度ブロック（完全房室ブロック） ... 64
その他の注意すべき房室ブロック ... 64
 MobitzⅠ型2度房室ブロック ... 64
 MobitzⅡ型2度房室ブロック ... 64
問題の解説および解答 ... 65
レベルアップをめざす方へ ... 65

3 心筋梗塞で入院中　回復していたが急に呼吸が苦しくなった！？ ... 67
岩渕　薫／白土　邦男

【問題編】 ... 67
症例呈示 ... 67
設問 ... 67
【解説編】 ... 68
急性心筋梗塞の合併症について ... 68
急性心筋梗塞の新しい診断基準 ... 68
良性心筋梗塞の再梗塞の定義 ... 68
亜急性ステント血栓症の治療について ... 69
問題の解説および解答 ... 69
レベルアップをめざす方へ ... 70

4 年末宴会で飲酒時　冷汗と胸部不快感あり　3月に階段昇降で呼吸困難　動悸！？ ... 71
磯部　光章

【問題編】 ... 71
症例呈示 ... 71
設問 ... 73
【解説編】 ... 74
急性左心不全 ... 74
 1．疾患概念 ... 74
 2．病因 ... 74
 3．症候 ... 74
 4．診断 ... 74
 5．治療 ... 75
 6．予後 ... 75
乳頭筋機能不全による僧帽弁閉鎖不全症 ... 75
問題の解説および解答 ... 75
レベルアップをめざす方へ ... 76

虚血性心疾患に伴う僧帽弁閉鎖不全症　　　　　76

5　最近脈が乱れる　坂道で息切れが…！？　78
　　　　　　　　　　　　　　　　　是恒　之宏
【問題編】　　　　　　　　　　　　　　　　78
症例呈示　　　　　　　　　　　　　　　　　78
設　問　　　　　　　　　　　　　　　　　　79
【解説編】　　　　　　　　　　　　　　　　80
心房細動に伴う頻脈誘発性心筋症について　　80
　　1．疾患概念・症状　　　　　　　　　　80
　　2．診　断　　　　　　　　　　　　　　80
　　3．治　療　　　　　　　　　　　　　　80
問題の解説および解答　　　　　　　　　　　81
レベルアップをめざす方へ　　　　　　　　　82
　　心房細動に対するカテーテルアブレーション　　82

6　労作時に胸が痛い　ふらつきも感じる！？　83
　　　　　　　　　　　　　野出　孝一／浅香真知子
【問題編】　　　　　　　　　　　　　　　　83
症例呈示　　　　　　　　　　　　　　　　　83
設　問　　　　　　　　　　　　　　　　　　83
【解説編】　　　　　　　　　　　　　　　　84
心不全に伴うAS　　　　　　　　　　　　　84
ASについて　　　　　　　　　　　　　　　84
　　1．疾患概念・症状　　　　　　　　　　84
　　2．病　因　　　　　　　　　　　　　　84
　　3．診　断　　　　　　　　　　　　　　84
　　4．治　療　　　　　　　　　　　　　　85
　　5．予　後　　　　　　　　　　　　　　85
　　6．インフォームドコンセント　　　　　85
問題の解説および解答　　　　　　　　　　　85
レベルアップをめざす方へ　　　　　　　　　86

7　背が高く指の長い患者　最近夜寝苦しくなる！？　87
　　　　　　　　　　　　　谷山　真規子／大江　透
【問題編】　　　　　　　　　　　　　　　　87
症例呈示　　　　　　　　　　　　　　　　　87
設　問　　　　　　　　　　　　　　　　　　87
【解説編】　　　　　　　　　　　　　　　　88
マルファン症候群について　　　　　　　　　88
　　1．疾患概念　　　　　　　　　　　　　88
　　2．臨床像　　　　　　　　　　　　　　88
　　3．治　療　　　　　　　　　　　　　　89
　　問題の解説および解答　　　　　　　　　89

8　以前より風邪をひきやすかった　最近足がむくんで，急いで歩くと息切れが！？　91
　　　　　　　　　　　　　川合　宏哉／横山　光宏
【問題編】　　　　　　　　　　　　　　　　91
症例呈示　　　　　　　　　　　　　　　　　91
設　問　　　　　　　　　　　　　　　　　　93
【解説編】　　　　　　　　　　　　　　　　94
心房中隔欠損症について　　　　　　　　　　94
　　1．疾患概念　　　　　　　　　　　　　94
　　2．血行動態　　　　　　　　　　　　　94
　　3．症状・自然歴　　　　　　　　　　　94

　　4．診断・検査所見　　　　　　　　　　94
　　5．治　療　　　　　　　　　　　　　　95
問題の解説および解答　　　　　　　　　　　95

9　急性心筋梗塞か？　胸痛および心電図異常のため緊急冠動脈造影を施行した高齢女性　97
　　　　　　　　　　　　　寺崎　文生／北浦　泰
【問題編】　　　　　　　　　　　　　　　　97
症例呈示　　　　　　　　　　　　　　　　　97
設　問　　　　　　　　　　　　　　　　　　99
【解説編】　　　　　　　　　　　　　　　　99
たこつぼ心筋症について　　　　　　　　　　99
　　1．総　論　　　　　　　　　　　　　　99
　　2．解　説　　　　　　　　　　　　　　99
　　3．類縁疾患　　　　　　　　　　　　　101
　　4．患者の生活指導，その他
　　　　（インフォームドコンセント）　　　101
問題の解説および解答　　　　　　　　　　　101
レベルアップめざす方へ　　　　　　　　　　102
　　たこつぼ心筋障害と左室流出路閉塞　　　102
　　たこつぼ心筋症の実験モデル　　　　　　102

10　出産直後から息切れ　足のむくみが…！？　103
　　　　　　　　　　　　　田原　宣広／今泉　勉
【問題編】　　　　　　　　　　　　　　　　103
症例呈示　　　　　　　　　　　　　　　　　103
設　問　　　　　　　　　　　　　　　　　　103
【解説編】　　　　　　　　　　　　　　　　105
産褥性心筋症の概説（総論）　　　　　　　　105
主要疾患の解説　　　　　　　　　　　　　　105
　　1．疾患概念　　　　　　　　　　　　　105
　　2．病　因　　　　　　　　　　　　　　105
　　3．症　候　　　　　　　　　　　　　　105
　　4．診　断　　　　　　　　　　　　　　106
　　5．治　療　　　　　　　　　　　　　　106
　　6．合併症の治療　　　　　　　　　　　106
　　7．予　後　　　　　　　　　　　　　　106
問題の解説および解答　　　　　　　　　　　106
レベルアップめざす方へ　　　　　　　　　　107

11　以前から糖尿病　難聴があり　過労感が続いた後に息切れをきたした！？　108
　　　　　　　　　　　　　石川　和信／丸山　幸夫
【問題編】　　　　　　　　　　　　　　　　108
症例と設問　　　　　　　　　　　　　　　　108
【解説編】　　　　　　　　　　　　　　　　110
ミトコンドリア心筋症について　　　　　　　110
　　1．疾患概念・症状　　　　　　　　　　110
　　2．診　断　　　　　　　　　　　　　　111
　　3．治　療　　　　　　　　　　　　　　111
問題の解説および解答　　　　　　　　　　　111
レベルアップめざす方へ　　　　　　　　　　112
　　ミトコンドリア機能と心障害　　　　　　112
　　ミトコンドリア病研究の最新の動向　　　112

12 全身性硬化症にて加療中 最近全身倦怠と呼吸困難を自覚！？ 114
瀧原 圭子

【問題編】 114
症例呈示 114
設問 115
【解説編】 116
心膜炎について 116
   1．疾患概念 116
   2．治療のための診断と検査 116
   3．治療 116
問題の解説および解答 116
レベルアップをめざす方へ 117
   膠原病に伴う心血管病変 117
   SScに伴う心病変 117

13 2年前より原因不明の心不全を指摘されている！？ 119
堀川 良史／豊田 茂

【問題編】 119
症例呈示 119
設問 121
【解説編】 121
   1．疾患概念 121
   2．臨床症状 121
   3．臨床所見 121
   4．検査所見 122
   5．診断 122
   6．治療 122
問題の解説および解答 123
レベルアップをめざす方へ 123

14 発熱あり 胸水貯留し 好酸球が増えた！？ 125
石元 篤雄／土居 義典

【問題編】 125
症例呈示 125
設問 126
【解説編】 127
好酸球増多性心疾患について 127
   1．疾患概念 127
   2．疫学 127
   3．病理像 127
   4．臨床像 127
   5．診断 128
   6．治療 128
問題の解説および解答 128
レベルアップをめざす方へ 129

15 かぜ症状と発熱の後 全身がだるい！？ 130
松森 昭

【問題編】 130
症例呈示 130
設問 131
【解説編】 132
心筋炎について 132
   1．疾患概念・病因 132
   2．症候 132
   3．診断 132
   4．治療 132
   5．予後 133
   6．患者の生活指導・その他 133
問題の解説および解答 133
レベルアップをめざす方へ 133
   HCVによる心筋炎，心筋症 133

16 若い頃から毎日3〜4合 最近足にむくみが…！？ 136
川井 真／望月 正武

【問題編】 136
症例呈示 136
設問 138
【解説編】 139
アルコール性心筋症について 139
   1．主要疾患の解説 139
   2．その他の疾患（類似疾患） 139
   3．患者の生活指導（インフォームドコンセント） 140
問題の解説および解答 140
レベルアップをめざす方へ 140

17 息切れ，手足のチアノーゼが出現 最近インスタント食品ばかり…！？ 142
大倉 宏之／吉川 純一

【問題編】 142
症例呈示 142
設問 143
【解説編】 144
脚気心について 144
   1．疾患概念 144
   2．症状と診断 144
問題の解説および解答 145

18 最近動悸しやすく 体重減少 少し動くと息切れ！？ 146
前川裕一郎／小川 聡

【問題編】 146
症例呈示 146
設問 146
【解説編】 147
バセドウ病と心不全・心房細動について 147
   1．疾患概念・症状 147
   2．診断 148
   3．治療 148
問題の解説および解答 149
レベルアップをめざす方へ 150
   潜在性甲状腺機能亢進症と心不全・心房細動 150

19 筋力が徐々に低下 最近 体重が増加！？ 151
広野 暁／相澤 義房

【問題編】 151
症例呈示 151
設問 151
【解説編】 152
Duchenne/Becker型筋ジストロフィーについて 152
   1．疾患概念について 152

2．症　　候 152
　　3．検査所見 153
　　4．治　　療 153
　　5．患者の生活指導 153
問題の解説および解答 153
レベルアップをめざす方へ 154
　X-linked dilated cardiomyopathy（XLDC） 154

20　以前から高血圧を放置　感冒のあと安静にしていても息苦しい！？ 155
筒井　裕之

【問題編】 155
症例呈示 155
設　　問 156
【解説編】 156
拡張不全による心不全について 156
　1．疾患概念 156
　2．原　　因 156
　3．症　　候 156
　4．診　　断 157
　5．治　　療 158
　6．予　　後 158
　7．患者の生活指導 158
問題の解説および解答 158
レベルアップをめざす方へ 159
　心筋の弛緩障害と心筋細胞内Caハンドリング 159

21　悪性リンパ腫の化学療法完全寛解後　最近足にむくみが…！？ 160
宮崎　忠史／岩間　義孝／代田　浩之

【問題編】 160
症例呈示 160
設　　問 161
【解説編】 162
ドキソルビシン誘発性心筋症
　（いわゆるアドリアマイシン心筋症）について 162
　1．疾患概念 162
　2．症　　状 162
　3．病　　因 162
　4．診　　断 162
　5．治　　療 163
問題の解説および解答 164

22　拡張型心筋症で通院加療中　出張中薬の服用を忘れる　急に夜咳が多くなる！？ 166
水重　克文／雪入　一志

【問題編】 166
症例呈示 166
設　　問 167
【解説編】 167
拡張型心筋症（概説） 167
解　　説 168
　1．疾患概念 168
　2．病　　因 168
　3．症　　候 168
　4．診　　断 168
　5．治　　療 168

　6．予　　後 168
　7．類縁疾患 169
　8．患者の生活指導 169
問題の解説および解答 169

23　弁膜症のため10年前に人工弁置換　抜歯後発熱を自覚！？ 172
石川　欽司

【問題編】 172
症例呈示 172
設　　問 173
【解説編】 173
感染性心内膜炎 173
　1．概　　念 173
　2．病理，起因菌 173
　3．誘因と起因菌 174
　4．基礎疾患 174
　5．臨床症状 174
　6．診　　断 174
　7．合併症 174
　8．検査所見 174
　9．治　　療 175
　10．予　　後 175

24　7歳時にTOFの手術　25年を経て労作時，夜間の呼吸困難が… 176
布田　伸一

【問題編】 176
症例呈示 176
設　　問 178
【解説編】 179
診　　断 179
ファロー四徴症について 179
ファロー四徴症術後の長期予後に関係する
合併症はどれか？ 179
心臓移植のレシピエント適応 180

25　心不全が増悪して入院　睡眠中に呼吸が止まる！？ 182
高川　順也／麻野井英次

【問題編】 182
症例呈示 182
設　　問 183
【解説編】 184
睡眠時無呼吸症候群について 184
　1．疾患概念 184
　2．診　　断 184
　3．治　　療 184
問題の解説および解答 185
レベルアップをめざす方へ 185
　慢性心不全患者における中枢型睡眠時無呼吸の
　発生機序 185

26　慢性心不全で入院　β遮断薬の投与で元気に退院！？ 187
竹越　襄／浅地　孝能

【問題編】 187

はじめに	187
症例呈示	187
設問	188
【解説編】	189
1. 慢性心不全の概説	189
2. 虚血性心不全	189
3. β遮断薬療法について	189
4. 患者の生活指導	189
問題の解説および解答	190
レベルアップをめざす方へ	191
β遮断薬の使用法について	191

27　両室ペーシングにより倦怠が著しく改善！？　192
内藤　滋人

【問題編】	192
症例呈示	192
設問	193
【解説編】	193
両心室ペーシングについて	193
1. 両心室ペーシングの機序	193
2. 両心室ペーシングの適応	194
3. 両心室ペーシングの実際	194
問題の解説および解答	194
レベルアップをめざす方へ	196
両心室ペーシングにおける大規模比較試験	196

28　失神発作を繰り返す重症心不全　198
平光　伸也／植村　晃久／菱田　仁

【問題編】	198
症例呈示	198
設問	198
【解説編】	200
心臓サルコイドーシスについて	200
1. 疾患概念・症状	200
2. 臨床症状	200
3. 診断	200

4. 治療	201
問題の解説および解答	201

29　人工心臓植え込みでQOLが著しく改善！　203
許　俊鋭

【問題編】	203
症例呈示	203
設問	203
【解説編】	204
重症心不全の外科治療	204
1. 重症心不全の外科治療	204
2. 重症心不全の人工心臓治療	204
3. 本邦での心臓移植適応症例に対する補助人工心臓の現状と将来展望	204
問題の解説および解答	207
レベルアップをめざす方へ	208

30　心臓移植で社会復帰ができた　210
福嶌　教偉

はじめに	210
欧米における心臓移植の現状	210
1. 心臓移植患者の予後	210
2. 心臓移植後のquality of life（QOL）	210
3. 移植後の運動機能	211
4. 心臓移植患者の妊娠・分娩・出産	211
心臓移植を受けた日本人の現況	211
1. 海外渡航移植者の現況	211
2. わが国における心臓移植の現況	211
当院で管理している心臓移植症例	211
1. 社会復帰	212
2. 通学・通園	212
3. スポーツ競技会など	212
おわりに	212

索　引　215

総論

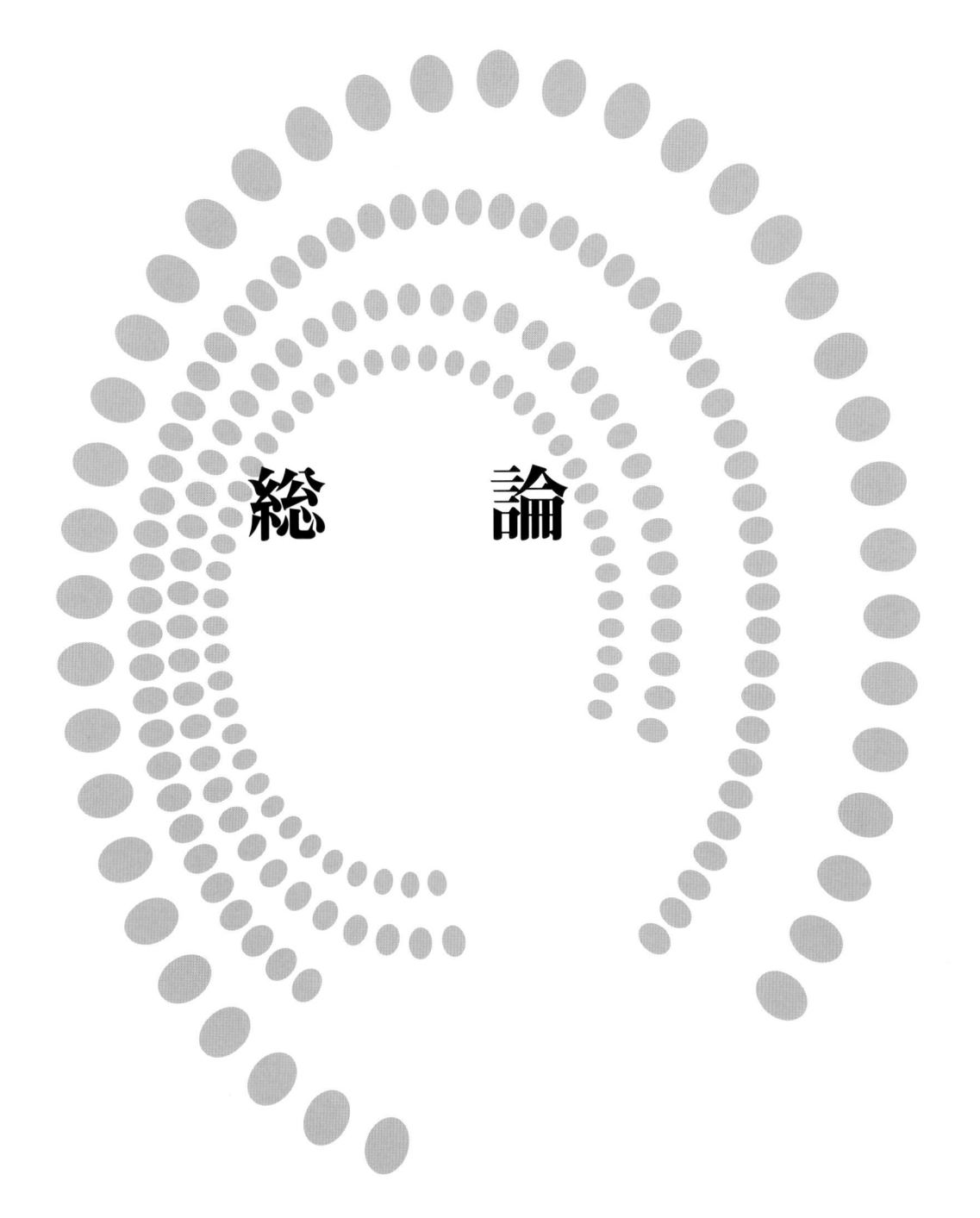

1. 心不全の病態●3
2. 拡張機能障害●12
3. 急性心不全の病態と治療●17
4. 心筋症●21
5. 心筋炎の診断と治療●26
6. 慢性心不全の薬物療法とEBM●31
7. 心不全の非薬物療法●36
8. 心臓移植の現状●41
9. 心不全と再生療法●47

総論

1 心不全の病態

概念と疫学

心不全 heart failure とは，心筋障害により心臓のポンプ機能が低下し，全身の組織代謝に必要な血液量を絶対的または相対的に拍出できない状態，あるいは，それが心室充満圧の上昇によってのみ可能な状態である．うっ血性心不全 congestive heart failure とは心拍出量低下を代償するさまざまな機序により修飾を受けた心疾患の終末像である．

米国の統計では現在，約400万～500万人の患者が存在し，年間に25万人が死亡（うち80％は心血管疾患で死亡），年間約50万人が新たに心不全を発症するとされている．わが国での明確なデータはないが，ジギタリス剤の使用量からの推定では，約120万人が慢性心不全で加療を受けている．その予後は，NYHA機能分類別の年間死亡率では，II度が5～10％，III度が10～20％，IV度が20～50％と推計されている．

分類

心不全の病因や病態により分類の仕方も多様である．

1．急性心不全と慢性心不全

心不全の発現する速さにより急性および慢性心不全に分類される．急性心不全では心臓の機能的あるいは構造的異常が急激に発生し，低下したポンプ機能の代償機転が十分でない病態である．たとえば，急性心筋梗塞では急激なポンプ機能失調によりさまざまな程度の急性心不全を発症する．一方，慢性心不全とは，慢性の心筋障害によりポンプ機能が低下し，同時に神経体液性因子の修飾が加わった病態である．

2．左心不全と右心不全

左心不全とは左心室に障害や負荷が加わり，肺静脈圧，肺毛細管圧の上昇や低心拍出量に基づく心不全であり，右心不全では，右心負荷により静脈圧が上昇して浮腫，肝腫大などをきたす．

3．低拍出性心不全と高拍出性心不全

心機能低下による血液駆出の減少により生じる低拍出性心不全と，甲状腺機能亢進症，貧血など心拍出量は増加しているが相対的に末梢組織の血液需要量に追いつかない高拍出性心不全に分けられる．

4．収縮不全と拡張不全

心不全の定義では心不全の成因として，心臓の収縮性の低下が強調されてきたが，心臓の収縮・弛緩は一連の現象であり，左室収縮不全が存在する場合には拡張機能の低下も同時に存在することが多い．

拡張不全の基礎病態は，①心室ステッフネスの増大，②不完全弛緩，③心外膜の肥厚による心室拡張障害，④右室負荷による左室拡張障害が考えられる．最近，心筋収縮性は比較的保たれているにもかかわらず，心筋拡張性低下により心不全症状が出現する拡張不全が原因の心不全の存在が明らかとなってきた．この病態は高齢者，女性，糖尿病，腎不全，高血圧患者でよくみられ，その診断法や治療法の研究が広く行われている．

成因と病態生理

左室収縮不全の基礎疾患としては高血圧，虚血性心疾患，拡張型心筋症，心臓弁膜症，心筋炎，先天性心疾患などがあり，ほとんどすべての心疾患の終末像として発現する．拡張機能不全の基礎疾患としては，上記に加えて，肥大型心筋症，拘束型心筋症，アミロイドーシス，サルコイドーシス，さらに糖尿病などの内分泌代謝異常，全身疾患による心筋疾患などがある．心不全では，基礎疾患による心筋障害が原因となって，血行動態的異常のほかに代償機序として，心筋細胞の

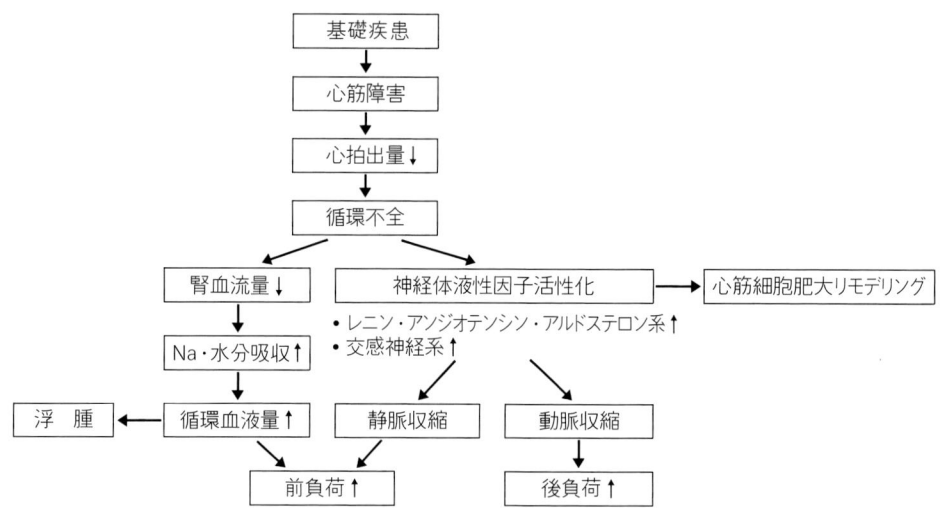

図1 心不全の代償機序

肥大，心室腔の拡大や神経体液性因子が関与して複雑な病態を呈する（図1）．心機能低下のため心拍出量が低下すると末梢組織での血流が減少して血圧が低下する．交感神経系が亢進して交感神経終末よりノルエピネフリンが分泌され，血管ではα1受容体を介して血管を収縮させ，心臓ではβ1受容体に作用して心筋収縮力の増大に関与し，心拍出量を維持するように働く．一方，腎臓では，心拍出量の低下に伴い腎血流量が減少して，腎傍糸球体細胞よりレニンが分泌され，血漿レニン活性やアルドステロン濃度は上昇する．この循環血漿中のレニン・アンジオテンシン・アルドステロン系（RAA系）の活性化により産生されたアンジオテンシンIIは末梢動脈の平滑筋に対する強い収縮作用により，体血圧を維持し，重要臓器の血流を維持する方向に働く．しかし，同時に心臓の後負荷を増大させるために，心筋の酸素消費量を増大させる．一方，アンジオテンシンIIは副腎でのアルドステロンの産生，分泌を亢進し，尿細管からの水分，Naの再吸収を促進し循環血液量を増加させる．これにより，前負荷も増大し，心臓においては拡張末期容積を増大させ，Frank-Starling機構によって心拍出量は回復するが，増大した前負荷は心臓内腔の拡大をきたし，個々の心筋細胞に加わるストレスを増大させる．これにより，前述した後負荷の増大と相まって心筋の酸素消費量を増加させ，長期的にはこの代償機転を破綻させ，心筋障害をさらに悪化させる悪循環に陥る．

以上まとめると，心不全の代償機序として，①前負荷が増大して心臓の収縮力が増し（Frank-Starling機構），サルコメアの長さが増大して心拡大が生じる，②心筋の収縮単位を増し，心筋肥大が生じる，③神経体液性因子の活性化が生じる．これらは急性期には合目的な機序として働くが，慢性期には過剰な循環血液量の増加は浮腫，胸水，腹水貯留をきたし，心筋細胞肥大や交感神経系，RAA系の長期に持続する活性化状態は，心筋の酸素需要供給バランスを破綻させ，心筋虚血や不整脈を生じてさらに循環動態の悪化をきたすと考えられている．

分子生物学・生化学からの視点

近年，心不全の病態が分子生物学的・生化学的手法により解明されてきた．その結果，心不全の病態形成に関与するさまざまな因子の詳細が明らかとなった．細胞内Ca^{2+}調節機構の異常，神経体液性因子の変化，酸化ストレスの関与などがあるが，以下にそれらの一部を概説する．

1. 細胞内Ca^{2+}調節機構の異常
1）心筋細胞のCa^{2+}調節機構

心筋細胞を含め，すべての筋肉細胞の収縮，弛緩は細胞内のCa^{2+}によって調節されている[1]（図2）．心筋の収縮に際しては細胞膜の脱分極が引き金となり，細胞膜のT管に存在する電位依存性L型Ca^{2+}チャンネルを介して細胞外からのCa^{2+}流入が細胞内Ca^{2+}貯蔵部位である心筋筋小胞体（SR）からのCa^{2+}放出を促し（Ca^{2+} - induced Ca^{2+} release），細胞内Ca^{2+}濃度を上昇させ，収縮を惹起する．SRにはCa^{2+}放出チャンネル（ryanodine receptor：RyR）が存在し，このチャンネルを介してSRからのCa^{2+}放出が行われる．RyRは分子量約560KDaで，3つのアイソフォームが存在する．心筋にはRyR2が発現し，RyR1は主に骨格筋，RyR3は主に脳に発現するとされている．SRにはその機能を修飾する複数の蛋白質が存在することが確認され，それらの修飾蛋白質との相互作用によりSR

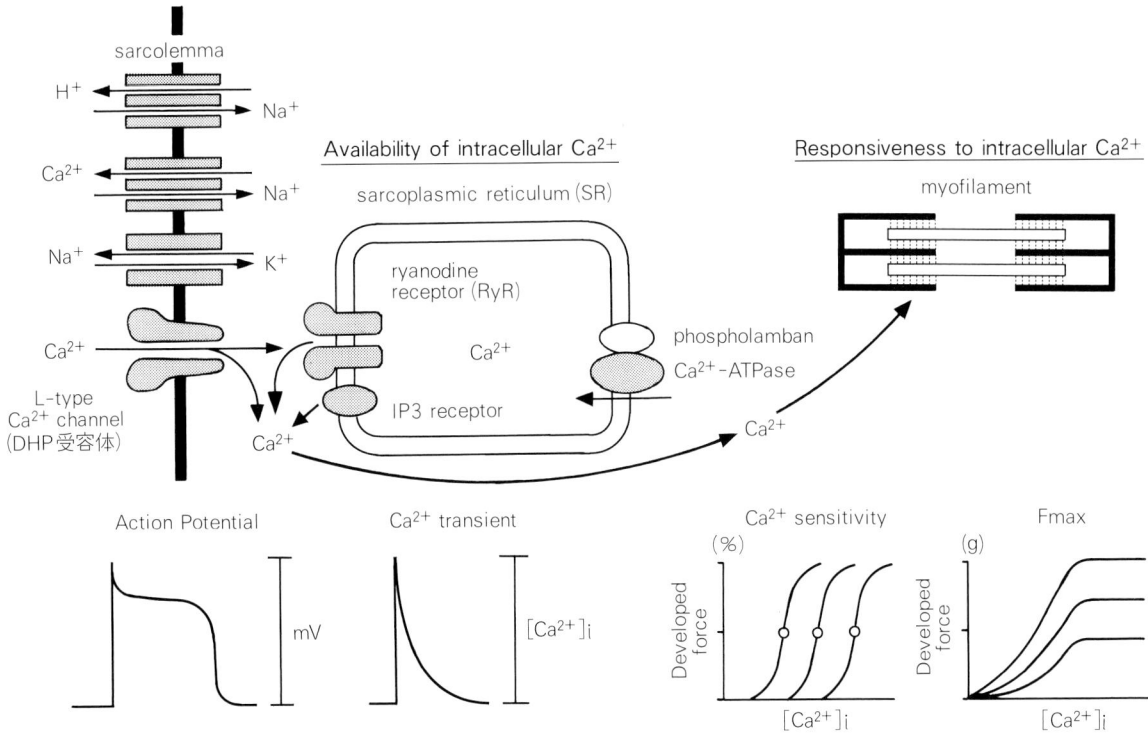

図2　心筋細胞におけるCa²⁺調節機構とexcitation-contraction coupling

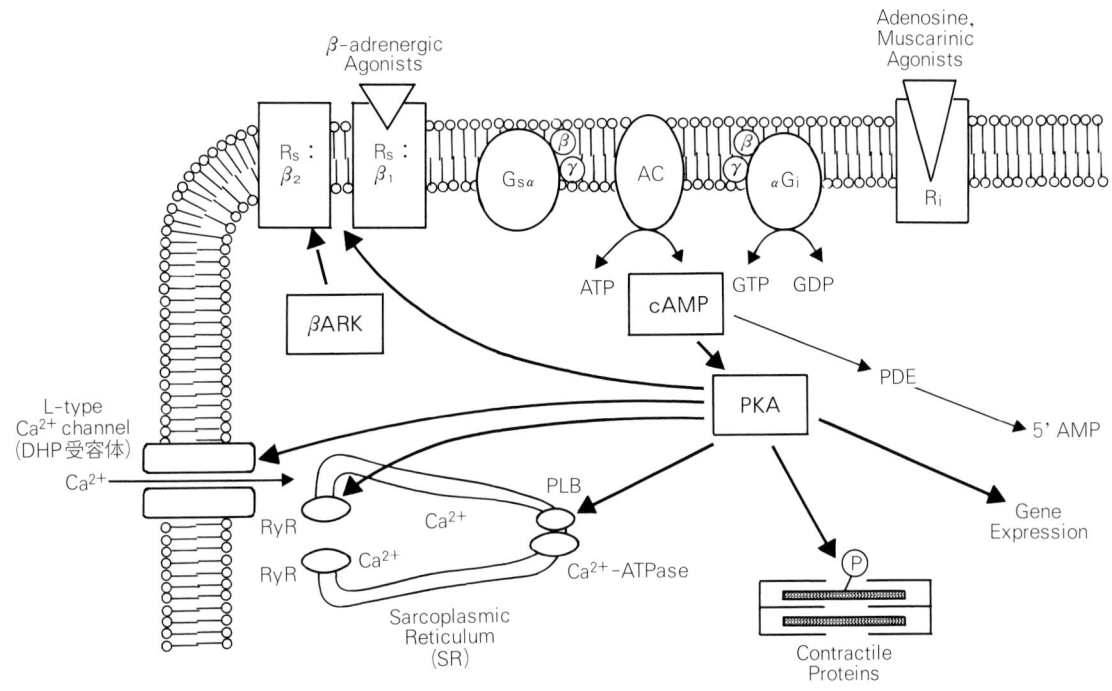

図3　心筋細胞でのβ受容体シグナル伝達系

が機能する[2]．一方，細胞内 Ca^{2+} は Ca^{2+}-ATPase ポンプによってSR内に取り込まれる．Ca^{2+}-ATPase によるSRの Ca^{2+} 取り込み機能は，phospholamban (PLB) がcAMP依存性 protein kinase A (PKA) によるリン酸化を受けることにより促進される．また，一部の Ca^{2+} は細胞膜の Na^+/Ca^{2+} 交換機構を介して細胞外へ汲みだされる．正常心筋細胞においては，一心拍で変化する細胞内総 Ca^{2+} のうち，約30％は細胞外より流入し Na^+/Ca^{2+} 交換系にて細胞外へ排出されると報告されている[3]．

また，心筋細胞は主に交感神経β受容体系により調節されている（図3）．血中または局所で分泌された

表1 不全心筋におけるexcitation-contraction couplingの変化

	mRNA	Protein (or binding sites)	Function
L-type Ca^{2+} channel	↔or↓	↔or↓	↔or↓
Ryanodine receptor	↔or↓	↔or↓	↔or↓
NCX 1	↑	↑	↑
SERCA2a	↓	↔or↓	↓
PLB	↔or↓	↔or↓	↑
Calsequestrin	↔	↔	↔

NCX1：Na$^+$-Ca^{2+} exchanger
Calsequestrin：SR内においてCa^{2+}貯蔵に関係すると考えられるタンパク質．
↑：増加，↓：減少，↔：不変

カテコラミンは心筋細胞膜のβ1およびβ2受容体に結合する．β1受容体刺激は細胞膜のG蛋白を介してadenylate kinaseを活性化し，ATPからcAMPを産生する．cAMPはPKAを活性化し，PKAによりE-C coupling機構に関与しているさまざまなイオンチャネルや蛋白質がリン酸化される．PKAによりリン酸化されるイオンチャネルや蛋白質には，L型Ca^{2+}チャネル，PLB, troponin I, myosin binding protein CやRyRとその修飾蛋白質が知られている．一方β2受容体刺激は選択的にL型Ca^{2+}電流を活性化し，陽性変力効果を生じる．

2）心不全におけるCa^{2+}調節機構の異常

不全心筋におけるE-C couplingに関与するイオンチャンネルの発現および機能変化を表1に示す．その中心的役割を果たしているのがRyRとCa^{2+}-ATPaseおよびそれらの機能を調節している多くの調節蛋白と考えられる．

拡張型心筋症患者の心筋でCa^{2+} transientの延長が報告され，以来ヒトの不全心筋細胞や動物の心肥大モデルにおいても同様のCa^{2+} transientの延長，拡張期細胞内Ca^{2+}レベルの上昇が報告されている[4)～6)]．この機序として，SR Ca^{2+}-ATPase活性の低下によるSRへのCa^{2+}取込障害が考えられている．心不全においては，血中カテコラミン濃度が増加しており，長期間にわたるβ受容体刺激状態では，β受容体と下流の情報伝達系との解離やβ受容体数の減少がみられる．この現象はβ受容体の脱感作現象とよばれ，これはPKAによるPLBのリン酸化を減少させCa^{2+}-ATPaseの機能低下を引き起こす．

一方，RyRには多くの調節蛋白が結合し，そのうちのひとつであるFKBP12/12.6はRyRに結合している[7)8)]．心筋細胞においては細胞内Ca^{2+}濃度は～100nM（拡張期）から～1000nM（収縮期）に調節されているが，FKBPがRyRから解離することによりCa^{2+}に対する感受性が増加し，その結果，細胞内Ca^{2+}濃度の低い拡張期にRyRが活性化される．FKBPのRyRからの解離には，RyRのカテコラミン刺激によるリン酸化が知られており，それによりRyRからのCa^{2+}放出が増加する．カテコラミンによりcAMPが上昇してPKAを活性化し，PKAはRyR2の2809番目のセリン残基をリン酸化する．このリン酸化によりFKBPがRyRより解離することが最近明らかになった[7)8)]．各種心不全モデルおよびヒト不全心筋細胞においては，RyRのリン酸化は増加している．RyRのリン酸化の程度はRyRに結合しているprotein kinase（PK）とprotein phosphatase（PP）により調節されている．PKAとPPはそれぞれ異なったアダプター・プロテイン（mAKAP, spinophilin, PR130）を介してRyRに結合しており，このアダプター・プロテインはPKやPP活性を調節している．不全心筋においてはRyRに結合しているPP1, PP2Aの発現量が減少しており，この結果，RyRが過リン酸化され，FKBPはRyRより解離する．これに引き続きRyRの構造変化が起こりCa^{2+}に対する感受性が増加して，拡張期の細胞内Ca^{2+}濃度が低い状態においてもFKBPはRyRより解離し，RyRは拡張期にも異常なCa^{2+}リークを起こす．

以上のごとく，不全心筋細胞ではCa^{2+}-ATPaseの機能低下とRyRからのCa^{2+}リークがあいまって，細胞内Ca^{2+}過負荷およびSR内のCa^{2+}の減少が生じて収縮・弛緩障害を引き起こすと考えられている[9)～11)]．

2．神経体液性因子

心機能を保持するためのもうひとつの代償機序に神経体液性因子の亢進がある．神経体液性因子は心筋のみならず全身の血管や臓器に作用して心不全の病態を修飾する．心不全の病態は，心拍出量の低下に起因し生じる交感神経系やRAA系の亢進，さらには，これらの神経体液性因子による血管収縮の結果，後負荷が増加し，心筋障害が進展するという悪循環サイクルが考えられている．また，心不全では，心保護的に作用するナトリウム利尿ペプチドやアドレノメデュリンなども亢進しており，これらはナトリウム利尿，血管拡

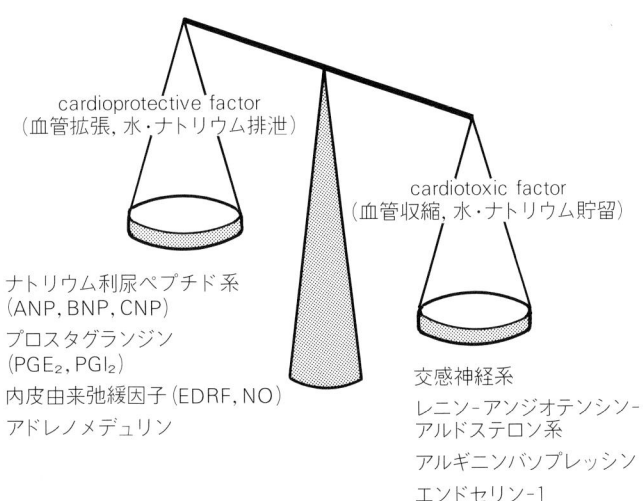

図4 慢性心不全において上昇する神経体液因子[12]

張性に働き，さらにRAA系や交感神経系などの心筋障害的な神経体液性因子の抑制作用も有している．心不全（心機能低下）に伴って上昇してくる各種神経体液性因子を，cardiotoxic factor（体液貯留—血管収縮），cardioprotective factor（体液排泄—血管拡張）の2つに分けてみてみると，いわゆる代償破綻をきたした重症心不全では，両者のバランスはcardiotoxic factor ＞ cardioprotective factorとなると考えられる[12]（図4）．各種神経体液性因子は循環ホルモンとしてのみならず，局所（心筋，血管）で合成されて作用するものも多く，それぞれ複雑な相互作用を有しており，血圧，体液調節を含めて心不全の病態生理を考えるうえで，重要な要素のひとつである．

1）交感神経系

慢性心不全では交感神経が亢進し，副交感神経活動が低下している．この自律神経系の変化は心機能を維持するための重要な代償機序のひとつであるが，長期的には心仕事量の増加あるいはその他の機序を介して心筋不全を進展させる可能性がある．交感神経興奮は，心臓では心臓β受容体を介して心収縮性と心拍数を増加させ，心拍出量を増加させる．一方，末梢では血管α受容体を介して皮膚，内臓血管などを収縮させ，拍出された血液を心臓，脳などの重要臓器へ再分布させる．さらに腎傍糸球体細胞のβ受容体を刺激してレニン分泌を促し，RAA系を賦活して血管収縮と体液増加をもたらし，血圧を維持する．したがって，交感神経活動の亢進は循環不全すなわち臓器灌流障害に対する基本的な代償機序である．しかしながら，心不全では交感神経に対する心収縮性，心拍数の反応が低下しているため，交感神経による心機能の代償には限界がある．したがって，心不全では健常者と同程度の心機能を発揮しようとすれば，より強く交感神経が興奮し

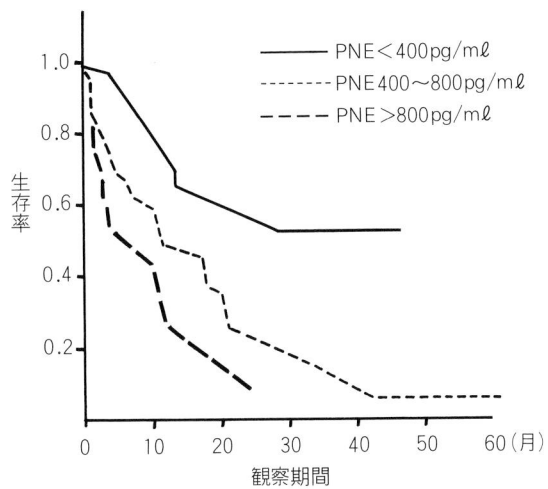

図5 慢性心不全における血漿ノルエピネフリン濃度（PNE）と生存率
PNE上昇とともに予後が悪くなる[13]．

なければならず，また重症例ではいくら交感神経が興奮しても心機能を維持できない．心反応性低下の原因としては，高濃度の血中ノルエピネフリンに曝されることによる選択的な心筋β1受容体数の相対的増加，神経終末のノルエピネフリンの合成，再吸収の低下による心筋ノルエピネフリンの枯渇などの心臓の交感神経系の異常が重要と考えられている．

血漿ノルエピネフリン（PNE）濃度の上昇の程度は，心不全患者の重症度と予後とに相関することが報告されている．PNE濃度が400 pg/ml以上では生命予後は悪く，さらに800 pg/ml以上では1年で生存率50％を下回る[13]（図5）．

2）レニン・アンジオテンシン・アルドステロン系（RAA系）

心不全患者ではRAA系が活性化されている．このような状態における腎臓の傍糸球体細胞でのレニン産

生は，次の3つの機序，①心拍出量低下による腎動脈灌流圧の低下，②心不全における腎内血行動態の変化による緻密斑へのナトリウム輸送の低下，③活性化した交感神経系による直接的な傍糸球体細胞β2受容体への刺激，により亢進する．

レニンは循環中のアンジオテンシノーゲンをアンジオテンシンIに変換し，これはアンジオテンシン変換酵素（ACE）によりすみやかに強力な血管収縮物質であるアンジオテンシンIIに変換される．アンジオテンシンIIレベルが上昇すると末梢血管抵抗が増加し，これにより血圧が維持される．さらに，アンジオテンシンIIは以下の2つの機序で血管内容量を増加させる．①視床下部において口渇感を刺激して飲水を促進，②副腎皮質を刺激してアルドステロン分泌を促進．アルドステロンは遠位尿細管から集合管におけるナトリウム再吸収を促進する．血管内容物増加は左室前負荷を増加させ，これがFrank-Starling曲線の上行脚にある場合には心拍出量を増加させることができる．

以上のメカニズムにより，急性心不全時にはアンジオテンシンIIは重要臓器の灌流を維持する方向に働くが，慢性心不全時にはむしろ心筋障害，血管収縮，水・ナトリウム貯留を生じる方向に働く．

血漿中のアンジオテンシンIIはほとんどがACEによりアンジオテンシンIからアンジオテンシンIIへの変換により産生されている．しかし心臓では，アンジオテンシンIIは必ずしもACE由来でなく，非ACEであるキマーゼ由来が80％，ACE由来が10％であることが知られている．しかし，その後，心不全心のACE mRNAとキマーゼを測定した結果，心不全心には正常の3倍のACE mRNAが発現していたが，キマーゼは正常心と差がないという報告もまたなされている[14]．キマーゼの関与が大であるならば，ACE阻害薬よりもアンジオテンシンII拮抗薬がより完全に組織でのアンジオテンシンII産生を抑制することになる．

3）ナトリウム利尿ペプチド

ナトリウム利尿ペプチドにはANP（心房性ナトリウム利尿ペプチド），BNP（脳性ナトリウム利尿ペプチド），CNP（C型ナトリウム利尿ペプチド）がある．ANPは心房の伸展刺激により，BNPは主として心室の負荷，心筋障害因子により分泌が亢進する．ANP，BNPは心筋細胞内Ca^{2+}の増加によりCa^{2+}依存性脱リン酸化酵素であるカルシニューリンが活性化され遺伝子発現が生じ，それらの分泌が亢進する．したがってアンジオテンシンII，ET-1，ノルエピネフリン，カルジオトロフィン-1（CT-1）は細胞内Ca^{2+}濃度を増加させてANP，BNPの分泌を刺激する．ET-1はANPとBNPを同じ程度に刺激するが，CT-1はBNP優位に刺激する．ANP，BNPとも血管拡張作用，RAA系抑制作用を有する．さらに最近ナトリウム利尿ペプチドは直接的な心筋保護作用を有することが明らかになった．このANP，BNPの心筋保護作用にcGMPを介して，PKC，MAPキナーゼ経路を抑制することが考えられている．

心不全においてANP，BNPは重症度とともにその血中濃度は上昇する．健常人におけるBNP濃度はANP濃度の約6分の1であるが，心不全ではBNP濃度は健常人の1,000倍以上にも増加し，重症心不全症例ではANP濃度を凌駕する[15]．BNP濃度は左室駆出率，左室拡張末期圧と相関するとともに，心筋細胞障害因子であるノルエピネフリン，ET-1とも相関するので，血中BNP濃度測定は心機能の生化学的マーカーになるとともに生命予後の推測因子として有用である[16][17]．すでにANP濃度は重症心不全患者の予後の規定因子になることは報告され[18]，またANP濃度もBNP濃度も急性心筋梗塞後の予後規定因子にもなる[19][20]．このようにANP，BNPもともに心不全，急性心筋梗塞患者の予後規定因子になりうるが，慢性心不全患者を2年間追跡した臨床研究では，ANP，BNP，ノルエピネフリン，臨床症状，血行動態所見を比較して，予後との関連を調べ，BNP濃度と肺動脈楔入圧のみがそれぞれ単独で予後規定因子であることが報告されている[21]（図6）．またTsutamotoらは，対象とした心不全患者のBNP値が73 pg/ml以下と以上の2群で予後を分析し，BNP>73 pg/mlの患者はBNP<73 pg/mlの患者に比し，明らかに予後不良であることを報告した[21]（図7）．

心不全には2分の1法則があるといわれる．すなわち現在心不全治療を受けている患者の半数は心機能障害がなく，心機能障害を有している患者の半数は収縮機能障害であり，その半数のみが適切な心不全治療を受けているのが現状である．さらに収縮機能障害を有する患者の半数のみが心不全症状を有している．心不全患者の半数は拡張機能障害が主病態であることも心不全診断を困難にしている．さらに呼吸器疾患，関節疾患，肥満，静脈瘤患者も心不全患者と誤診されることがある．このようなプライマリーケアにおいて，心不全の臨床診断に血中BNP濃度測定は有用であることが最近報告されてきている[22]．しかしながら，偽陽性，すなわち正常心機能にもかかわらず，異常BNP値を示すこともあり，今後さらに検討が必要であろう．高齢者においてはBNP濃度が高値を示す例が多く，収縮機能は保たれているので，おそらく拡張機能障害が関与していると思われる．わが国ではBNP濃度測定は心不全の病名のもとに保険適応が認められ，心不

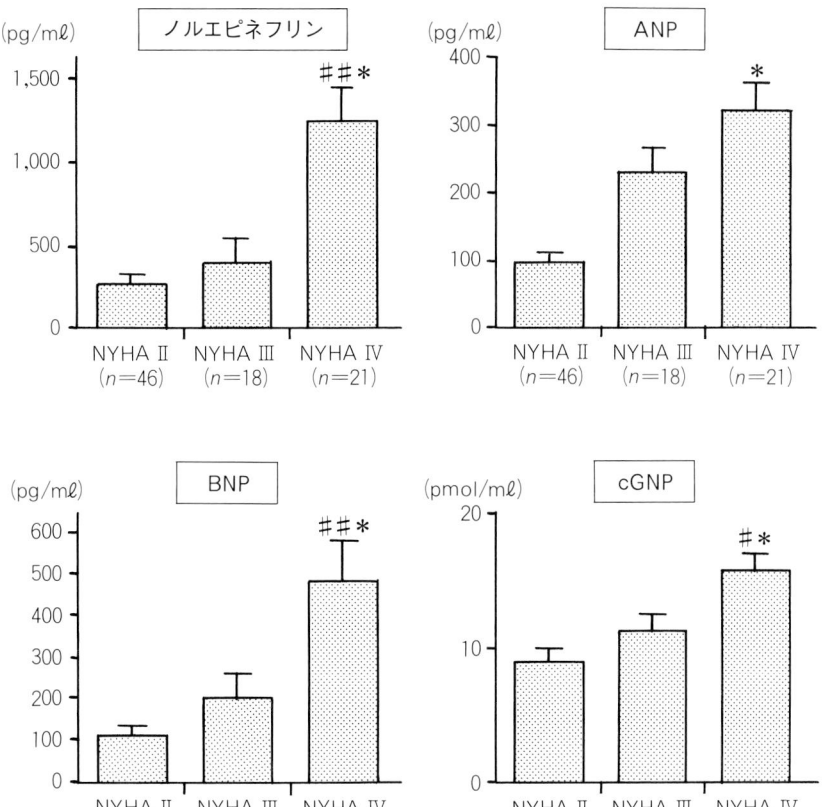

図6 NYHA分類と神経体液因子[21]
BNPは心不全の重症度に比例して増加するが、重症になるとANPより増加が著しい.
血漿cGMPはANP, BNPのセカンドメッセンジャーである.
＊：p＜0.001 vs NYHA II, ＋：p＜0.01 vs NYHA II, ＃：p＜0.05 vs NYHA III,
＃＃：p＜0.01 vs NYHA III

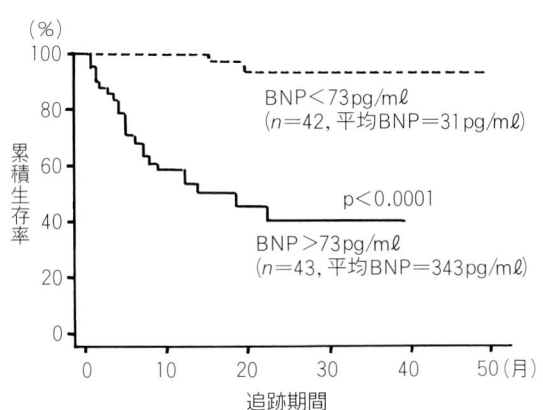

図7 慢性心不全患者の予後と血漿BNP濃度[21]
BNP=73pg/mlは対象85名の中央値

全の診断と管理に重要な意義を与えている.

4）エンドセリン

エンドセリン（ET）は1988年に血管内皮細胞培養上清中から発見された，強力かつ持続的な血管平滑筋収縮性ペプチドである．エンドセリンは構造と薬理活性の異なる3種類のアイソペプチド，ET-1，ET-2，ET-3からなるETファミリーである．ET受容体にはET-1選択性のET-A受容体およびETアイソペプチド非選択性ET-B受容体がある．血管平滑筋にはET-A受容体が発現し，血管収縮に働く．一方，血管内皮細胞においてET-B受容体が発現して，NOの放出に関与する．最近は血管平滑筋にもET-B受容体が発現して収縮に関与することもいわれている．

心不全の重症度が増すにつれて血漿ET-1濃度は高値を示すが，とくに身体機能分類（NYHA）IV度で上昇する．血漿ET-1濃度は左室駆出率とは逆相関して，死亡率の規定因子の一つである[23]．さらに血中のET-1は肺循環から，また末梢循環からも産生され，肺血管床ではET-1の産生量と肺血管抵抗とは正の相関を示すことから肺高血圧に関係している[24]．

末梢循環では軽症の心不全で，ET-1は末梢血管床で産生されているが，重症の心不全ではむしろ取り込まれる[25]．このことは重症心不全ではエンドセリン受容体（ET-A）がアップレギュレーションされ，ET-1が末梢血管床で取り込まれるものと思われる．

心不全は運動耐容能の低下を特徴とするが，運動時

の血中ET-1濃度が運動耐容能を規定するとの報告もある[26]。アンジオテンシン変換酵素阻害薬が運動耐容能を改善する機序に，アップレギュレーションしたET-A受容体をアンジオテンシン変換酵素阻害薬が抑制してET-1による末梢血管収縮を減少することも考えられる[25]．ET-1は本来陽性変力作用を有するが，交感神経β受容体刺激状態ではGi蛋白を介して陰性変力作用きたす．したがって心不全のような交感神経興奮状態ではET-1は心抑制的に働くので，ET-A受容体拮抗薬は心機能を改善する可能性がある．

5）アドレノメデュリン

アドレノメデュリン（AM）は，心不全の重症度が増すにつれて血中濃度は増加を示すが，ANP，BNPに比較して心不全重症度間の重なりがあり[27]，心不全の重症度評価，治療効果判定の指標にはなりにくい．AMはIL-1，TNF-αなどのサイトカインにより分泌を刺激され，心臓のみならず全身の血管床から産生され，オートクリン，パラクリンに細胞保護的に働いている．AMは細胞内cAMPを増加することで，血管拡張作用，心機能改善作用があるので抗心不全薬として有用である可能性がある．さらにIL-1βで刺激された心筋細胞から誘導型NOSの発現を亢進してNOの産生を増加させる．

6）その他の循環ペプチド

内因性オピオイドであるβエンドルフィン，メト・エンケファリン，ジノルフィンも心不全で増加している．これらのオピオイドは交感神経を抑制して心不全の代償機構の一部として働く．ブラジキニンは血管拡張作用があり，心不全で上昇する収縮因子に拮抗する．アンジオテンシン変換酵素阻害薬の血管拡張作用，心保護作用に寄与している．しかしまた逆に心筋の交感神経終末からのノルエピネフリンの分泌を促進して不整脈の原因にもなる．血管作動性腸ポリペプチド（VIP）は局所因子として心収縮性の維持の役目を行っている．ニューロペプチドYはカテコラミンとともに心臓交感神経終末から分泌される．心不全ではこのニューロペプチドYの受容体の遺伝子発現は低下しており，未治療の心不全患者のニューロペプチドY濃度は上昇していない．インスリン様成長因子-1（IGF-1）は成長ホルモン（GH）のメディエーターとして働く．最近GHが心不全治療に有効であり，心不全では血漿IGF-1濃度が低下，体重減少をきたしうることが報告されたが，この機序にはアンジオテンシンIIのIGF-1抑制効果が示唆されている．したがってアンジオテンシン変換酵素阻害薬はこの機序によって心臓悪液質を改善する可能性がある．

7）サイトカイン

最近，心不全の発症に免疫細胞およびそれらが産生するサイトカインの関与がいわれるようになった[28]．実際，心不全患者においてTNF-α，IL-6が血中に増加している．これらのサイトカインは直接的な陰性変力作用，β受容体に対する反応抑制，一酸化窒素の産生を介する心筋細胞障害によって心機能を抑制する．さらに筋肉の疲弊をきたし心臓悪液質にも関与する．また血管の透過性，末梢血管抵抗，心不全症状に特徴的な運動耐容能にも関与する．TNF-α，IL-6などのサイトカイン以外にも可溶性サイトカイン受容体ならびに可溶性接着分子も増加している．これらのサイトカインを抑制することは心機能の改善，悪液質の改善，運動耐容能の改善，予後の改善につながる可能性がある．

おわりに

最近数年間における心不全の病態解析の進歩は著しく，心不全を単に心臓のポンプ不全とする概念から神経体液因子を含む広範な異常により生じる症候群であるとする考えが確立してきた．さらに，分子生物学的・生化学的手法を用いることにより，心不全のより詳細な病態が明らかになるとともに，治療の理論的位置づけが確立されてきた．同時に，近年報告されてきた膨大な大規模臨床試験の結果は，単に経験からの知識に頼り行われてきた治療法を大きく変えた．今後も心不全の病態のさらなる解明と，的確な治療法の確立が期待される．

●文　献●

1) Morgan JP : Abnormal intracellular modulation of calcium as a major cause of cardiac contractile dysfunction. N Eng J Med 325 : 625, 1991.
2) Mackrill jj : Protein-protein interactions in intracellular Ca²⁺-release channel function. Biochem J 337 : 345-361, 1999.
3) Schlotthauer K, Achattmann J, Bers DM, et al : Frequency-dependent changes in contribution of SR Ca²⁺ to Ca²⁺ transients in failing human myocardium assessed with ryanodine. J Mol Cell Cardiol 30 : 1285-1294, 1998.
4) Bing OHL, Brooks WW, Conrad CH, et al : Intracellular calcium transient in myocardium from spontaneously hypertensive rats during the transition to heart failure. Circ Res 68 : 1390, 1991.
5) Gwathmey PJ, Warren SE, Briggs GM, et al : Diastolic dysfunction in hypertrophic cardiomyopathy : effect on active force

generation during systole. J Clin Invest 87：1023, 1991.
6) Beuckelmann DJ, Nabauer M, Erdmann E：Intracellular calcium handling in isolated ventricular myocytes from pattients with terminal heart failure. Circulation 85：1046-1055, 1992.
7) Marx SO, Reiken S, Hisamatsu Y, et al：PKA phosphorylation dissociates FKBP12.6 from the calcium release channel (ryanodine receptor)：defective regulation in failing hearts. Cell 101：365-376, 2000.
8) Marx SO, Reiken S, Hisamatsu Y, et al：Phosphorylation-dependent Regulation of Ryanodine Receptors：A Novel Role for Leucine/Isoleucine Zippers. Journal of Cell Biology 153：699-708, 2001.
9) Yano M, Ono K, Ohkusa T, et al：Altered stoichiometry of FKBP 12.6 versus ryanodine receptor as a cause of abnormal Ca2+ leak through ryanodine receptor in heart failure. Circulation 102：2131-2136, 2000.
10) Marks AR：Cardiac intracellular calcium release channels Role in heart failure. Circ Res 87：8-11, 2000.
11) Marks AR：Ryanodine receptors/calcium release channels in heart failure and sudden cardiac death. J Mol Cell Cardiol 33：615-624, 2001.
12) 蔦本尚慶，前田圭子，和田厚幸ほか：慢性心不全における代償破綻と悪化サイクル．入退院を繰り返す慢性心不全の臨床（和泉　徹，麻野井英次，小玉　誠，編），pp30-38，東京，医学書院，2002.
13) Cohn JN, Levine TB, Olivari MT, et al：Plasma norepinephrine as a guide to prognosis in patients with congestive heart failure. N Engl J Med 311：819-823, 1984.
14) Studer R, et al：Increased angiotensin-I converting enzyme gene expression in the failing human heart. Quantification by competitive RNA polymerase chain reaction. J Clin Invest 94：301-310, 1994.
15) Mukoyama M, Nakao K, Saito Y, et al：Increased human brain natriuretic peptide in congestive heart failure. N Engl J Med 323：757-758, 1990.
16) Yasue H, Yoshimura M, Sumida H, et al：Localization and mechanism of secretion of B-type natriuretic peptide in comparison with those of A-type natriuretic peptide in normal subjects and patients with heart failure. Circulation 90：195-203, 1994.
17) Tsutamoto T, Kinoshita M：The diagnostic and prognostic value of BNP and proANP in congestive heart failure. Heart Failure 14：145-151, 1998.
18) Gottlieb SS, Kukin ML, Ahern D, et al：Prognostic importance of atrial natriuretic peptide in patients with chronic heart failure. J Am Coll Cardiol 13：1534-1539, 1989.
19) Rouleau JL, Packer M, Moye L, et al：Prognostic value of neurohumoral activation in patients with an acute myocardial infarction：Effect of captopril. J Am Coll Cardiol 24：583-591, 1994.
20) Omland T, Aakvaag A, Bonarjee VVS, et al：Plasma brain natriuretic peptide as an indicator of left ventricular systolic function and long-term survival after acute myocardial infarction：Comparison with plasma atrial natriuretic peptide and N-terminal proatrial natriuretic peptide. Circulation 93：1963-1969, 1996.
21) Tsutamoto T, Wada A, Maeda K, et al：Attenuation of compensation of endogenous cardiac natriuretic peptide system in chronic heart failure：prognostic role of plasma brain natriuretic peptide concentration in patients with chronic symptomatic left ventricular dysfunction. Circulation 96：509-516, 1997.
22) Cowie M, Struthers AD, Wood DA, et al：Value of natriuretic peptides in assessment of patients with possible new heart failure in primary care. Lancet 350：1349-1353, 1997.
23) Tsutamoto T, Hisanaga T, Fukai D, et al：Prognostic value of plasma soluble intercellilar adhesion molecule-1 and endothelin-1 concentration in patients with chronic congestive heart failure. Am J Cardiol 76：803-808, 1995.
24) Relation between endothelin-1 spillover in the lungs and pulmonary vascular resistance in patients with chronic heart failure. J Am Coll Cardiol 23：1427-1433, 1994.
25) Tsutamoto T, Wada A, Hisanaga T, et al：Relation between endothelin-1 extraction in the peripheral circulation and systemic vascular resistance in patients with severe congestive heart failure. J Am Coll Cardiol 33：530-537, 1999.
26) Krum H, Gu A, Wilshire-Clement M, et al：Importance of endothelin in exercise intolerance of heart failure. Am J Cardiol 75：1282-1283, 1995.
27) Jougasaki M, Rodeheffer RJ, Redfield MM, et al：Cardiac secretion of adrenomedullin in human heart failure. J Clin Invest 97：2370-2376, 1996.
28) 篠山重威：心不全発症の機序．日本内科学会誌 87：1667-1681, 1998.

[大草　知子／松﨑　益徳]

総論 2 拡張機能障害

はじめに

狭義の心不全の定義は,「心筋障害により心臓のポンプ機能が低下し,末梢主要臓器の酸素需要に見あうだけの血液量を絶対的にまた相対的に拍出できない状態であり,肺または体静脈系にうっ血をきたし生活機能に障害を生じた病態」とされる.したがって,心不全とは,「心臓ポンプ機能の低下(左室収縮性の低下)とそれに基づくうっ血・体液貯留」と認識されてきた.しかし,心不全症例の約40％では左室駆出率が保持されている[1)2)].このような心不全は拡張機能障害により引き起こされていることが臨床的に実証され,「拡張不全」とよばれている[3)4)].また,左室収縮性の低下を伴う心不全(収縮不全)においても,拡張機能障害は重症度,予後を規定する独立因子である[5)].したがって,収縮機能障害の有無にかかわらず,拡張機能障害は心不全という病態を形成するうえで重要な因子である.

拡張機能とは

1. 収縮機能と拡張機能

収縮機能は,収縮期における左心室からの血液の駆出を規定する機能であり,収縮機能障害が心拍出量の低下に結びつくことは容易に理解できる.

拡張機能は,拡張期における左房から左室への血液の流入動態を規定する機能の総称であり,主たるものは左室弛緩と左室スティフネスである[6)].心臓を含む体循環は閉鎖循環系であり,弁膜症やシャント疾患を除けば,拡張期に左心房から左心室に流入してくる血液量に相当するものが,収縮期に左心室から大動脈に向かって駆出される.したがって,拡張機能障害が起こると左室への流入血流量が減少し,収縮機能障害がなくとも左心室が駆出できる血液量が減少する.これを補うメカニズムが左房圧上昇であり,高度になると肺うっ血を生じる.

2. 左室弛緩

左室弛緩はエネルギーを要する能動的な過程である.収縮期に増加していた心筋細胞の細胞質内のCa^{2+}が拡張早期に筋小胞体に取り込まれ,収縮期に発生した張力が低下する.この過程で左室圧は下降し,心筋細胞は伸展する.左室拡張期は等容性拡張期と流入期に分けられ(図1),左室弛緩は等容性拡張期の左室圧波形に影響を与える.

現在,広く用いられている左室弛緩の指標は,等容性拡張期の左室圧波形より得られるpeak - dP/dtや左室弛緩時定数Tauなどである.

3. 左室スティフネス(左室コンプライアンス)

左室スティフネスとは,左室の"硬さ"の指標である.左室コンプライアンスとは左室伸展性の指標であり,左室スティフネスの逆数であり,流入期における左室流入動態に影響を与える.心疾患の拡張機能障害の進行過程をみると,通常は,左室弛緩障害が生じたあとに左室スティフネス上昇が出現するとされている.

左室スティフネスは容積の変化に対する左室圧の変化(dP/dV)であらわされる.やわらかい"容器"には,ある一定量の液体をいれてもあまり圧力が上がらないので,dP/dVは小さい.一方,硬い"容器"に同じ量の液体を入れるときは,液体の注入に伴う容器内の圧力上昇が大きいため,dP/dVは大きくなる.このような場合は,液体注入に要する力が大となる.前者がスティフネスの低い,コンプライアンスの高い心室であり,後者がスティフネスの高い,コンプライアンスの低い心室である(図2).

左室スティフネスは流入期の左室容積と左室圧の変化から求められる.ここで注意しなくてはいけない点がある.図2に示すように,拡張期の左室圧―容積曲線は直線ではない.この曲線を数式に近似することで

総論2. 拡張機能障害　13

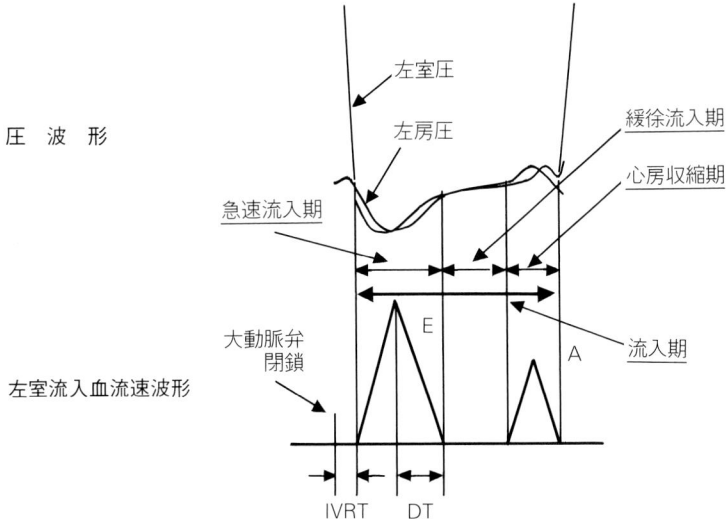

図1　左室圧，左房圧，左室流入動態（左室流入血流速波形），心電図（ECG）の同時記録のシェーマ図
大動脈弁閉鎖から左室流入開始までの期間が等容性拡張期であり，この時間がIVRT（isovolumic relaxation time）である．
　A：心房収縮期血流速波
　DT：deceleration time
　E：急速流入期血流速波

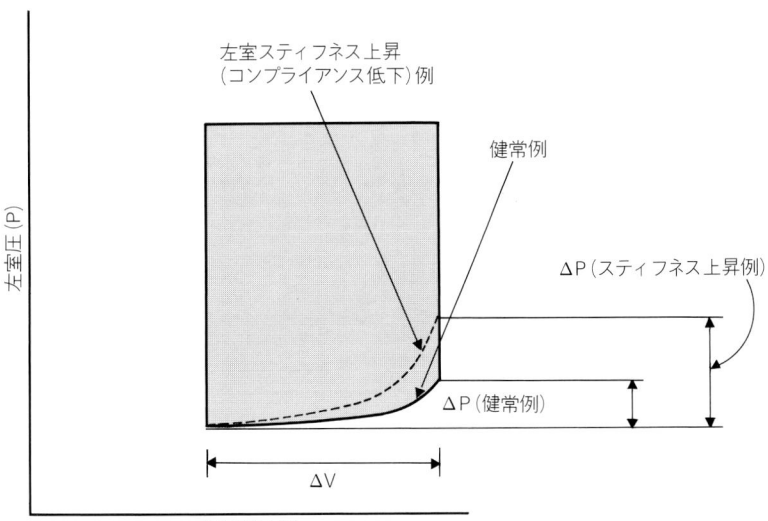

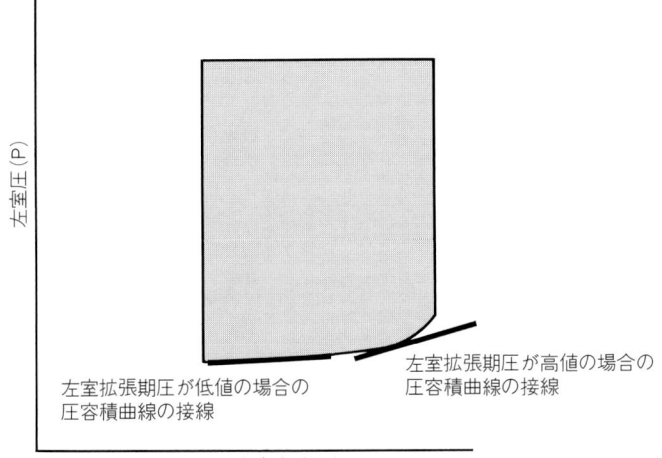

図2　健常例，左室スティフネス上昇例における左室圧―容積曲線のシェーマ図
(A) 左室スティフネス上昇例では，健常例に比し，同じ収縮末期および拡張末期容積であってもdP/dVは大となる．
(B) 同じ拡張期左室圧容積曲線上においても，左室拡張期圧が低値の場合のdP/dV（圧容積曲線の接線の傾き）は，拡張期圧が高値の場合のdP/dVより小となる．

左室スティフネス定数が求められる．この定数が各症例における左室の特性を示すのに対し，dP/dVで表される左室スティフネスは，ある特性を有する（ある値のスティフネス定数を有する）左室においても，拡張期圧が低い点では低くなり，拡張期圧が高い点では高くなる．つまり，左室スティフネスは，左室のもつ特性と血行動態の両方に規定されている．

拡張機能評価

1．左室圧波形からみる拡張機能

日常臨床の現場では，左室圧（チップマノメータによる圧測定が必要）を解析してpeak‐dP/dt，Tau，スティフネスを求めることは行っていない．通常の心臓カテーテル検査から得られる指標で定性的に拡張機能障害の有無を判断する場合は，左室拡張末期圧，あるいは肺動脈楔入圧（左房圧の代用として）をみる．拡張機能障害が起こると心拍出量を維持するために二次的に左室充満圧が上昇することから，左室拡張末期圧や肺動脈楔入圧の上昇は間接的に拡張機能障害の存在を示す．

2．左室流入動態からの左室拡張機能評価

カテーテル検査を頻回に行うことは困難である．そこで，左室流入動態の計測を用いた左室拡張機能の評価が広く行われている．手軽さなどから，超音波パルスドプラ法を用いて左室流入血流速波形を記録する方法が一般的である．左室流入血流速波形は，洞調律の場合，急速流入期血流速波形（E波）と心房収縮期血流速波形（A波）からなる（図1）．拡張機能障害の進行に伴う左室充満圧上昇は，E/A比の上昇，E波のdeceleration time（E波がピーク流速から0に減速するまでの時間）の短縮としてとらえられ（図3），左室収縮機能障害を有する症例では，E/A比やdeceleration timeは左室充満圧と比例する[7]．しかし，左室収縮機能が保持されている症例では，これらの関係は症例間でばらつきが大となり，左室流入血流速波形から左室充満圧を評価することは不可能である．この解決策として，安静時左室流入血流速波形，急性前負荷軽減試験による左室流入血流速波形の変化，肺静脈血流速波形，組織ドプラ法を用いて記録する僧帽弁弁輪部運動を組合わせた左室拡張機能評価があげられる[8]．

われわれは，拡張不全による急性心不全既往症例と，これまで心不全症状を呈したことがなく左室収縮機能が保持され左室肥大を伴う高血圧症例を比較検討し，血中脳性ナトリウム利尿ペプチド濃度（BNP）は，心不全発症に結びつく拡張機能障害検出に有用な指標となりうる可能性を示した（図4）[9]．

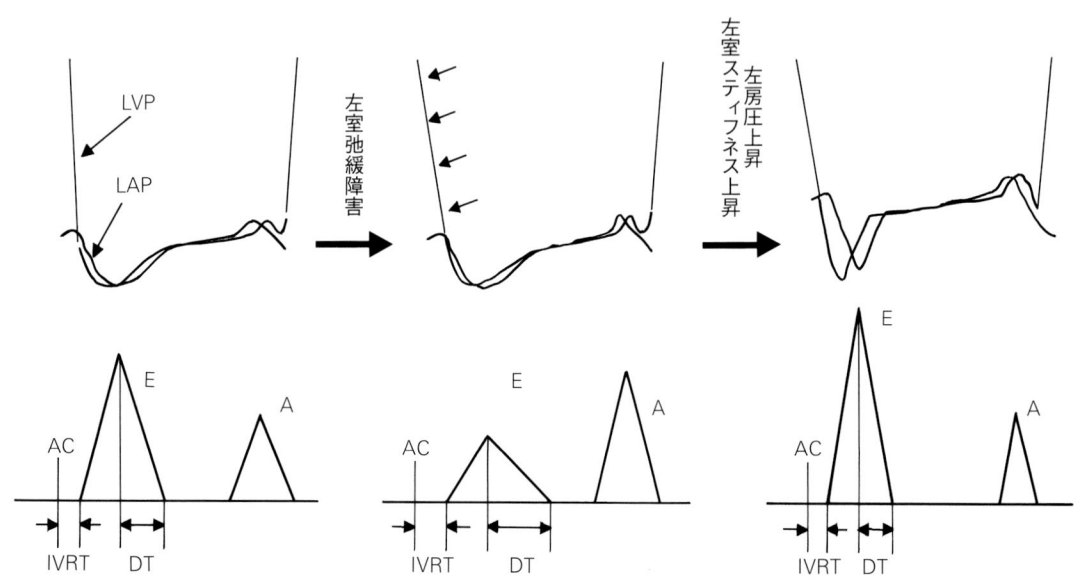

図3　左室流入血流速波形の偽正常化
拡張機能障害早期の左室弛緩障害が主である時期には，IVRTの延長，E波の減高，DTの延長，A波の増高をもたらす．しかし，左室拡張機能障害が進み左室スティフネスが上昇すると，心房収縮期の左室圧上昇も大となるため，心房収縮のみでは補いきれず，平均左房圧の上昇が顕著となり，IVRTの短縮，E波の増高，DTの短縮，A波の減高をきたす．これを左室流入血流速波形の偽正常化とよぶ．

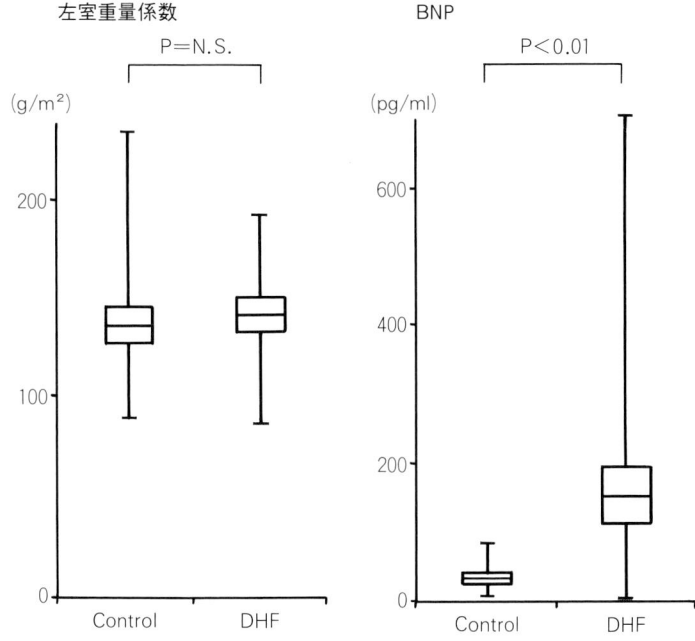

図4 これまでまったく心不全症状を呈したことがない左室肥大を伴う高血圧症例群（Control）と，拡張不全による急性心不全既往症例群（DHF）における左室重量係数と BNP の比較
左室重量係数に差を認めないにもかかわらず，BNP は DHF 群で有意に上昇している[9]．

 拡張機能障害に対する治療

現在行われている治療は，基礎疾患に対する治療（高血圧症例に対する降圧療法や，虚血性心疾患症例に対する血行再建術など）と，さらなる拡張動態の悪化をまねくような変化を抑制すること（例：労作時の心拍数の上昇を抑制し拡張期時間を保持する目的で，β遮断薬やカルシウム拮抗薬などを投与）に主眼がおかれている．しかし，これらの有効性を示すエビデンスはなく，心拍数抑制作用のある薬剤の急性効果として左室弛緩障害の悪化も起こりうるため，投与には注意を要する．われわれは動物実験で，アンジオテンシン変換酵素阻害薬，アンジオテンシンⅡタイプ1受容体拮抗薬，エンドセリンタイプA受容体拮抗薬，カルシウム拮抗薬などに，降圧効果とは独立した機序により拡張不全を予防する効果があることを示した[10)～12)]．

臨床的には，retrospective な研究であるが，アンジオテンシン変換酵素阻害薬ないしβ遮断薬投与が拡張不全症例のQOLや予後改善と結びつくことが報告されている[13) 14)]．さらには CHARM-Preserved において，拡張不全症例におけるアンジオテンシンⅡ受容体拮抗薬の有効性を示唆する結果が報告された[15)]．その一方で，Dauterman らは，拡張不全ではアンジオテンシン変換酵素阻害薬に有効性は見いだせないと報告している[16)]．したがって，現段階では，拡張機能障害を改善することが証明されている薬物はない．今後の大規模介入試験の結果が待たれる．

 ま と め

拡張機能は，収縮機能とならび心疾患患者のQOLや予後を規定する重要な因子であることを念頭において，皆さんが日常臨床に望まれることを期待する．

●文　献●

1) Senni M, Tribouilloy CM, Rodeheffer RJ, et al：Congestive heart failure in the community：a study of all incident cases in Olmsted County, Minnesota, 1991. Circulation 98：2282-2289, 1998.
2) Tsutsui H, Tsuchihashi M, Takeshita A：Mortality and readmission of hospitalized patients with congestive heart failure and preserved versus depressed systolic function. Am J Cardiol 88：530-533, 2001.
3) Gandhi SK, Powers JC, Nomeir AM, et al：The pathogenesis of acute pulmonary edema associated with hypertension. N Engl J Med 344：17-22, 2001.
4) Zile MR, Baicu CF, Gaasch WH：Diastolic heart failure - abnormalities in active relaxation and passive stiffness of the left ventricle. N Engl J Med 350：1953-1959, 2004.
5) Pinamonti B, Zecchin M, diLenarda A, et al：Persistence of restrictive left ventricular filling pattern in dilated cardiomyopathy：an ominous prognostic sign. J Am Coll Cardiol 29：604-612, 1997.

6) Gilbert JC, Glantz SA：Determinants of left ventricular filling and of the diastolic pressure-volume relation. Circ Res 64：827-852, 1989.
7) Yamamoto K, Redfield MM, Nishimura RA：Analysis of left ventricular diastolic function. Heart 75（Suppl 2）：27-35, 1996.
8) Redfield MM, Jacobsen SJ, Burnett JC Jr, et al：Burden of systolic and diastolic ventricular dysfunction in the community：appreciating the scope of the heart failure epidemic. JAMA 289：194-202, 2003.
9) Yamaguchi H, Yoshida J, Yamamoto K, et al：Elevation of plasma brain natriuretic peptide is a hallmark of diastolic heart failure independent of ventricular hypertrophy. J Am Coll Cardiol 43：55-60, 2004.
10) Sakata Y, Masuyama T, Yamamoto K, et al：Renin angiotensin system-dependent hypertrophy as a contributor to heart failure in hypertensive rats：different characteristics from renin angiotensin system-independent hypertrophy. J Am Coll Cardiol 37：293-299, 2001.
11) Yamamoto K, Masuyama T, Sakata Y, et al：Prevention of diastolic heart failure by endothelin type A receptor antagonist through inhibition of ventricular structural remodeling in hypertensive heart. J Hypertens 20：753-761, 2002.
12) Nishikawa N, Masuyama T, Yamamoto K, et al：Long-term administration of amlodipine prevents decompensation to diastolic heart failure in hypertensive rats. J Am Coll Cardiol 38：1539-1545, 2001.
13) Philbin EF, Rocco TA, Jr：Use of angiotensin-converting enzyme inhibitors in heart failure with preserved left ventricular systolic function. Am Heart J 134：188-195, 1997.
14) Chen HH, Lainchbury JG, Senni M, et al：Diastolic heart failure in the community：clinical profile, natural history, therapy, and impact of proposed diagnostic criteria. J Card Fail 8：279-287, 2002.
15) Yusuf S, Pfeffer MA, Swedberg K, et al：Effects of candesartan in patients with chronic heart failure and preserved left-ventricular ejection fraction：the CHARM-Preserved Trial. Lancet 362：777-781, 2003.
16) Dauterman KW, Go AS, Rowell R, et al：Congestive heart failure with preserved systolic function in a statewide sample of community hospitals. J Card Fail 7：221-228, 2001.

［山本　一博／増山　理／堀　正二］

総論 3. 急性心不全の病態と治療

急性心不全の定義

日本循環器学会を中心とする合同研究班報告では心不全を急性と慢性に分類し，その診断と治療ガイドラインを発表している．これによれば，急性心不全は『機能的あるいは構造的異常が急激に発生し，低下した心ポンプ機能を代償する時間がないか，代償機転が充分でないような重篤な障害が起こり招来される病態である』と定義されている．臨床的には急性心不全は心原性肺水腫，心原性ショックおよび慢性左心機能不全の急性増悪の三病態を含む．肺水腫には心原性以外の原因（たとえば腎不全など）もありえるが，ここでは非心原性肺水腫は鑑別されたものとして詳述しない．

病態生理

急性心不全には心原性肺水腫，心原性ショック，慢性心不全の急性増悪が含まれる．前二者は急激に生じた左心機能不全による後方不全としての肺水腫と，前方不全としてのショック症状を主な病態とする．急激に生じた左室のポンプ障害に対してはFrank-Starlingの法則が働き，左室充満圧の上昇により心拍出量を保とうとするが，左室充満圧の上昇は同時に左房圧，肺動脈圧の上昇をもたらし，肺うっ血を招来する（後方不全）．肺うっ血がよりひどくなると肺の間質や肺胞にも血液成分が貯留し，肺水腫となる．左室充満圧の上昇によっても心拍出量が維持できなければ，拍出されない血液はさらに左室後方に貯留して後方不全を助長することになる．

一方心拍出量低下は臓器血流の低下をもたらす．血圧は心拍出量と末梢血管抵抗の積であらわされ，心拍出量は1回拍出量と心拍数の積であらわされるが，急性心不全状態では1回心拍出量が低下した状態で心拍出量と血圧を保たなければならず，心拍数を増加させ，また末梢血管抵抗を上昇させて心拍出量と血圧を補おうとする．すなわち末梢血管抵抗の上昇により血圧はかろうじて保たれるが，組織血流が犠牲となるのである．これが冷たい皮膚，中枢神経系症状，尿量低下などの症候をもたらす（図1）．

慢性心不全の急性増悪の場合は基礎心疾患自体の進

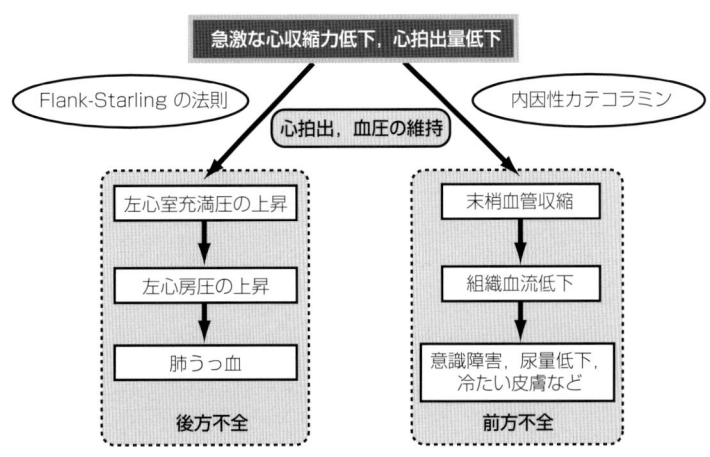

図 1

表1 急性心不全の誘因

1. 心不全治療の中止
2. 輸血過多
3. 心筋収縮力抑制薬：抗不整脈薬，β遮断薬，Ca拮抗薬，アドリアマイシンなど
4. Na保持薬：ステロイド，エストロゲン，非ステロイド系抗炎症薬など
5. 高血圧
6. 不整脈
7. 感染症：呼吸器感染症など
8. 肺梗塞症
9. 過度の肉体的精神的負荷，食事環境因子の変化
10. 新たな心疾患の合併：心筋梗塞，心筋炎，感染性心内膜炎など
11. 高心拍出状態：甲状腺機能亢進症，貧血，Paget病，Albright病，悪性腫瘍，動静脈ろう，腎炎，肝硬変，妊娠，発熱など

（急性重症心不全治療ガイドラインより，循環器病の診断と治療に関するガイドラインおよび委員会報告 Jpn Circ J 65 (supple IV), 2001.）

表2 急性心不全の原因

1. 心筋疾患
    1) 虚血（心筋梗塞など）
    2) 心筋変性
        (1)特発性：拡張型心筋症，肥大型心筋症，拘束型心筋症
        (2)続発性：虚血性心疾患，アルコール性心筋症など
    3) 過負荷（高血圧性心疾患など）
    4) 炎症：心筋炎，感染性心内膜炎など
    5) 薬剤：β遮断薬，抗不整脈薬，抗炎症薬，アドリアマイシンなど
2. 弁膜疾患（僧帽弁，大動脈弁，三尖弁などの狭窄，閉鎖不全）
3. 不整脈（心室頻拍，頻脈性心房細動，高度除脈など）
4. 先天性心疾患（ファロー四徴症，心室中隔欠損症など）
5. 心膜疾患（心タンポナーデなど）
6. その他（肺血栓・塞栓症，甲状腺疾患，高度貧血など）

（急性重症心不全治療ガイドラインより，循環器病の診断と治療に関するガイドラインおよび委員会報告 Jpn Circ J 65 (supple IV), 2001）

行によっても心不全は悪化するが，多くの場合は増悪因子，種々の誘因（表1）により水分貯留や心機能の抑制がおこり心不全の悪化をもたらす．

 原因疾患

急性心不全を招来する心疾患を表2に示した．慢性心不全の急性増悪の場合は，病歴聴取により原因となった心疾患が特定されることが多い．基礎心疾患がない場合でも起こりうるが，最も頻度が多く，臨床的に重要な病態は急性心筋梗塞症に伴う急性心不全である．急性心筋梗塞症はそれ自体が広範に心筋の障害をもたらして急性心不全の原因となるが，その合併症である心破裂，右室梗塞，頻脈性不整脈，徐脈性不整脈も梗塞範囲の大小とは別に急性心不全の原因になる．肺動脈血栓塞栓症，急性心筋炎はもともと基礎心疾患がない場合でも急性心不全を起こす．急性心不全の原因疾患のなかでもこれらの疾患は，迅速な診断と治療が救命を左右するためとくに重要である．

 治療

急性心不全の最重症型といえる心肺停止の場合の治療は，心肺蘇生とそれに引き続くACLS（advanced cardiac life support）である．多くの場合は一次救命措置（BLS：basic life support）が行われてから搬送され，病院ではACLSが行われる．平成16年7月1日から，講習を受けなくても一般市民が自動体外式除細動器（AED）を使用可能になった．今後AEDを設置する公共機関などは増えるはずであり，除細動されて搬入される例が多くなることを期待したい．ACLSの詳細については成書を参照されたい．

心停止でなく搬入された，または受診した急性心不全例では，まずSemi-Fauler体位とし，酸素投与など

の呼吸に対する処置を行いながら，身体所見を観察し，血圧や心拍数，経皮酸素飽和度，動脈血ガス分析といったバイタルサインと酸素化の程度を確認する．この時点で十分な酸素投与によっても酸素化が不十分な場合，すなわち経皮酸素飽和度が90％を超えない場合は気管内挿管と人工呼吸を考慮する．このように一般的治療を行いながら，原因心疾患検索と心不全治療を平行させて始める．心電図，胸部写真，心臓超音波検査，採血検査を並行して進め，ショック状態と判断された場合は，機械的合併症（心タンポナーデ，急性弁逆流，心筋梗塞に伴う心破裂など）の有無を超音波検査で確認しながら，ただちにカテコラミン投与開始するとともに大動脈内バルーンポンピング（IABP）や部分的心肺補助装置（PCPS）といった補助循環の準備をすすめる．心タンポナーデの場合は早急に心膜穿刺または心膜切開術をおこなう．ショックの原因が完全房室ブロックなどの徐脈性不整脈であれば，ただちに経皮ペーシングを行いながら経静脈ペーシングの準備を行う．ショックの原因が急性心筋梗塞症と診断されれば，補助循環とともにただちにカテーテルによる再灌流療法を行う．心筋梗塞症に伴う心破裂が原因であれば補助循環とともに，外科医に緊急手術のコンサルトを行う．心室頻拍などの頻脈性不整脈がショックの原因ならば，カルディオバージョンまたは電気的除細動を行う．

ショック状態でなく，ある程度時間的余裕があると判断された場合は，Swan-Ganzカテーテルを挿入し，血行動態を評価し，Forresterの分類に従って治療をすすめる．心拍出係数と肺動脈楔入圧によって血行動態を4つのsubsetに分けて評価するが，うっ血が主体のsubset 2では利尿薬，血管拡張薬，hANPを主体に治療し，血管内volumeが不足して拍出が低下しているsubset 3では補液を主体に治療し，うっ血と拍出の低下の両方が認められるsubset 4ではカテコラミン，ホスホジエステラーゼ阻害薬，アデニル酸シクラーゼ賦活薬などを使用するが，カテコラミンやアデニル酸シクラーゼ賦活薬は心拍数増加により心筋酸素消費量が増大するため，効果が不十分と判断したなら早めに補助循環を開始する．うっ血に対し，利尿薬で体外への水分排泄が充分に行えない場合には（腎不全合併例など），持続体外濾過などの血液浄化療法での水分排泄を行う．Swan-Ganzカテーテルが使用できない場合は，胸部写真によりうっ血の程度を，身体所見や血圧，尿量により末梢循環状態を評価しながら治療を

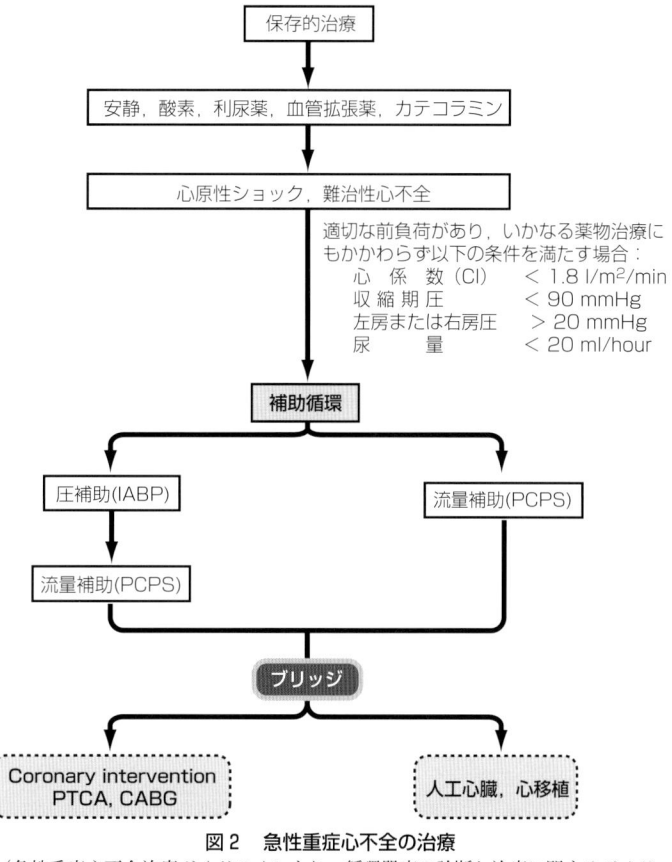

図2 急性重症心不全の治療
（急性重症心不全治療ガイドラインより，循環器病の診断と治療に関するガイドラインおよび委員会報告 Jpn Circ J 65（supple IV），2001．）

表3 急性心不全の治療

```
1. 血行動態安定化のための対策
   1) 一般療法
        輸液管理
        呼吸療法（酸素投与，人工呼吸など）
   2) 薬物療法
        利尿薬（ループ利尿薬）
        血管拡張薬（ニトログリセリン，硝酸イソソルビド，カルペリチドなど）
        強心薬（ドブタミン，ドーパミン，ノルエピネフリン，ジギタリス，
              ホスホジエステラーゼⅢ阻害薬，アデニル酸シクラーゼ賦活薬など）
        抗不整脈薬（塩酸リドカイン，プロカインアミドなど）
        その他：塩酸モルヒネなどの鎮静薬
   3) 補助循環
        大動脈バルーンパンピング，経皮的心肺補助法，補助人工心臓など
        透析療法（体外限外濾過法，持続血液濾過透析など）
2. 原因に対する治療
        再灌流療法（経皮的冠動脈形成術，冠動脈バイパスグラフト術など）
        弁置換術など
```

（急性重症心不全治療ガイドラインより．循環器病の診断と治療に関するガイドラインおよび委員会報告 Jpn Circ J 65（supple Ⅳ），2001）

すすめる（図2，表3）．不整脈が血行動態を悪化していると判断される場合は，不整脈に対する治療を行うが，心房細動が48時間以上続いていると判断される場合または発症時期が不明瞭な場合には，除細動前に経食道超音波法による左房内血栓の有無の観察とヘパリンの投与ならびに除細動後のワーファリン投与が必要である．

慢性心不全の急性増悪例では，前述の治療とともにさまざまな増悪因子や誘因を早期に是正することも重要である．原因疾患が治療可能な場合は，血行動態や呼吸に対する補助を行いながら，原因疾患に対する治療（経皮的冠動脈形成術や冠動脈バイパス術，弁置換術，心破裂の修復術など）を行う．以上の治療に反応しない場合は補助人工心臓（ventricular assist system：VAS）が考慮されるが，VASは心移植へのつなぎ的治療とも考えられ，その適応については慎重に検討する必要がある．心移植は日本でも可能になったとはいえ，ドナーの問題や施行施設などを考えるとまだまだ一般的治療とはいえないのが実情である．

［花田 裕之／奥村 謙］

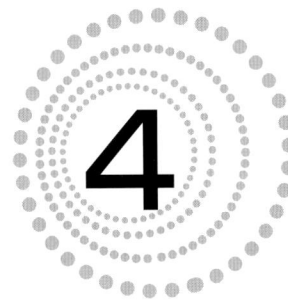

4 心筋症

総論

　心筋症は，虚血や高血圧などによる心筋障害とは区別され，「原因不明な心筋異常に基づく心疾患」として定義されてきた[1]．しかし，分子遺伝学や診断技術の進歩に伴い，従来原因不明とされてきた病因が少しずつ解明され，この定義があてはまらなくなってきた．そこで，1995年のWHO/ISFC合同委員会では定義および分類の見直しが行われ，一新された（表1）．新しい定義では，「原因不明な」が削除され，単に心筋症は「心機能障害を伴う心筋疾患」とされた．また，より病態生理や病因に基づいた分類となっており，①拡張型心筋症，②肥大型心筋症，③拘束型心筋症，④不整脈源性右室心筋症，⑤分類不能な心筋症に分けられている．そして，高血圧や虚血など原因や全身疾患との関連が明らかであるがそれだけでは説明のつかない心筋障害をきたす疾患も，特定心筋症として組込まれている．

　以下，この分類に従って概説する．

各論

1．拡張型心筋症
（DCM：dilated cardiomyopathy）

　DCMは左室または両心室の拡張と心収縮低下を呈する疾患として特徴づけられる．特発性拡張型心筋症（IDCM：idiopathic dilated cardiomyopathy）の好発年齢は20～40歳代で，心不全死や突然死の割合が多く，5年生存率は約50％と報告されている[2]．しかし近年の心不全治療の進歩により予後は改善傾向にある．

病因

　IDCMの原因はウイルス感染や免疫異常による持続的な心筋障害が考えられており[3,4]，治療介入ポイントを模索中である．また，アルコールや薬剤，内分泌疾患などでDCM様の病態をとることがあり，鑑別が必要である．

診断

　非特異的な心電図変化と，心エコー図で心室腔拡大とびまん性の心収縮低下を認める．二次性であれば根治的介入が可能なので，心臓カテーテル検査を含めた原因検索を積極的に行う．心筋組織ではICDMでは間質の線維化と心筋の変性・脱落を認めるのみで特異的な所見はない．アミロイドーシスなどの二次性心疾患

表1　1995年に発表されたWHO/ISFC合同委員会の心筋症の新しい定義

拡張型心筋症	（DCM：dilated cardiomyopathy）
肥大型心筋症	（HCM：hypertrophic cardiomyopathy）
拘束型心筋症	（RCM：restrictive cardiomyopathy）
不整脈源性右室心筋症	（ARVC：Arrhythmogenic right ventricular cardiomyopathy）
分類不能な心筋症	（unclassified cardiomyopathy） fibroelastosis, noncompacted myocardium, systric dysfunction with minimal dilatation, mitochondrial involvement
特定心筋症	（SDCM：specific cardiomyopathy）

表2 当科における特発性拡張型心筋症の除外診断マニュアル

1. 問　診
   (1) 高 血 圧 歴：高血圧のみで著明な心拡大と顕著な心収縮能低下をきたす例は比較的まれである．
       壁肥厚を有する「拡張型心筋症」も存在しうる．
   (2) アルコール摂取歴：1日摂取量（アルコール換算ml）×年数
       アルコール性心筋症
       ・連日アルコール90ml（日本酒3合）を10年以上摂取．
       ・断酒後12週以内に改善傾向が出現し，飲酒再開にて悪化する．
   (3) 家　族　歴：心疾患，神経筋疾患，突然死の有無
   (4) 治療・薬物歴：抗うつ薬，抗癌剤（アントラサイクリン系），インターフェロンなど．
       大量輸血（ヘモクロマトーシス）
2. 理学的所見
   (1) 神経学的所見：
       ・近位筋の萎縮・筋力低下の有無．（各種筋ジストロフィー）
       ・腱反射：甲状腺疾患の除外（手振戦，甲状腺腫の有無）
   (2) 皮膚所見（膠原病，サルコイドーシス）
   (3) 眼底所見（サルコイドーシス）
   (4) 骨格所見（末端肥大症）
3. 血液検査
   (1) cTnT：心筋壊死，心筋炎マーカー．ただし，非特異的に急性期は0.1～0.5ng/mLくらい
       まで上昇しうる．
   (2) ANA，C3，C4，CH50（膠原病：必要に応じて各種自己抗体を追加）
   (3) 血清蛋白分画，IgG，IgA，IgM，尿中Bence-Jones蛋白
       （アミロイドーシス：必要に応じて胃生検，血清蛋白免疫電気泳動，骨髄穿刺などを追加）
   (4) ACE（サルコイドーシス），α-galactosidase（心ファブリ病）
   (5) TSH，free T4（甲状腺機能低下・亢進症），カテコラミン
       （褐色細胞腫：必要に応じて尿中カテコラミン，VMAを追加）
4. 胸部X線・造影胸部CT：縦隔リンパ節腫脹の有無（サルコイドーシス）
5. ホルター心電図：tachycardia-induced cardiomyopathy
6. 心エコー図：
   (1) サルコイドーシス：不均一な（とくに心室中隔基部）壁菲薄化・壁運動低下．
   (2) アミロイドーシス：壁肥厚とsparkling echo．拘束性障害が主体のことあり．
   (3) 甲状腺機能低下症：多量心嚢液貯留
7. Gaシンチ：サルコイドーシス，心筋炎を疑うとき．
8. 冠動脈造影：虚血性心疾患の除外．
9. 心筋生検：心筋炎，サルコイドーシス，各種蓄積疾患の除外．
10. ウイルス抗体価（急性心筋炎が疑われる場合のみ）：2～3週間間隔のペア血清で4倍以上の上昇．

を除外することが重要である．表2に当科での診断プロトコールを示す．また，20～30％は家族性に発生し，さまざまな遺伝子異常が報告されている．遺伝子解析および家族調査が必要な場合もある．

治　療

主体は慢性心不全，致死性不整脈，心腔内血栓の予防である．一般的な慢性心不全の治療に準じて，利尿剤やジギタリスとともにエビデンスのあるACE阻害薬，β遮断薬を逐次併用・増量していく．β遮断薬の適正量についてはわが国で，慢性心不全患者を対象とした大規模試験J-CHFが進行中である．薬物治療強化にもかかわらず，治療に抵抗する難治例には補助装置や心臓移植を検討すべきである．心室性不整脈の合併率は高いが，多くのI群抗不整脈薬は陰性変力作用や催不整脈性があるので安易な使用は控える．III群のアミオダロンはβ遮断作用もあり，心不全予後改善効果も示されている．しかし現時点では保険適応に難がある．心房細動合併例ではジギタリスを用いた心拍数コントロールと，血栓予防にワーファリンによる抗凝固療法が必要である．

2．肥大型心筋症
（HCM：hypertrophic cardiomyopathy）

HCMは心室中隔に代表される左室壁やまれには右室壁の不均一筋性肥厚を特徴とする．非対称性肥大（ASH：asymmetric septal hypertrophy）は最も一般的なHCMの病型である．通常左室収縮能は保たれているが，拡張能障害を認める．左室流出路狭窄による20mmHg以上の圧較差の有無で閉塞性（HOCM）と非閉塞性（HNCM）に分類される．また，心尖部のみの肥大を特徴とする心尖部肥大型心筋症（apical hypertrophic cardiomyopathy）はわが国で多く認められる．一般的に10年生存率は約80％とされ予後良好であるが，死亡原因では突然死が半数を占める[5]．心不全や感染性心内膜炎なども死因として散見される．予後不良因子については複数の報告があるが，①若年発症，②突然死の家族歴，③心室頻拍，は一致した要因である．また，なかには数年の経過を経てDCM様への変化，いわゆる拡張相肥大型心筋症も存在し，DCM以上に予後不良である．

病　因

約半数が家族性であり，その多くは心筋βミオシン

重鎖やαトロポミオシンなどの心筋サルコメア収縮蛋白の遺伝子異常（変異や欠失）であることが判明している．

診　　断

HOCMでは駆出性収縮期雑音を聴取するが一般には頸部までは放散しない．HNCMでは二次性の左室壁肥厚を惹起する高血圧やアミロイドーシス，Fabry病，Friedreich失調症，糖原病などとの鑑別が必要である．心電図では左側高電位差や異常Q波，ST変化などがみられるが，心尖部肥大型心筋症では巨大陰性T波が特徴的である．心エコー図ではASHのほか，HOCMでは僧帽弁の収縮期前方運動（SAM：systolic anterior movement）や大動脈弁収縮中期半閉鎖がみられる．心筋組織像の典型例では心筋細胞のグロテスク肥大と心筋線維の錯綜配列がみられる．

病　　態

主な病態は，①拡張機能障害，②収縮期左室流出路狭窄，③心筋虚血，④不整脈である．有症状例では左室拡張能の障害により，左室収縮末期圧上昇から肺動脈楔入圧上昇を経て肺うっ血をきたす．また，肥大による心腔内容量の減少と拡張障害による左室拡張末期容量減少が相まって一回心拍出量は低下する．これは心房細動や運動による頻拍時には拡張時相の短縮が促進されて著明になり，ショックを呈することがある．とくにHOCMでは心不全や突然死が多い[6]．また，HCM患者の狭心痛は，冠動脈造影では明らかな有意狭窄を認めないことが多い．これは心筋内微小冠動脈の内膜肥厚および拡張障害に伴う冠血流抵抗の増大が原因と想定されている．

治　　療

症状を有する場合にはβ遮断薬とCa拮抗薬投与が主体となる．β遮断薬は徐脈による左室充満量の増大，酸素消費量の減少と，収縮力低下による流出路狭窄の軽減が有効であると考えられる．α遮断効果や血管拡張作用のないものを選択する．また，Ca拮抗薬は心筋細胞内のCa過負荷を抑制し拡張障害を改善する．また，陰性変力作用や陰性変時作用により流出路狭窄の軽減や症状の改善をもたらす．ただし，ニフェジピンなど血管拡張作用の強いものは後負荷の軽減により圧較差を増大させる危険があるので，HCMではベラパミルが第一選択で使用される．また，Ia群抗不整脈薬であるジソピラミドとシベンゾリンは陰性変力作用をもち，圧較差軽減に貢献する[7]．さらに心房心室ペーシング（DDD）や心室中隔塞栓術（PTSMA）も有効である[8]．心房細動合併例では，頻脈時に血行動態の破綻をきたすだけでなく，塞栓症合併の危険性もあり，抗凝固療法や再発予防も重要である．洞調律維持効果の比較的高いアミオダロンは心房細動ではHCMが唯一の医療保険適応となっている．

3．拘束型心筋症
（RCM：restrictive cardiomyopathy）

心筋コンプライアンス低下による著しい拡張障害のためうっ血性心不全を呈する疾患である．心室の著明な拡張も壁肥厚もなく収縮機能もまずまず保たれているが，心内膜側あるいは心外膜側心筋，または心筋中層が強い線維化のため拘束性障害を起こしているのが特徴である．多くは熱帯地方の風土病である．わが国では非常に希な疾患で，数年にわたり重症心不全が続く，難治例である．

病　　因

多くは不明である．一部で家族性の可能性や組織上錯綜配列を呈する症例も報告されておりHCMとの関連が注目されている．また，アミロイドーシスや心内膜心筋線維症，好酸球増多性心疾患では類似の病態に陥ることもある．

病　　態

左室心筋のコンプラインアンスの低下により著明な拡張障害を呈し，進行性の心房拡大とそれに伴う心房細動の合併，肺うっ血を生じる．さらに進行すると右心不全を併発し，両心不全を呈する．末期には肝うっ血や腹水を伴い，右心不全や低心拍出により難治性心不全となる．

診　　断

左室拡張や壁肥厚，それに収縮能低下が主症状ではない．左室拡張障害を反映して，心エコー図での左室流入血流波形の偽正常化，および拘束型化がみられる．心房拡大を呈した心房細動合併例ではDT短縮（＜140msec）が参考となる．拡張障害が両心室に及ぶと収縮性心外膜炎（CP：constrictive pericarditis）との鑑別が困難である．CPでは心外膜の拡張障害により，両心室がほぼ同等に拡張障害を強いられるのに対し，RCMは各心室心筋自体の硬化による自動的拡張障害である．そのためCPでは両心室の拡張末期圧がほぼ同じとなるのに対し，RCMでは左室が5 mmHg以上高くなる．しかし，RCMでも重症三尖弁逆流を合併すると右房圧のさらなる上昇により差が縮まることもある．また，dip & plateauは両疾患ともに右室内圧測定で認められるが，左室でも認められることはRCMではまれである．病理学的には，CPの心筋組織は萎縮傾向を示すが，RCMではびまん性の心筋変性と線維化がみられる．

治　　療

拡張障害に対応できる確立した治療法はない．うっ

血性心不全，心房性不整脈，血栓・塞栓への対症療法となるが，うっ血に対する急激な減負荷療法はときに低心拍出を誘う．心房細動の合併はatrial kickの消失と頻脈により拡張末期容量減少を助長させ，血行動態の悪化を引き起こす．可能であればI群かIII群の抗不整脈薬で予防し，頻脈に対しては厳密な心拍数コントロールをすることが肝要である．拡大した左房や心房細動により血栓塞栓症予防も必要であり，ワーファリンを用いた抗凝固療法も併用する．自然歴は長いが薬物治療に限界があり，心臓移植も念頭にいれた治療戦略が必要である．

4．不整脈源性右室心筋症
（ARVC：Arrhythmogenic right ventricular cardiomyopathy）

右室心筋の進行性線維化，脂肪変性を特徴とする．20～30％が家族性で常染色体優性遺伝様式を示す．心室性不整脈，突然死を引きおこし，若年者に多い点で重要視されている．

病　因

右室筋の脂肪・線維組織への置換によるが，原因は不明である．心筋病変は，初期は局在性で，その後右室全体や左室へも波及する．心室中隔病変は少ない．また，家族発症の連鎖解析では遺伝子座が同定されているが，原因遺伝子の特定はいまだできていない．

病　態

右室拡大と右室壁運動低下，心室頻拍（VT）の発作が特徴的である．左室に収縮異常が及ぶこともあるが，典型的な右心不全の発症は18％～35％，左心不全をきたすものは8％と報告されており[8)9)]，多くは心室頻拍発作が問題となる．軽度のめまいから失神までみられるが，10～30％の症例では突然死もしくは突然死からの蘇生が初発症状である．こうした重症型は心室細動への移行例である．

診　断

心エコー図では右心室の拡大と壁の菲薄化，局所的な壁運動の低下および心室瘤の形成を認める．心電図では110msec以上のQRS巾の延長とV1-3でQRSの後に微小な棘波として認められるε波は右室心筋障害と伝導遅延を表しARVCに特異的である．VT発作は左脚ブロック型で，単形性，多形成ともに認められる．

心筋組織で心筋の脂肪変性と線維化の証明は診断的価値が高いが，菲薄した壁からの心筋生検は危険を伴う．間接的に超高速CTやMRIで脂肪変性を確認することも有用である．

治　療

VTの治療が主体となる．予防は抗不整脈薬の投与を行うが抑制率は高くない．極力電気的生理検査（EPS）でVTの起源を特定し，単一起源であればカテーテル焼灼により消失させることが可能である．しかし，心筋病変の進行から再発率は他疾患より高く，抗不整脈薬との併用療法が必要となる．また，植え込み型除細動器（ICD）でVT出現時の自動的除細動も有効と思われる．

表3　特定心筋症の分類

虚血性心筋症	(Ischemic cardiomyopathy)
弁膜症性心筋症	(Valvular cardiomyopathy)
高血圧性心筋症	(Hypertensive cardiomyopathy)
炎症性心筋症	(Inflammatory cardiomyopathy)
代謝性心筋症	(Metabolic cardiomyopathy)
全身疾患	(General system disease)
筋ジストロフィー	(Muscular dystrophies)
神経筋疾患	(Neuromuscular disorders)
過敏性，毒性反応	(Sensitivity and toxic reactions)
産褥性心筋症	(Peripartal cardiomyopathy)

(Report of the WHO/ISFC Task Force on the definition and classification of cardiomyopaties, 1980[1])より改変引用)

5．特定心筋症
（SDCM：specific cardiomyopathy）

原因または全身疾患との関連が明らかな心筋症の総称であり，1995年から特定心筋症として組込まれた．表3に分類のみ示す．特定心筋症は根治的介入が可能な場合があり，特発性との鑑別が重要になる．

最後に

従来原因不明とされてきた疾患群であった心筋症は，近年その原因が明らかになりつつあるも，治療に結びつくレベルにまでは到達していない．特発性とよばれる疾患の，対症療法でしか対応できなかった病態に対し，なんとか根治的な治療への介入ポイントを見いだすことが今後の課題である．

●文　献

1) Report of the WHO/ISFC Task Force on the definition and classification of cardiomyopaties. Br Heart J 44：672-673, 1980.
2) Fuster V, Gersh BJ, Giuliani ER, et al：The natural history of idiopathic dilated cardiomyopathy. Am J Cardiol 47：525-531, 1981.
3) Kodama M, Matumoto Y, Fujiwara M, et al：In vivo lymphocyte mediated myocardial injuries demonstrated by adoptive transfer of experimental autoimmune myocarditis. Circulation 85：1918-1926, 1992.

4) Magnusson Y, Wallukat G, Hoebeke J, et al：Autoimmunity in idiopathic dilated cardiomyopathy. Circulation 89：2760-2767, 1994.
5) Mckenna W, Deanfield J, Faruqui A, et al：Prognosis in hypertrophic cardiomyopathy；role of age and clinical, echocardiographic and hemodynamic feature. Am J Cardiol 47：532-538, 1981.
6) Maron MS, Olovotto I, Marson BJ, et al：Effect of left ventricular outflow tract obstruction on clinical outcome in hypertrophic cardiomyopathy. N Engl J Med 348：295-303, 2003.
7) Hamada M, Shigematsu Y, Ikeda S, et al：Antiarrhythmic drug, cibenzoline：a new approach to medical treatment of hypertrophic obstructive cardiomyopathy. Circulation 96：1520-1524, 1997.
8) Lakkis NM, Nagueh SF, Kleiman NS, et al：Echocardiography-guided ethanol septal reduction for hypertrophic obstructive cardiomyopathy. Circulation 98：1750-1755, 1998.
9) Fontaine G, et al：Arrhythmogenic right ventricular dysplasia. In：Zipes DP and Jalife J（Eds）：Cardiac Electrophysiology. WB Saunders：754-769, 1995.
10) Corrado D, Basso C, Camerini F, et al：Spectrum of clinicopathological manifestations of Arrhythmogenic right ventricular cardiomyopathy/dysplasia：A multicenter study. J Am Coll Cardiol 30：1512-1520, 1997.

［小板橋　俊美／和　泉　　徹］

総論 5 心筋炎の診断と治療

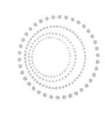

はじめに

1. 定　義

心筋炎は「病変の主座が心筋にある炎症」として定義され，病理学的には「心筋組織内に炎症細胞が浸潤している状態」を指すとされる．

2. 概　念

心筋炎は比較的まれな疾患であり，一般に感冒様症状に引き続いて発熱・胸痛などを主訴として発症し，心電図異常や不整脈などを伴い，原因としてはウイルス感染によるものが多いと考えられている．臨床症状をほとんどきたさない軽症のものから，急性期にすでに心室内腔の拡大と収縮力の低下をきたし，心不全症状を呈する重篤なものまで多彩である．急性心筋炎の一部に拡張型心筋症様の病態へと移行していく症例が存在すること，拡張型心筋症のなかには組織学的に慢性心筋炎の所見を認める症例が少なからず存在することなどから，従来より拡張型心筋症の有力な病因のひとつとして，心筋炎あるいはウイルス感染を基礎とした遷延する心筋障害機序の関与が指摘されてきた．

3. 病　因

心筋炎の病因としては，感染・薬物等による中毒，膠原病などの全身疾患に伴うもの，など心筋組織に炎症細胞浸潤や心筋細胞懐死を引き起こす種々の原因があげられる．しかし，日本や欧米でみられる急性心筋炎の多くは原因不明であるが，その大部分はウイルス性であるとされ，なかでもコクサッキーB群・A群，エコーウイルスなどのエンテロウイルスによるものが多いと考えられている．

4. 病　態

ウイルス感染による全身性の急性炎症と心筋組織における心筋細胞障害（破壊）を主体とする病態を呈する．心筋細胞障害の機序としては，心筋細胞に親和性の高いウイルスによる細胞変性作用，心筋細胞にウイルスが感染することによって惹起された主として細胞性免疫を介する細胞障害があげられるが，とくに心筋組織内浸潤細胞による心筋細胞の直接的な障害が主体をなしていると考えられる．

5. 予　後

心筋炎の予後については，約50％の症例が後遺症を残さず完全治癒し，約40％が後遺症を残して治癒し（不完全治癒），約10％が死亡する．しかし，不完全治癒症例の一部には，心筋炎（ウイルス感染？）によって惹起された主として細胞性免疫を介する心筋障害機序が遷延することによって心筋細胞の破壊や線維化をきたし，やがて拡張型心筋症様の病態へ移行する場合があると考えられている．このような病態に対し，わが国では慢性心筋炎という概念を提唱し診断のガイドラインが作成されている[1]．

診　断

厚生省特定疾患特発性心筋症調査研究班による急性心筋炎の臨床診断の手引きを表1に示す[2]．

1. 症状・理学的所見

初発症状および主症状ではともに，発熱・咳嗽・咽頭痛・頭痛などの感冒様症状や胸痛・呼吸困難・動悸などの心症状が高頻度に認められる[3]．理学的所見としては，徐脈および頻脈がそれぞれ約30％ずつに認められ，心膜摩擦音を認める症例は12％，奇脈を認める症例はわずかである．特に徐脈を認める場合は，完全房室ブロックなどの不整脈を伴う場合がしばしば見られるため注意を要する．

2. 心電図

心筋炎の急性期には，ほとんどの症例で何らかの心

表1 ウイルス性あるいは特発性の急性心筋炎臨床診断の手引き

1. 心症状[*1]にかぜ症状[*2]や消化器症状[*3]、また皮疹、関節痛、筋肉痛などが前駆症状また主症状として合併することが少なくない。無症状の場合や突然死で発症することもある。
   - [*1] 心 症 状：胸痛、失神、呼吸困難、動悸、ショック、痙れん、チアノーゼなど
   - [*2] かぜ様症状：発熱、頭痛、咳嗽、咽頭痛など
   - [*3] 消化器症状：悪心、嘔吐、腹痛、下痢など
2. 身体所見に頻脈、徐脈、聴診で心音減弱、奔馬調律（第Ⅲ、Ⅳ音）、心膜摩擦音、また収縮期雑音などを認めることがある。
3. 心電図は通常なんらかの異常所見を示す。これはⅠ～Ⅲ房室ブロック、ST-T波の変化、心室内伝導障害、低電位差、心室性や上室性期外収縮、心室頻拍、上室性頻拍、心房細動、異常Q波などを含む。
4. 血清中の心筋逸脱酵素（CPK-MB分画、LDH Ⅰ、Ⅱ型、GOT）の上昇、CRP陽性、赤沈促進、白血球増多などを認めることが多い。
5. 胸部X線像で心拡大を認めることが多い。
6. 心エコー図で左心機能低下や心膜液貯留を認めることがある。
7. 上記第2ないし第6項目の所見は短期間に変動することが多い。
8. 急性期と寛解期に採取した組血清におけるウイルス抗体価の4倍以上の変動は病因診断に有用である。なお、咽頭スワブ、尿、糞便、血液、心膜液、心筋からのウイルス分離またはウイルス抗原の確定は困難であるが病因診断に有用である。
9. 心内膜心筋生検所見は診断確定に有用であるが陰性所見でも心筋炎は否定されない。
10. 急性心筋梗塞などとの鑑別が必要なことがある。

(Japanese circulation society task force committee on chronic myocarditis, 1996[1] より引用)

電図異常が認められる。頻度の高いものとして、完全房室ブロック、陰性T波、ST上昇、心室性期外収縮などがあげられる。すなわち、ST-T変化、刺激伝導障害、期外収縮などが多く見られ、心室頻拍、異常Q波、心房細動なども認められる[3]。

3．胸部X線

急性期に心陰影の拡大（心胸郭比＞0.5）を示す症例は、67.9％であった[2]。このことから急性期には、約2/3の症例において心拡大があると考えられる。心不全がある場合は肺鬱血像が認められる。

4．心エコー

急性期の心エコー所見では、約10％の症例に左室拡張終期内径が6.1 cm以上の拡大を認め、約30％の症例に左室駆出分画が39％以下の低下を認める。また、心嚢液の貯留をしばしば認める[3]。

5．血液生化学検査

急性期の血液生化学検査所見では、約半数の症例で白血球増多を、約70％の症例で血沈の亢進やCRP陽性を認め、約30％の症例ではCRP強陽性を呈する[3]。また、半数以上の症例で心筋逸脱酵素（CPK、LDH、GOTなど）の上昇を認めるが、急性心筋梗塞と比べるとその程度は緩徐で遷延する傾向がある。

6．ウイルス学的検査

ウイルス性心筋炎の診断は、ウイルスそのものが心筋や心包液から分離されることは、超急性期でない限りほとんどないため、実際には（a）急性期と回復期の組血清でのウイルス抗体価の4倍以上の変動、または（b）咽頭・糞便・尿・血液などからのウイルスの分離、がこれまでウイルスの病因診断に有用であるとされてきた。わが国の調査では、全症例の約30％が抗体価が4倍以上の変動を示す陽性例であり、そのなかでコクサッキーB群が50％以上を占めていた。また近年、(c) 生検や剖検で得られた心筋組織からPCR法などによりエンテロウイルスのゲノムRNAを検出することが試みられてきたが、わが国における成績では、心筋炎・拡張型心筋症・その他の心疾患の間で陽性率に有意の差を認めず[4]、本方法によるエンテロウイルスRNAの検出の有無からウイルスが病因であるか否かを明らかにすることは困難であると考えられる。

7．心臓カテーテル検査

心筋炎の急性期に施行された心臓カテーテル検査では、肺動脈楔入圧の上昇や心係数の低下などが認められている[3]。

8．核医学的検査

急性期ないしは亜急性期において、^{67}Ga、^{99m}Tc-ピロリン酸、または^{111}In-抗ミオシン重鎖モノクローナル抗体シンチグラフィーで陽性像を認めることがある。とくに^{111}In-抗ミオシン重鎖モノクローナル抗体シンチグラフィーでは、病理組織学的所見との対応が

すぐれており，有用である．また，^{201}Tl-心筋シンチグラフィーでは欠損像を認めることがある．一般に心筋炎では，心筋の壊死組織と正常組織がモザイク状に存在するため，^{111}In-抗ミオシン重鎖モノクローナル抗体シンチグラフィーでは，びまん性に陽性像となり，^{201}Tl-心筋シンチグラフィーでは全体として取り込みは減るが，画像上は正常にみえることが多い．

9．心筋生検

心筋炎の確定診断には心筋生検が有用であり，その判定には組織学的診断基準が用いられる[5]．病変部は散在性に存在するため，3個以上の標本採取が望ましい．心筋生検における組織所見では，炎症所見を認めるものが約60％であり，陰性所見でも心筋炎を否定できない．

治療

1．治療の基本方針

細菌性・薬物性・膠原病に合併する場合など基礎疾患が明らかな場合は，心不全や不整脈に対する対症療法を行ないながら，原因を取り除くか，原因に対する特異的治療を行なう．（いわゆる）ウイルス性心筋炎では，急性期に高度の炎症症状とともにうっ血性心不全や不整脈を呈するが，急性期を過ぎればほぼもとの状態に回復する症例が多いとされ，急性心筋梗塞などと同様に心不全や不整脈に対する対症療法が主体となる．しかし，一部の症例では，ウイルス感染によって惹起された心筋障害機序が遷延することによって心筋細胞の破壊や線維化をきたし，やがて拡張型心筋症様の病態へ移行する場合があると考えられている．ウイルス性心筋炎における心筋障害においては，ウイルスそのものによる細胞変性作用は軽微であり，ウイルス感染によって惹起された主として細胞性免疫を介する機序が重要な役割を果たしていると考えられている．したがって，治療方針として免疫抑制療法の適応が考慮されるが，ウイルスが心筋組織内にある程度以上存在する急性期にステロイドや免疫抑制薬を投与するとウイルスの増殖をきたし，かえって炎症が増悪し心筋障害が進行することが知られている．また，抗ウイルス薬であるリバビリンやインターフェロンも一部の臨床例や動物実験で有効性が示されているが，一般に臨床症状が顕著となり医療機関を訪れる頃にはウイルス増殖のピークを過ぎていることが多く，ウイルスが大量に存在する時期に使用する機会に恵まれることは少ないと思われる．これに対して，ウイルスがほとんど消失した亜急性期以後においても自己免疫的な心筋障害機序が遷延している，いわゆる慢性心筋炎のような症例に対しては，免疫抑制療法の適用の可能性が考えられる．しかし，心筋炎の急性期および慢性期におけるインターフェロンや免疫抑制療法，あるいはその併用療法の効果については現在検討が進行中であり，今のところ評価が確立しているとはいえない．

2．病期に応じた治療方針

1）急性期の治療

ウイルス性心筋炎の急性期には，軽度ないし中等度の心筋収縮力の低下と内腔拡大を認め，うっ血性心不全を呈するが，一部には激症型心筋炎のように重症心不全や高度の房室ブロック，さらには心嚢水貯留による心タンポナーデなどによって心原性ショックに至る症例も存在する．このような症例はできるだけICUに入院させ，安静を保ちSwan-Ganzカテーテルにて血行動態をモニターしながら，急性心筋梗塞に準じて心不全および不整脈の治療を行う．すなわちForrester分類の重症度に応じて，カテコールアミン・血管拡張薬・利尿薬などを投与する．また，心室性期外収縮などの不整脈に対しては，抗不整脈薬を副作用に注意しながら用い，高度の房室ブロックには一時ペースメーカーを装着する．一般に，急性期の激しい炎症による機能障害は1カ月以内にはほぼもとの状態に回復するため，薬物にてコントロール困難な高度の心不全に対しては，補助人工心臓を用いてでも積極的に治療すべきである．また，心エコーや血液検査などで心機能や炎症所見をチェックすることにより，心筋の炎症が遷延化していないか厳重に経過観察することも必要である．

2）慢性期の治療

心筋炎の患者のなかには，急性期の心不全症状が軽快することなくそのまま拡張型心筋症様の病態へと移行する症例や，急性期の心不全症状がいったん軽快した後（あるいは急性期の症状を呈することなく），徐々に心機能の低下が進行しやがて拡張型心筋症様の病態を呈するようになる症例が存在することが知られている．このような症例では心筋生検や剖検で心筋炎様の炎症所見を認めることが少なくなく，わが国では慢性心筋炎という概念が提唱されている[1]．そして（いわゆる）特発性拡張型心筋症のある一定以上の部分をこの慢性心筋炎が占めているのではないかと考えられるようになってきている．したがって，心筋炎の慢性期ないしは慢性心筋炎の治療は，拡張型心筋症と同様に心不全や不整脈に対する対症療法が主となる．すなわち，強心薬・利尿薬・ACE阻害薬・血管拡張薬・β遮断薬や抗不整脈薬を病態に応じて経口または

静脈内投与する．重症の心不全や高度の不整脈をきたしたときは，ICUなどに入院させ急性期に準じて治療する．また，炎症そのものに対する治療として，慢性期におけるインターフェロンや免疫抑制療法の効果については今のところ評価は確立していないが，とくに免疫抑制療法についてはむしろ否定的と考えられる．今後，炎症の遷延化を惹起している免疫機構が解明されれば特異的な免疫調節療法の開発が期待される．

3．病態に応じた治療方針

1）心不全に対する治療

心不全の治療に際しては，それが心筋障害によって生じた収縮力低下によるものか，過負荷によるものか，その両者によるものかを判定することが必要である．すなわち，Swan-Ganzカテーテルによって血行動態を把握し，Forrester分類に基づいて治療方針をたてる．心不全に対する薬物療法の基本は，利尿薬，血管拡張薬，強心薬などである．

（1）**利尿薬** 利尿薬は循環血漿量を減少させて前負荷を軽減し，臓器うっ血を改善する．ループ利尿薬のフロセミドがよく使われるが，低K血症をきたすおそれのある場合は，K保持性のスピロノラクトンなどと併用して静脈内・経口投与を行う．このほかに，心房性ナトリウム利尿ペプチド（ANP）は，血管拡張と利尿作用を有するためよく用いられるようになった．

（2）**血管拡張薬** 血管拡張薬は，末梢動脈の拡張により後負荷を軽減し，静脈系の拡張により前負荷を軽減する．前負荷軽減には硝酸薬が用いられ，静脈内・経口・経皮投与が行われる．後負荷軽減には，硝酸薬やアンジオテンシン変換酵素（ACE）阻害薬が用いられる．ACE阻害薬は，血管拡張作用のみならずレニン・アンジオテンシン系の抑制作用などにより，リモデリングが抑えられ心不全の予後を改善することが知られている．さらに最近，アンジオテンシンII（AT1）受容体拮抗薬がより強い効果が期待できるとして注目されている．一般に，カルシウム拮抗薬は慢性心不全の治療に有用ではないが，アムロジピンのように非虚血性の心不全に対してはその有効性が報告されているものもある．また，ANPは前負荷・後負荷を軽減し，左心機能を改善するため有用である．これら血管拡張薬は，一般に血圧を低下させるので注意を要する．

（3）**強心薬** 強心薬には，ジギタリス，cAMPの産生を増加させるβ受容体刺激薬，cAMPの分解を抑制するフォスフォジエステラーゼ（PDE）阻害薬がある．ジギタリスは頻拍性心房細動を合併する心不全には有用であるが，一般に心筋炎の急性期には用いられない．β受容体刺激薬としては，点滴静注で用いるカテコールアミンのドパミンとドブタミンがあげられ，ともにβ1刺激作用により心収縮力を増強するため，重症心不全に用いられる．ドパミンは，低用量では腎動脈を拡張することにより腎血流量を増加させるが，高用量になるとα刺激作用により血管収縮・血圧上昇作用が強くなってくる．ドブタミンはβ1選択性が高いため，心収縮力増強作用が強く血管収縮作用が弱い．経口のβ受容体刺激薬としては，ドカルパミンやデノパミンなどがあり，カテコールアミンからの離脱などにも用いられる．PDE阻害薬としては，静脈内投与のアムリノン，オルプリノン，ミルリノンなどがあるが，これらは急性心不全には有用であるが，慢性心不全に対する有効性は否定的である．このほかに経口投与の薬物として，ベスナリノンやCa感受性増強作用もあるピモベンダンなどがあげられる．ベスナリノンは慢性心不全に対する有効性が示されたが，無顆粒球症の副作用が報告されており注意を要する．

2）不整脈に対する治療

心筋炎では，急性心筋梗塞と同様に頻脈性不整脈や伝導障害などさまざまな不整脈が出現する．

（1）心室細動に対しては，ただちに電気的除細動を行う．高度の徐脈性不整脈や伝導障害に対しては，一時ペースメーカーを装着する．

（2）心室頻拍や危険な心室性期外収縮に対しては，Ib群の抗不整脈薬であるリドカインやメキシレチンの静脈内投与が第一選択となる．これらが無効の時は，Ia群のプロカインアミド，ジソピラミド，シベンゾリンなどが用いられるが，血圧低下や陰性変力作用，催不整脈作用などに注意を要する．経口薬としては，これらのIa群や，Ib群のアプリンジン，Ic群のピルジカイニド，フレカイニド，プロパフェノン，さらにIII群のアミオダロンなどが用いられるが，いずれも副作用の出現には注意を要する．

（3）上室性不整脈のうち頻脈性の心房粗動や心房細動に対しては房室伝導を抑制するために，IV群の抗不整脈薬であるカルシウム拮抗薬のベラパミルやジルチアゼムなどを用いる．さらに血行動態の悪化をきたす場合は，電気的除細動も考慮される．

3）炎症に対する治療

心筋炎の炎症そのものに対する治療として，

（1）一部で拡張型心筋症患者に対するインターフェロン療法が試みられており，心機能や生存率の改善を認めたとの報告もあるが，その有効性を評価するためには，急性心筋炎・拡張型心筋症など病型別に大規

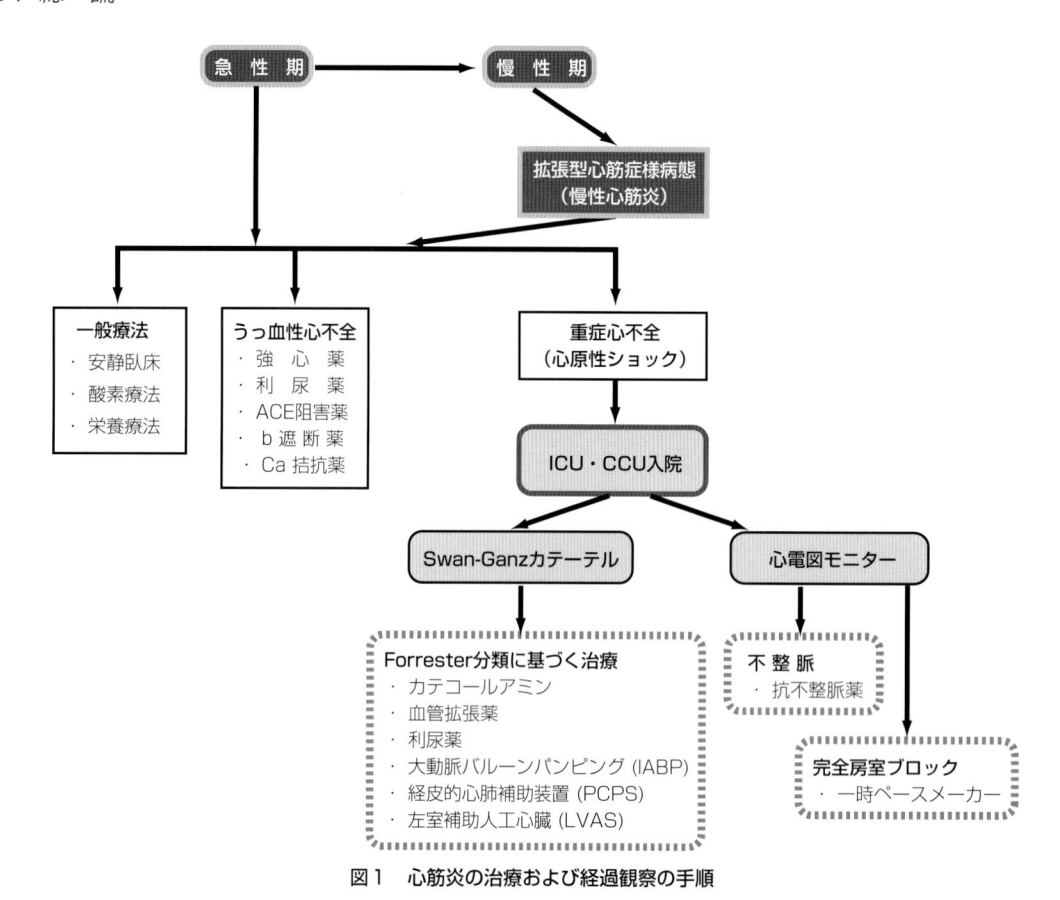

図1 心筋炎の治療および経過観察の手順

模なコントロール・スタディーが必要と考えられ，今後の検討が期待される．

（2）一般に，心筋炎の急性期にステロイドや免疫抑制薬を投与するとウイルスの増殖をきたし，かえって炎症の増悪をきたすと考えられている．また，近年，ステロイドや免疫抑制薬を用いた免疫抑制療法の心筋炎における大規模な検討が行われたが，心機能や生存率を有意には改善しなかった．しかし，激症型心筋炎などで心原性ショックに陥った場合は（その抗ショック作用などにより），ステロイドの静脈内投与により症状の改善を認める症例も存在することから，これらの薬剤の投与は症例毎に慎重に検討することが必要である．

以上より，急性心筋炎の治療および経過観察の手順を図1に示す．

●文　献●

1) Japanese circulation society task force committee on chronic myocarditis：Guideline for diagnosing chronic myocarditis. Jpn Circ J 60：263-264, 1996.
2) 河村慧四郎，ほか：ウイルス性あるいは特発性心筋炎臨床診断の手引き．厚生省特定疾患特発性心筋症調査研究班　昭和61年度研究報告集．pp11, 1987.
3) 河村慧四郎，北浦　泰，出口宏章，ほか：病因分科会：ウイルス性あるいは特発性心筋炎にかんする全国アンケート調査．厚生省特定疾患特発性心筋症調査研究班，昭和60年度研究報告集，pp16-36, 1986.
4) 小出尚志，北浦　泰，浮村　聡，ほか：心筋炎と拡張型心筋症患者の生検心筋におけるエンテロウイルスRNAの検索△第2報．厚生省特定疾患特発性心筋症調査研究班，平成4年度研究報告集，pp172-178, 1993.
5) 岡田了三，関口守衛，河村慧四郎，ほか：心筋生検によるウイルス性ないし特発性心筋炎の病理診断基準．厚生省特定疾患特発性心筋症調査研究班，昭和63年度研究報告集，pp181-182, 1989.

［世　古　義　規］

総論 6 慢性心不全の薬物療法とEBM

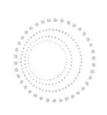

はじめに

日本人を対象とした大規模臨床試験のデータが皆無に近いため，主に欧米より報告された多くのエビデンスから得られた資料を基に，日本循環器学会を中心として2000年慢性心不全のガイドラインが作成された[1]．その後2001年のACC/AHAの心不全ガイドライン[2]では，心不全のステージ別，エビデンスの質に分けた細分化された勧告が出されている．本稿では最新の臨床試験を加え，心不全ステージ別ガイドライン（図1）により慢性心不全の薬物治療を概説する．

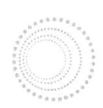

Stage A：
器質的心疾患はないが，心不全へ進展するリスクの高い患者

禁煙，肥満の解除，高脂血症，糖尿病や高血圧の是正など心不全の危険因子，増悪因子を管理・除去することが基本となる．

1. 高血圧

Framingham研究[3]では心不全患者において高血圧のみを有していた人は男女とも40％と高く，SOLVD予防試験[4]では，対象患者の37.0％，VHeFT-II[5]では47.5％，DIG試験[6]では47.2％の患者において高

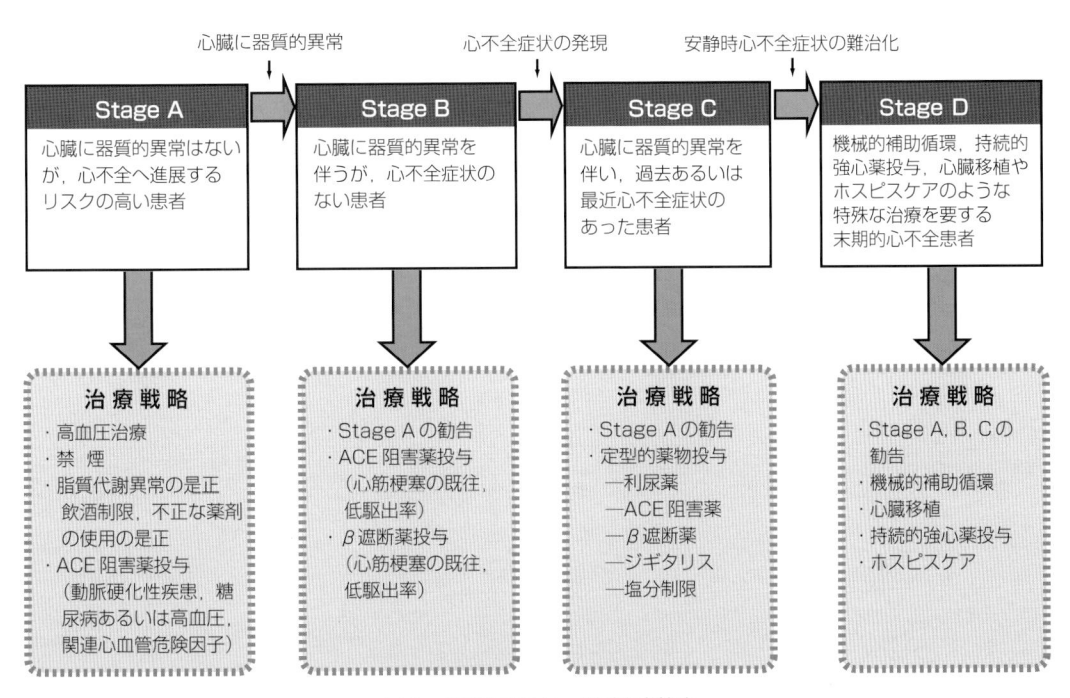

図1 心不全のステージ別治療戦略

Stage A	Stage B	Stage C	Stage D
心臓に器質的異常はないが，心不全へ進展するリスクの高い患者	心臓に器質的異常を伴うが，不全症状のない患者	心臓に器質的異常を伴い，過去あるいは最近心不全症状のあった患者	機械的補助循環，持続的強心薬投与，心臓移植やホスピスケアのような特殊な治療を要する末期的心不全患者

矢印上: 心臓に器質的異常 / 心不全症状の発現 / 安静時心不全症状の難治化

治療戦略（Stage A）:
- 高血圧治療
- 禁煙
- 脂質代謝異常の是正，飲酒制限，不正な薬剤の使用の是正
- ACE阻害薬投与（動脈硬化性疾患，糖尿病あるいは高血圧，関連心血管危険因子）

治療戦略（Stage B）:
- Stage Aの勧告
- ACE阻害薬投与（心筋梗塞の既往，低駆出率）
- β遮断薬投与（心筋梗塞の既往，低駆出率）

治療戦略（Stage C）:
- Stage Aの勧告
- 定型的薬物投与
  - 利尿薬
  - ACE阻害薬
  - β遮断薬
  - ジギタリス
  - 塩分制限

治療戦略（Stage D）:
- Stage A, B, Cの勧告
- 機械的補助循環
- 心臓移植
- 持続的強心薬投与
- ホスピスケア

血圧の既往を有していた．したがって，虚血性心疾患の既往を別にすると，高血圧が心不全の最も強力な危険因子であり，降圧療法の重要性が指摘できる．ALLHAT試験[7]，VALUE試験[8]の結果から，すみやかな血圧コントロールが心血管イベントの抑制に有用であることが示された．WHO/ISHでは，約40の大規模臨床試験をメタアナリシス[9]し，心不全の発症には血圧依存性の関係は認められないが，冠動脈疾患の発症は降圧により発症が抑制されることが示された．

以上のことから，高血圧患者において，降圧薬の種類によらずすみやかで積極的な降圧が少なくとも冠動脈疾患の発症を抑制し，引き続く心不全への進展抑制にも有利と考えられる．

2．高脂血症

4S研究[10]では，simvastatin群で心不全発症が抑制されたことが報告されているが，この効果がコレステロール低下による冠動脈疾患発症抑制を介しているのか別のメカニズムによるのかは明らかにされていない．

3．心血管危険因子から心不全発症の抑制

HOPE試験[11]では，ACE阻害薬ramiprilが高血圧や降圧の程度とは関係なく，心血管死や心不全発症を抑制することが示された．したがって，ガイドラインでは，動脈硬化性疾患，糖尿病或いは高血圧，関連心血管危険因子を有する患者でACE阻害薬を投与することが推奨されている．

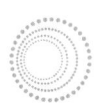

Stage B：器質的心疾患を伴うが，心不全症状のない患者

心機能低下が高度でも，必ずしも心不全症状を呈するとは限らない．しかし，無症状な心機能不全でも，心不全発症や死亡の危険率が高い．SOLVD 予防試験[4]では，左室駆出分画35％以下だが無症状の慢性心不全患者においてACE阻害薬enalaprilの心不全の進展および予後に及ぼす効果が検討された．その結果，総死亡に有意な差はなかったものの，enalapril群で心不全による入院，初回入院時までの期間，心不全の発症あるいは死亡が有意に減少した．SOLVD試験はその後も継続され，12年後の成績がX-SOLVDとして報告された[12]．X-SOLVDでは，enalaprilは有意に試験終了5年後，10年後の生存率を低下させ，ACE阻害薬予防投与は生命予後を改善するとの結果がもたらされた．ACC/AHAガイドラインでは，心筋梗塞既往の有無にかかわらず，駆出率が低下している患者でACE阻害薬を投与することが推奨されている．さらに，CAPRICORN試験[13]で，左室駆出率40％以下の急性心筋梗塞患者を対象にcarvedilol投与により全死亡は有意に低下した．CAPRICORN試験の結果，ガイドラインではNYHA I度に相当するStage Bでβ遮断薬投与が推奨されることになった．また，心筋梗塞後の心不全あるいは低心機能患者を対象としたVARIANT試験[14]ではARBであるvalsartan投与はACE阻害薬captoprilと同等の予後改善効果が示された．

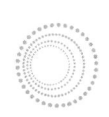

Stage C：器質的心疾患を伴い，過去あるいは最近心不全症状のあった患者

軽症—中等症の慢性心不全患者の生命予後を検討した主な臨床試験の結果を年代ごとに表1にまとめて示す．

1．ACE阻害薬

中等度慢性心不全患者を対象としたSOLVD治療試験[15]においてenalaprilは予後改善効果を示した．V-HeFT II[5]でenalaprilは，亜硝酸剤とhydralazineの血管拡張薬療法よりも運動耐容能と左室機能改善効果は劣るものの，生存率をより改善することが示された．そのなかで，enalaprilの死亡率減少効果は治療開始時に神経・体液性因子が活性化していた患者群において著しく，ACE阻害薬の作用機序は血行動態上の改善より神経・体液性因子の賦活化による心筋再構築抑制に関連づけられた．ACC/AHAガイドラインでは，禁忌がなければすべての患者でACE阻害薬を投与することが推奨されている．

2．アンジオテンシン受容体拮抗薬（ARB）

ACC/AHAのガイドラインで，ARBは，NYHAII-III度の軽症—中等症の慢性心不全患者，しかも，ACE阻害薬を投与できない患者で投与が推奨されている．また，ACE阻害薬の代わりにARBあるいはカルシウム拮抗薬を投与することはクラスIII，すなわち禁忌とされている．これはELITE-II[16]までの成績しか考慮されていないことによる．その後報告されたVal-HeFT試験[17]では，ACE阻害薬を含めた基礎治療薬にvalsartan併用による心不全悪化抑制効果が示されている．CHARM試験[18]では，心不全悪化抑制にARBであるcandesartanは有用であり，併用可能な場合，ACE阻害薬とARBの併用療法の有用性を指摘している．

表1　軽症－中等症慢性心不全の大規模臨床試験

試験名	SOLVD治療試験	VHeFT-II	US-Carvedilol	DIG	MERIT-HF	ELITE-II	CHARM
薬剤名	enalapril (5〜20mg) vs placebo	hydralazine+ISDN vs enalapril (10〜20mg)	carvedilol (12.5〜50mg) vs placebo	digoxin vs placebo	Metoprolol (25〜200mg/day) vs placebo	Losartan (12.5〜50mg) vs captopril	candesartan (32mg) vs placebo
対象	NYHA II-III度 EF35%未満	NYHA II-III度 EF45%未満	NYHA II-III度 EF35%以下	NYHA II-III度 EF45%以下 正常洞調律	NYHA II-IV度 EF40%以下	NYHA II-IV度 EF40%以下	NYHA II-IV度 EF40%以下
症例数	2,569例	804例	4,228例	6,800例	3,991例	3,152例	7,601例
併用薬	利尿薬,ジギタリス,ACE阻害薬以外の血管拡張薬	利尿薬,ジギタリス	利尿薬,ACE阻害薬,ジギタリス,硝酸薬	利尿薬,ACE阻害薬,硝酸薬	利尿薬,ACE阻害薬,ARB,ジギタリス	β遮断薬,利尿薬,ACE阻害薬,ジギタリス	β遮断薬,利尿薬,ACE阻害薬,ジギタリス
観察期間	平均41.4カ月 (22〜55カ月)	平均2.5年 (6カ月〜5.7年)	平均6.1カ月 (14.6〜62.7カ月)	平均37カ月 (28〜58カ月)	平均1年間	中央値555日間	平均38カ月
結果	enalapril群で総死亡率16%減少	enalapril群でhydralazine+ISDN群より総死亡率28%減少	carvedilol群で総死亡率が65%減少	総死亡率,心血管死でplacebo群と差なし NNT 72人	metoprolol群で総死亡率が34%減少 QOLも改善 NNT 28人	losartan群では総死亡率,心血管死は増加傾向	candesartan群では,総死亡率を10%減少
発表年	N Engl J Med 325:293-302, 1991	N Engl J Med 325:303-310, 1991	N Engl J Med 334:1349-1355, 1996	N Engl J Med 336:525-533, 1997	Lancet 353:2001-2007, 1999	Lancet 355:1582-1587, 2000	Lancet 362:759-766, 2003

3．β遮断薬

β遮断薬はその心筋収縮力抑制作用（陰性変力作用）のゆえに心不全での使用は長らく禁忌と考えられていた．しかし，欧米のみでなく日本での臨床試験の結果，心不全治療での有用性が示された．心不全に対する作用機序は，心拍数の低下，陰性変力作用による心筋酸素需要の抑制，拡張時間の延長による拡張機能の改善，交感神経・RAS抑制による血管拡張作用，カテコラミンによる心筋傷害の抑制，抗不整脈作用，β受容体とG蛋白の脱共役現象改善，カルシウム調節蛋白であるリアノジン受容体の機能回復，抗酸化作用などにあると考えられている．metoprolol徐放剤の有効性が検討されたMERIT-HF[19]では，metoprolol徐放剤群において予後改善効果が示された．また，CIBIS-II[20]では，平均1.3年追跡された結果，全死亡はbisoprolol群で有意に減少した．全心血管死，全入院，突然死もbisoprolol群で有意に減少した．

4．利尿薬

抗アルドステロン薬以外，単独で生命予後を延長することは報告されていないが，すべての臨床試験に基礎治療薬として含まれていることからも理解できるように，心不全治療には必須な薬剤と考えられる．ガイドラインでは体液貯留している患者に利尿薬を投与することは明確なエビデンスはないもののクラスIの適応とされている．

5．ACE阻害薬，ARB以外の血管拡張薬

心不全では，末梢血管が過度に収縮し，肺うっ血と後負荷とを増強させている．血管拡張薬は血管拡張により心臓の減負荷に有用と考えられた．ガイドラインではVHeFT-I試験[21]の結果から低血圧や腎機能不全のためACE阻害薬を投与できない場合hydralazineと硝酸イソソルビドの併用療法が勧められている．

一方，nifedipineなど多くのCa拮抗薬は細胞内Caイオン流入を抑制し，陰性変力作用を有しているため，虚血性心疾患が基礎にあり冠動脈拡張が必要な場合，高血圧があり後負荷軽減が必要な場合などを除いて心不全をむしろ悪化させる可能性がありガイドラインでも心不全治療のためCa拮抗薬を投与することは禁忌とされている．高血圧，虚血性心疾患を合併する場合，心抑制が少なく，交感神経活性化作用が少ないCa拮抗薬 amlodipine は PRAISE II[22]の結果，生命予後には悪影響を及ぼさないことが示されている．

6．ジギタリス

DIG試験[6]では正常洞調律を示すNYHA II-III度の慢性心不全患者において，digoxinの長期効果が無作為二重盲検試験により検討された．その結果，総死亡率，心血管疾患による死亡では有用性が認められなかったものの，心不全悪化による入院は有意に低下した．しかも，重症例ほどより有意に，副作用の発現なく心不全悪化による入院を減少させた．DIG試験ではすでにACE阻害薬が94％使用され，生命予後改善効果がマスクされていた可能性も指摘されているが，心房細動合併例を含め洞調律であっても，生命予後を少なくとも悪化させない強心薬として心不全治療には有用な薬剤と考えられる．ACC/AHAガイドラインでは，禁忌がなければ，心不全症状改善のため投与することがクラスIの適応とされている．

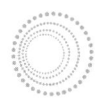

Stage D：
機械的補助循環，持続的強心薬投与，心臓移植やホスピスケアのような特殊な治療を要する末期的心不全患者

重症慢性心不全患者を対象とした主な大規模臨床試験を表2にまとめて示す．

CONSENSUS[23]ではNYHA IV度の重症心不全患者253例で平均188日の追跡期間初めてACE阻害薬enalaprilが心不全患者の予後を改善することを示した．その後のFollow-upにおいて，生命予後改善効果は少なくとも4年持続し，予後はプラセボ群に比し50％延長することが明らかにされた．COPERNICUS試験[24]では，重症慢性心不全患者におけるβ遮断薬calvedilolの生存率に与える影響が検討された結果，死亡率，全死亡・全入院低下が示された．RALES試験[25]では，NYHA IV度，左室駆出率35％以下の重症心不全患者を対象として標準的心不全治療に抗アルドステロン薬spironolactoneを追加することにより生命予後が改善するかどうかが検討された．全死亡は有意にspironolactone群で低く，30％のリスク減少が得られた．また，心不全悪化による入院，突然死も減少した．一方，フォスフォジエステラーゼ（PDE）阻害薬はc-AMPの分解を抑制し，心臓では強心作用を，末梢血管では血管拡張作用を発現する（inodilator）．EF 35％以下の重症心不全を対象として標準的治療に加えmilrinoneを加え生命予後に及ぼす効果を検討したPROMISE試験[26]では死亡率が28％有意に増加し，試験が中止された．このほか，ジギタリス以外すべての強心薬に関して，静注薬を含めた長期投与試験で，むしろ生命予後は悪化することが報告されている．

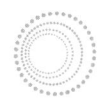

おわりに

慢性心不全の病態及び治療に対する考え方は，EBMの導入により大きく変わった．EBM自体，多くは，疾患背景や人種が大きく異なる欧米での試験結果に基づく．心不全の基礎疾患や生命予後ばかりでなく，薬剤の至適用量や改善効果にも人種差が存在し，欧米で得られたEBMを必ずしも日本人に適用できるとは限らない．さらに，薬剤に対する反応性は，個々人により異なると予測される．本邦においても個体差を念頭に入れた臨床試験の必要性が指摘される．

表2 重症慢性心不全の大規模臨床試験

試験名	CONSENSUS	PROMISE	RALES	COPERNICUS
薬剤名	enalapril (2.5～40mg) vs placebo	milrinone (40mg) vs placebo	spironolactone (25mg) vs placebo	carvedilol (25～50mg) vs placebo
対象	NYHA IV度	NYHA III-IV度 EF35％以下	NYHA IV度 EF35％以下	NYHA IV度 EF25％以下
症例数	253例	1,088例	1,663例	2,289例
併用薬	利尿薬,ジギタリス,ACE阻害薬以外の血管拡張薬	利尿薬,ジギタリス,ACE阻害薬,血管拡張薬	利尿薬,ジギタリス,ACE阻害薬,血管拡張薬	利尿薬,ジギタリス,ACE阻害薬,ARB,血管拡張薬
観察期間	平均188日	平均6.1カ月	24カ月	平均10.4カ月
結果	enalapril群で総死亡率が40％減少	総死亡率ではplacebo群より28％増加,心血管死,突然死も増加	spironolactone群で総死亡率が30％減少	carvedilol群で総死亡率が35％減少
発表年	N Engl J Med 316:1429-1435, 1987	N Engl J Med 325:1468-1475, 1991	N Engl J Med 341:709-717, 1999	N Engl J Med 344:1651-1658, 2001

●文献●

1) 循環器病の診断と治療に関するガイドライン合同研究班：慢性心不全治療ガイドライン，急性心不全治療ガイドライン．Jpn Circ J 64（Suppl IV）：1023-1165, 2000.
2) Hunt SA, et al：ACC/AHA Guidelines for the Evaluation and Management of Chronic Heart Failure in the Adult. Circulation 104：2996-3007, 2001.
3) Vasan RS, Levy D：The role of hypertension in the pathogenesis of heart failure：a clinical mechanistic overview. Arch Intern

Med 156：1789-1796, 1996.
4) The SOLVD investigators：Effect of enalapril on mortality and the development of heart failure in asymptomatic patients with reduced left ventricular ejection fractions. N Engl J Med 327：685-691, 1992.
5) Cohn JN, et al：A comparison of enalapril with hydralazine-isosorbide dinitrate in the treatment of chronic congestive heart failure. N Engl J Med 325：303-310, 1991.
6) The Digitalis Investigation Group：The effect of digoxin on mortality and morbidity in patients with heart failure. N Engl J Med 336：525-533, 1997.
7) ALLHAT Collaborative Research Group：Major outcomes in high-risk hypertensive patients randomized to angiotensin-converting enzyme inhibitor or calcium channel blocker vs diuretic：The Antihypertensive and Lipid-Lowering Treatment to Prevent Heart Attack Trial（ALLHAT）. JAMA 288：2981-2997, 2002.
8) Stevo Julius, et al：Outcomes in hypertensive patients at high cardiovascular risk treated with regimens based on valsartan or aml：odipine：the VALUE randomized trial. Lancet 363：2022-2031, 2004.
9) Blood Pressure Lowering Treatment Trialists' Collaboration：Effects of different blood-pressure-lowering regimens on major cardiovascular events：results of prospectively-designed overviews of randomized trials. Lancet 362：1527-1535, 2003.
10) Randomised trial of cholesterol lowering in 4444 patients with coronary heart disease：the Scandinavian Simvastatin Survival Study（4S）. Lancet 344：1383-1389, 1994.
11) Heart Outcomes Prevention Evaluation Study Investigators：Effects of an angiotensin-converting enzyme inhibitor, ramipril, on cardiovascular events in high-risk patients. N Engl J Med 342：145-153, 2000.
12) Jong P, Yusuf S, Rousseau MF, et al：Effect of enalapril on 12-year survival and life expectancy in patients with left ventricular dysfunction：a follow-up study. Lancet 361：1843-1848, 2003.
13) Dargie HJ：Effect of carvedilol on outcome after myocardial infarction in patients with left-ventricular dysfunction：the CAPRICORN randomised trial. Lancet 357：1385-1390, 2001.
14) Marc A：Pfeffer et al. Valsartan, Captopril, or Both in Myocardial Infarction Complicated by Heart Failure, Left Ventricular Dysfunction, or Both. N Engl J Med, 349：1893-1906, 2003.
15) The SOLVD investigators：Effect of enalapril on survival in patients with reduced left ventricular ejection fractions and congestive heart failure. N Engl J Med 325：293-302, 1991.
16) Pitt B, Poole-Wilson PA, et al：Effect of losartan compared with captopril on mortality in patients with symptomatic heart failure：randomised trial–the Losartan Heart Failure Survival Study ELITE II. Lancet 355：1582-1587, 2000.
17) Cohn, et al：A randomized trial on the angiotensin-receptor blocker valsartan in chronic heart failure. N Engl J Med 345：1667-1675, 2001.
18) Pfeffer MA, et al：Effects of candesartan on mortality and morbidity in patients with chronic heart failure：the CHARM-Overall programme. Lancet 362：759-766, 2003.
19) Effect of metoprolol CR/XL in chronic heart failure: Metoprolol CR/XL Randomised Intervention Trial in Congestive Heart Failure（MERIT-HF）. Lancet 353：2001-2007, 1999.
20) CIBIS II Investigators and Committees：The Cardiac Insufficiency Bisoprolol Study II（CIBIS-II）：a randomised trial. Lancet 353：9-13, 1999.
21) Cohn JN, Archibald DG, Ziesche S, et al：Effect of vasodilator therapy on mortality in chronic congestive heart failure：results of a Veterans Administration Cooperative Study. N Engl J Med 314：1547-1552, 1986.
22) Prospective Randomized Amlodipine Survival Evaluation Study Group：Effect of amlodipine on morbidity and mortality in severe chronic heart failure. N Engl J Med 335：1107-1114, 1996.
23) The CONSENSUS trial study group：Effects of enalapril on mortality in severe congestive heart failure. N Engl J Med 316：1429-1435, 1987.
24) Packer M, et al：Effect of carvedilol on survival in severe chronic heart failure. N Engl J Med 344：1651-1658, 2001.
25) Randomized Aldactone Evaluation Study Investigators：The effect of spironolactone on morbidity and mortality in patients with severe heart failure. N Engl J Med 341：709-717, 1999.
26) Packer M, et al：Effect of oral milrinone on mortality in severe chronic heart failure. The PROMISE Study Research Group. N Engl J Med 325：1468-1475, 1991.

［岡　本　　洋／北　畠　　顕］

総論 7 心不全の非薬物療法

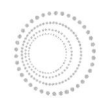

はじめに

β遮断薬をはじめとする薬物治療の進歩は，慢性心不全患者の予後とQOLを大幅に向上させたが，今なお，重症例の予後は不良であり，薬物治療には限界がある．本稿では，慢性心不全患者に対する心臓移植以外の非薬物療法として，両室ペーシング，植え込み型除細動器，左室縮小術，補助人工心臓を取りあげ，それぞれを概説する．

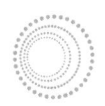

両室ペーシング[1]

重症慢性心不全患者の30〜50％に認められる左室内伝導障害は，心不全における予後規定因子のひとつである．これまで伝導障害の存在は，心筋ダメージの程度を反映しそれゆえ予後に関係すると考えられてきた．しかし近年，心室内伝導障害そのものによる心機能への影響が，われわれが考えていた以上に大きく，心不全重症化の病態に大きく関与していることがわかってきた．たとえば，左脚ブロックに伴う左室自由壁側の収縮の遅れ（mechanical dyssynchronyとよぶ）は，左室全体として非協調的な収縮様式となり，左室ポンプ機能の低下，心筋エネルギー効率の悪化，拡張期流入時間の短縮，僧帽弁逆流の増加などの血行動態への不利益をもたらす．そこで，左室内伝導障害に対し，左心室を中隔側（右室側）と自由壁側から同時ペーシングすることにより，収縮の同期性を高め，血行動態を改善しようとする方法が考案され，両室ペーシング療法あるいは心臓再同期療法（Cardiac Resynchronization Therapy：CRT）とよばれている．実際には，通常の右房リード，右室リードのほかに，左室リードを経静脈的に冠静脈洞から冠静脈分枝に挿入し左室自由壁を心外膜よりペーシングする（図1）．

両室ペーシングの結果，左室収縮の協調性は回復し，伝導障害による非効率的な収縮は改善される．それに

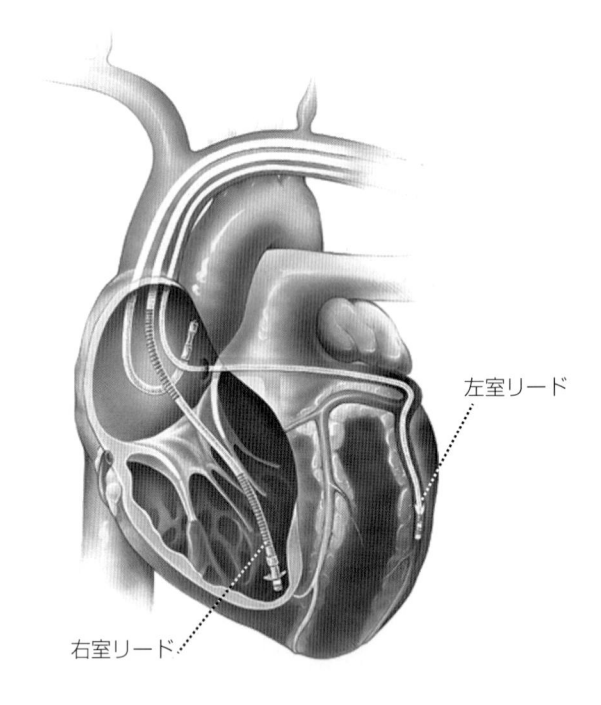

図1 両室ペーシングの経静脈的リードシステム

伴い，収縮期血圧，脈圧は約10％増加し，肺動脈楔入圧が約20％低下する．著効例では心拍出量が30％以上増加する．等容性収縮時間が短縮し，かつ左室の収縮終了が同期することにより，拡張期左室流入時間は延長し左房圧は低下する．症例によっては僧帽弁逆流の著明な減少が認められる．

両室ペーシングの長期効果を実証した代表的な臨床試験としてMIRACLE試験がある[2)3)]．心室内伝導障害を有する重症慢性心不全453例に両室ペーシング用ペースメーカーを植え込み，ペーシング群と非ペーシング群に無作為割りつけされた．6カ月後，非ペーシング群でNYHA分類が1ランク改善したのは32％，2ランク以上改善したのが6％であったのに対し，ペーシング群ではそれぞれ52％，16％であり，ペーシング群で有意に自覚症状改善例が多かった．ペーシン

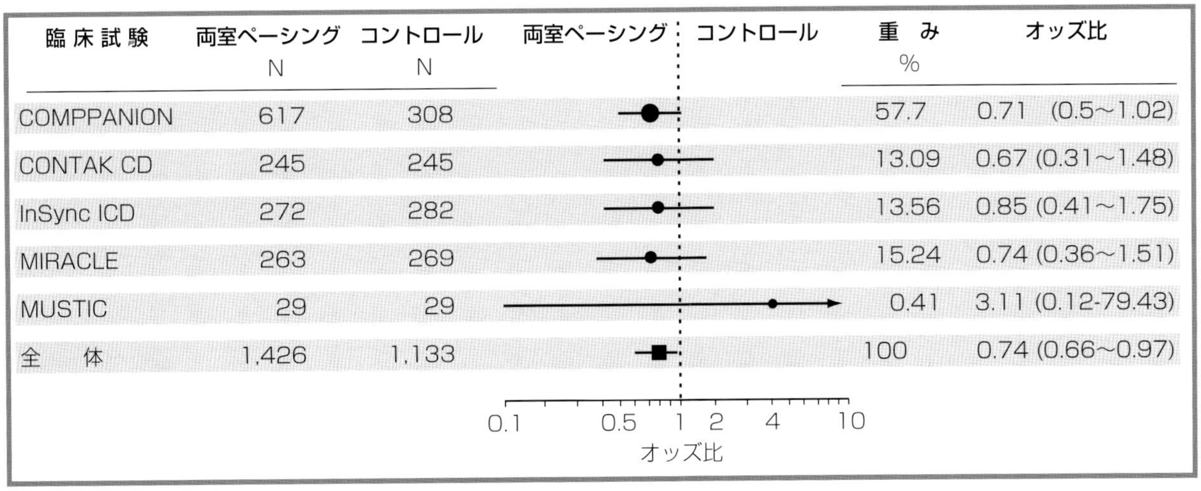

臨床試験	両室ペーシング N	コントロール N	重み %	オッズ比
COMPPANION	617	308	57.7	0.71 (0.5〜1.02)
CONTAK CD	245	245	13.09	0.67 (0.31〜1.48)
InSync ICD	272	282	13.56	0.85 (0.41〜1.75)
MIRACLE	263	269	15.24	0.74 (0.36〜1.51)
MUSTIC	29	29	0.41	3.11 (0.12-79.43)
全体	1,426	1,133	100	0.74 (0.66〜0.97)

図2　両室ペーシングに関する臨床試験のメタ解析の結果
(Salukhe TS, 2004[4] より引用)

グ群ではQOLスコアも有意に改善し，6分間歩行距離は39m延長し，左室駆出率は4.6％増加した．さらに心エコーでの左室拡張末期ならびに収縮末期容量，僧帽弁逆流は有意に減少した．また，死亡と心不全増悪による入院をイベントとした場合，両室ペーシングはその危険を40％減少させた．

すなわち，両室ペーシングの継続により，心不全の自覚症状，運動耐容能，QOL，心機能，心不全入院回数の有意な改善がもたらされる．また，左室拡張末期容量，収縮末期容量のいずれもが減少し，左室の逆リモデリングが起こることも実証されている．生命予後改善効果に関しては，2,559例を分析したメタ解析[4]において，両室ペーシング群は非ペーシング群に比し死亡率を有意に26％減少させることが示されている（図2）．

両室ペーシングの歴史は浅いが，短い期間にその高い有効性が認知され，重症心不全に対する治療体系に大きなインパクトを与えた．しかし，劇的に症状が改善する症例がいる一方で，まったく反応しない例が存在するのも事実である．わが国の保険適応は，薬物治療によってもNYHA III度またはIV度から改善しない重症心不全で，QRS幅が130msec以上の心室内伝導障害を有し，左室駆出率35％以下の例であるが，最近QRS幅のみからの患者選択には限界があることが指摘され，心エコーによる左室dyssynchronyの評価など，新たな選択基準が模索されている．また，致死的となりうる合併症として冠静脈穿孔，冠静脈解離が数％の頻度で報告されており，その実施にあたっては十分な注意が必要である．

植え込み型除細動器（ICD）

ICDは1980年の臨床応用に始まり，第一世代から第五世代へと急速に開発が進むとともに強力な突然死予防効果が実証され，現在，世界の年間新規植え込み症例数は10万人を超えている．当初ICDは，突然死以外の死亡には無力なことから心不全患者の予後改善には疑問がもたれていた．しかし，次々に発表される大規模臨床試験の結果は，心機能低下例ほどICDの恩恵が大きいことを示している．

ICDの絶対適応となるのは，まず，持続性心室頻拍（VT）や心室細動（VF）の既往をもつ心機能低下例である．AVID試験[5]をはじめとする無作為割りつけ試験の結果，これらに対しては，アミオダロンを投与するよりもICDを植え込むほうが有意に死亡率を減少させることが証明されている．とくに，ICDの生命予後改善効果は左室駆出率35％未満の症例で顕著であることも示されている．

次に，致死的不整脈の既往のない心機能低下例にあらかじめICDを植え込む，いわゆる予防的植え込みの有用性も欧米では確立されている．MADIT[6]，MUSTT[7]という2つの試験では，無症候性非持続性VTを有する低心機能の冠動脈疾患患者（主に心筋梗塞後）に対し，電気生理学的検査で持続性VTが誘発される症例にしぼり，ICDの予後改善効果が検証された．その結果，ICDはアミオダロンを中心とする抗不整脈薬よりも有意に全死亡を減少させ，かつICD群では持続性VT/VFに対する高い作動率が確認された．さらにその後発表されたMADIT II試験[8]では，心筋梗塞後で左室駆出率30％未満の高度左室機能低下例

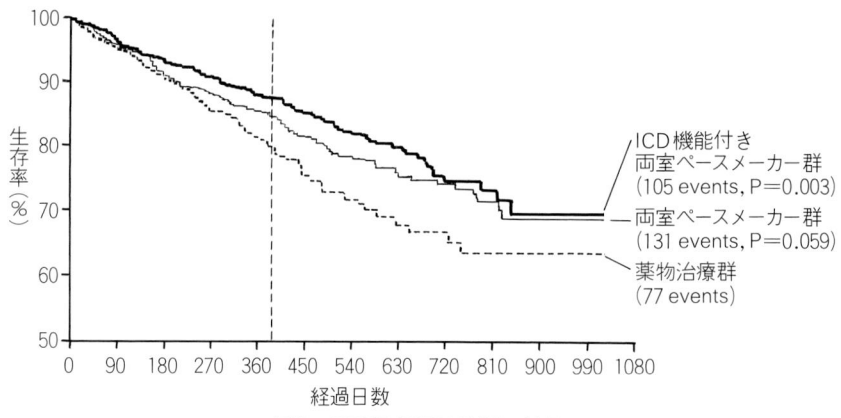

図3　COMPANION試験の結果
(Bristow MR, et al, 2004[9] より引用).

を心室性不整脈の有無に関係なく登録し，ICD植え込み群742例と非植え込み群490例に割りつけ，抗不整脈薬非内服下，β遮断薬とACE阻害薬内服下で追跡された．その結果，ICD群は非植え込み群に比し31％の有意な死亡率減少を認め，心筋梗塞後の高度心機能低下例であれば，事前に不整脈が確認されていなくてもICDを予防的に植え込むことで明らかな生命予後改善が見込まれることが示された．しかし再灌流療法施行率が高く外来治療の行き届いたわが国では，心筋梗塞後の突然死の発生は欧米に比べ低く，低心機能という理由のみでのICD植え込みには疑問があろう．

一方，非虚血性心不全患者に対するICDの予防的植え込みの効果は疑問視されていたが，最近発表されたSCD-HeFTの結果は，その議論に大きなインパクトを与えるものであった．本試験では，虚血，非虚血を問わず，左室駆出率35％以下かつNYHA分類II～III度の慢性心不全患者約2500例が，非持続性VTの有無にかかわらず，ICD群，プラセ群，アミオダロン群の3群に無作為割りつけされた．その結果，ICDはプラセボに比較し，総死亡率を有意に23％減少させ，一方アミオダロン群とプラセボ群の死亡率にはまったく差がなかった．

一連の心機能低下例に対するICD予防的植え込み試験の良好な結果は，慢性心不全患者の生命予後改善に，突然死予防がいかに重要であるかを示したものといえる．ただし，これらの臨床試験にはNYHA分類IV度の症例は含まれておらず，SCD-HeFTにおいてもIII度の症例に限ればICDとプラセボの死亡率に有意差は見いだせていない．すなわち，重症心不全例では心不全死と突然死のいずれをも回避しなければ予後は改善しないのである．その意味で，心室内伝導障害を有する重症心不全患者にはICD機能つき両室ペースメーカーが有望視されている．COMPANION試験[9]では，心室内伝導障害を有しICDの適応となる不整脈の既往のないNYHA III～IV度の心不全患者1520例が，至適薬物，両室ペースメーカー，ICD機能つき両室ペースメーカーの3群に割りつけられた．その結果，後者2者で死亡または心不全入院の有意な減少が確認され，とくに総死亡率に限るとICD機能つき両室ペースメーカーでのみ有意な予後改善効果が示された（図3）．今後，このデバイスは，重症心不全治療の大きな柱になるものと考える．

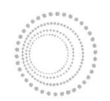

左室縮小術と僧帽弁形成術

左室拡張を伴う重症心不全に対し左室自由壁を切除するBatista手術は，左室部分切除術（PLV）ともよばれ，拡大した左室径を縮小することにより，左室の壁応力を減少させ心機能の改善を得ようとするものである．劇的に改善する症例が存在することから一時大きな注目を集めたが，術後早期死亡率が高く，欧米では，心臓移植の代替にはならないと結論され[10]，現在ほとんど行われなくなった．これに対し，心臓移植件数が少ない日本や南米では，一部の施設で手術が行われており，多臓器不全やショック例を除外する，症例ごとに切除部位を選択する，などの工夫により成績は向上しているという．

一方，虚血性心筋症に対し，左室瘤を切除せずに内腔より縫合し瘤を除去するDor手術は，梗塞部位を除外して左室形態を整えるという意味で，viableな左室を切除するPLVとは異なる左室縮小術である．冠動脈バイパス術時に同時に行われることが多いが，その高い有効性から急速に一般化している．非虚血性心筋症に対しても，オーバーラッピング法など新たな左室縮小術が考案されているが，その遠隔期成績は不明である．

重症慢性心不全に合併する僧帽弁逆流は大きな予後悪化要因となる．従来，高度左室機能低下例に対する僧帽弁置換の成績は芳しくなかったが，僧帽弁形成術式の進歩により，重症例にも僧帽弁手術が可能となった．PLVの有効性の機序は，左室縮小よりも同時に行う僧帽弁形成によるところが大きいとの意見もある．

補助人工心臓

内科的あるいは外科的治療に反応しない最重症例には，機械的循環補助の適応が考慮される．なかでも，左室補助人工心臓（LVAD）は，左室のポンプ機能を代行する最も強力な補助循環装置である（図4）．

LVADは，以前はポンプを体外に置く体外式のみであったが，現在欧米ではではポンプ本体を体内に設置する埋込み式LVADが広く臨床使用され，さらには全構成要素を体内に格納する完全埋込み型の開発が進んでいる．埋込み式VADは，体外式に比べ，耐久性，抗血栓性に優れ，敗血症などの感染症の頻度も比較的低いことから，6カ月以上の長期使用が可能である．ポンプには，心臓と同じく一拍一拍血液を駆出する拍動型と遠心ポンプや軸流ポンプによる非拍動型があ

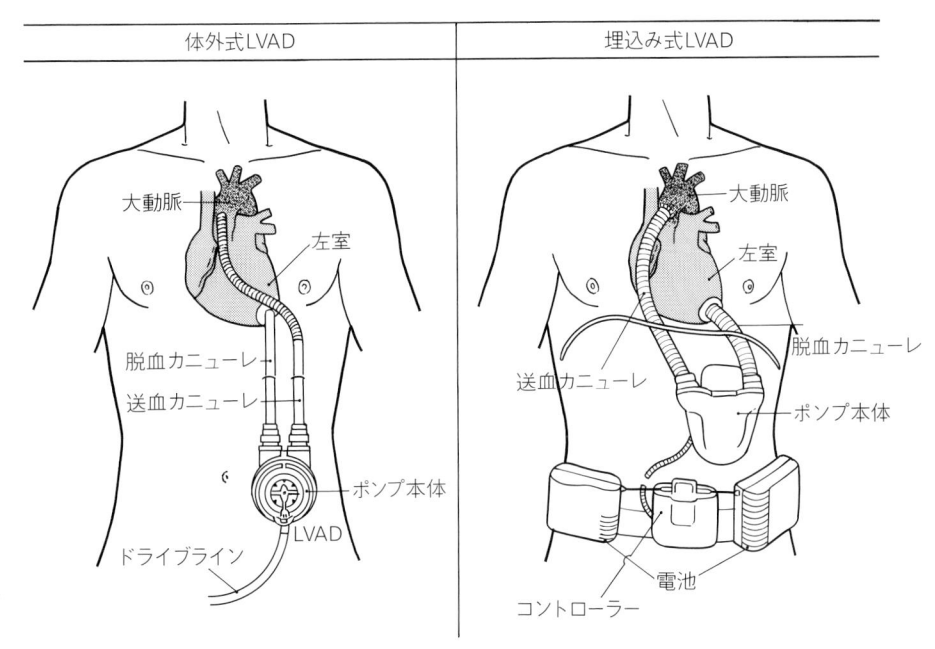

図4 LVADのシステム

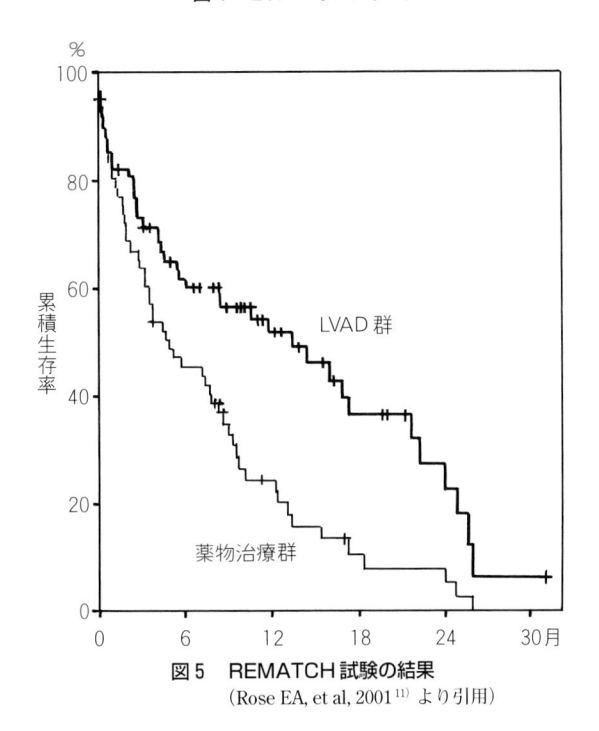

図5 REMATCH試験の結果
（Rose EA, et al, 2001[11]より引用）

る．

　現時点での末期心不全の最終治療手段は心臓移植である．しかし，臓器提供者数は十分ではなく，LVADが心臓移植までのブリッジとして用いられる．このような bridge to transplantation が LVAD の最大の使用目的である．一方，LVAD により，長期に左室の減負荷を行うことにより自己心機能が回復し，LVAD から離脱する症例が存在する．ただしこのような bridge to recovery としての LVAD 使用はごく一部の症例（2～3％）に限られる．さらに，技術的進歩により LVAS の耐久性，携帯性，合併症頻度が改善した今日では，心臓移植の適応からはずれた症例に対する永久使用も考えられるようになった．このような延命と QOL の改善を目的とした destination therapy の是非を問うた REMATCH 試験では，LVAD の生命予後と QOL の改善効果が示された[11]（図 5）．

　高度心機能低下例で，カテコラミンまたは IABP，PCPS を用いても心不全が改善せず，それらから離脱できないばかりか，さらに増悪して早晩末梢臓器機能の維持ができなくなるであろうと予想される状態が，LVAD の適応である．心臓移植が定着している米国においても，LVAD 植え込み例の約 1/3 が移植に至らずに死亡している．その原因は，多臓器不全，感染症，脳血管障害，出血であり，LVAS の装着が奏効するかどうかは術前の全身状態によるところが大きい．十分量のカテコラミンと利尿剤の投与下での乏尿や，クレアチニン 2 mg/dl あるいは総ビリルビン値が 3 mg/dl に近づいたならば LVAD を考慮する．なにより重要なのは患者へのインフォームドコンセントであり，その有効性，合併症，装着下での生活，心臓移植について十分な理解と納得のもと手術が行われる必要がある．

●文　　献●

1）松田直樹：心不全の再同期療法．呼吸と循環 51：1229-1240，2003．
2）Abraham WT, Fisher WG, Smith AL, et al：Cardiac resynchronization in chronic heart failure. N Engl J Med 346：1845-1853, 2002.
3）Sutton MG, Plappert T, Abraham WT, et al：Multicenter InSync Randomized Clinical Evaluation（MIRACLE）Study Group. Effect of cardiac resynchronization therapy on left ventricular size and function in chronic heart failure. Circulation 107：1985-1990, 2003.
4）Salukhe TS：Cardiac resynchronization may reduce all-cause mortality: meta-analysis of preliminary COMPANION data with CONTAK-CD, nSync ICD, MIRACLE and MUSTIC. International J Cardiol 93：101-103, 2004.
5）The Antiarrhythmics versus Implantable Defibrillators（AVID）Investigators：A comparison of antiarrhythmic-drug therapy with implantable defibrillators in patients resuscitated from near-fatal ventricular arrhythmias. N Engl J Med 337：1576-1538, 1997.
6）Moss AJ, Hall WJ, Cannon DS, et al：Improved survival with an implanted defibrillator in patients with coronary disease at high risk for ventricular arrhythmia. N Engl J Med 335：1933-1940, 1996.
7）Buxton AE, Lee KL, Fisher JD, et al：A randomized study of the prevention of sudden cardiac death in patients with coronary artery disease. N Engl J Med 341：1882-1890, 1999.
8）Moss AJ, Zareba W, Hall WJ, et al：Prophylactic implantation of a defibrillator in patients with myocardial infarction and reduced ejection fraction. N Engl J Med 346：877-883, 2002.
9）Bristow MR, Saxon LA, Boehmer J, et al：Cardiac-resynchronization therapy with or without an implantable defibrillator in advanced chronic heart failure. N Engl J Med 350：2140-2150, 2004.
10）Franco-Cereceda A, McCarthy PM, Blackstone EH, et al：Partial left ventriculectomy for dilated cardiomyopathy：is this an alternative to transplantation? J Thorac Cardiovasc Surg 121：879-893, 2001.
11）Rose EA, Gelijns AC, Moskowitz AJ, et al：Long-term mechanical left ventricular assistance for end-stage heart failure. N Engl J Med 345：1435-1443, 2001.

［松　田　直　樹／笠　貫　　宏］

総論 8 心臓移植の現状

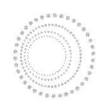

はじめに

心臓移植は世界では医療として定着して久しいが、わが国では「臓器の移植に関する法律」が1997年10月に施行され、その1年4カ月目にようやく脳死者からの心、肝および腎移植が本邦でも実施された。以後4年半の間に30例の臓器提供があり、計心臓20例、肺17例、肝臓25例、腎臓38例、膵腎同時13例、腎移植後膵単独移植2例、小腸1例の計118例の臓器移植が成功裏に施行され、徐々にではあるが臓器移植はわが国において定着しつつある[1)2)]。

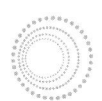

世界における心臓移植の歴史と現状

世界最初の心移植は1967年12月に南アフリカのBarnardら[3)]によって行われ、その後さまざまな施設で心臓移植のプログラムが開始され、1968年には17カ国で102例（日本の1例：1968年23例目を含む）の心臓移植が行われた。しかし100例目までの移植後の平均生存日数が29日であった[4)]ため、1970年末までに多くの施設が心臓移植を行わなくなった。この後もStanford大学では、免疫抑制剤を中心に改良を加え、1年生存率が1968年の22％から1978年には65％となった。Stanford大学で1982年にシクロスポリン（CyA）が導入されたのを契機に移植後の管理が飛躍的に進歩し、心臓移植はこれ以外では治療しえない重症心臓病患者に対する外科的治療として確立された。

2003年の国際心肺移植学会の統計では、2002年末日までに66,559例の心移植が行われた[5)]。症例数は1982年のCyAの導入以来、1988年まで急増したが、最近は年4,000例前後である。主な適応疾患は、心筋症、虚血性心疾患（図1）であった。心移植後の生存

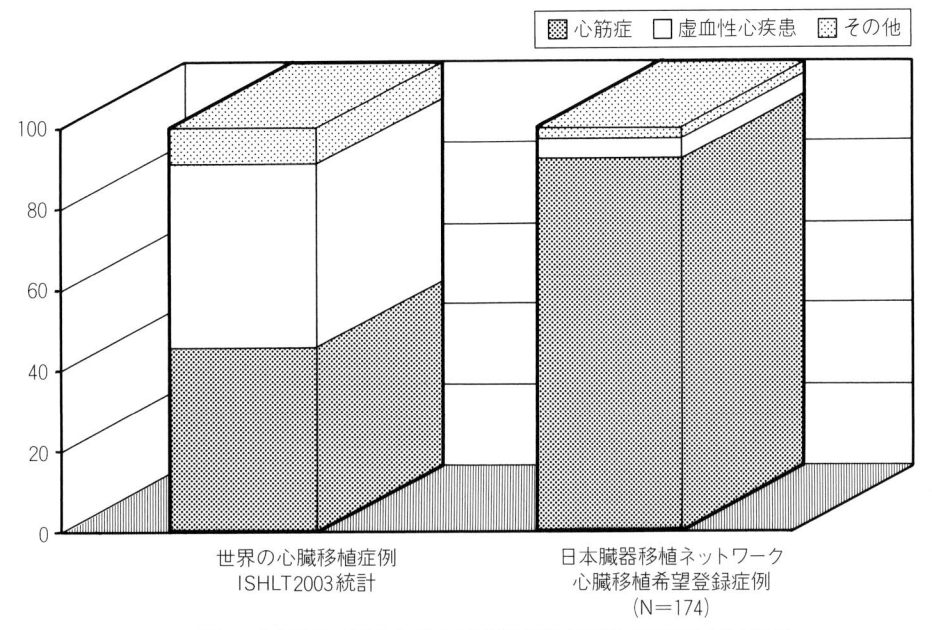

図1 世界の心臓移植症例および国内心臓移植登録症例の原疾患（著者原図）
世界で心臓移植された症例は虚血性心疾患と心筋症に二分されているが、わが国の登録患者の90％以上は心筋症である。

42　I．総論

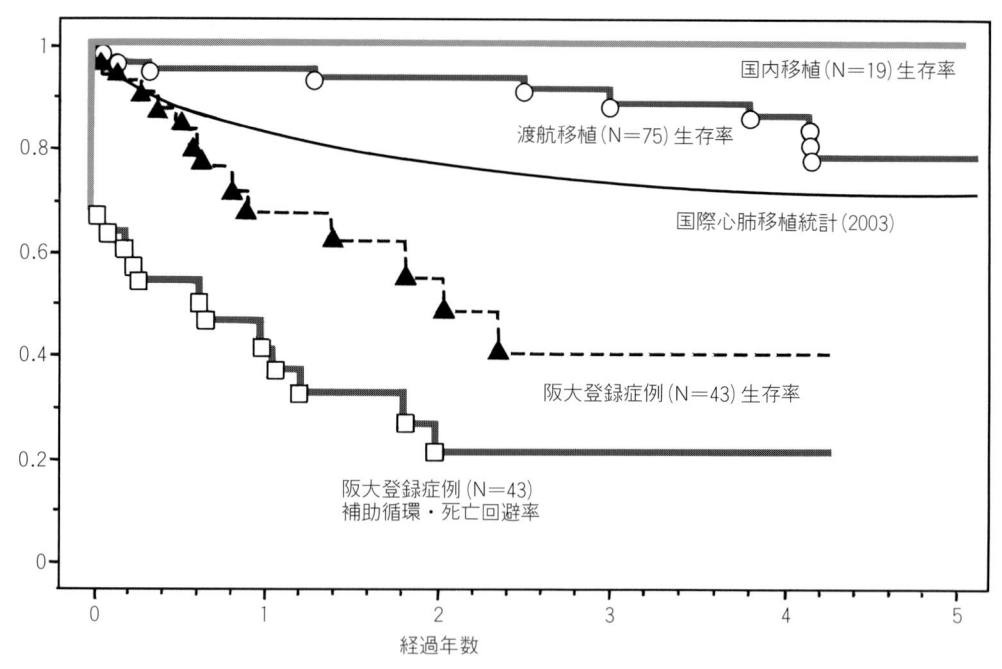

図2　心臓移植症例，心臓移植適応症例の予後（著者原図）
免疫抑制剤などの改良に伴い現在，世界の心臓移植後の3年生存率は80％以上になっている．当院で心臓移植適応と判定された62例の3年生存率29％，3年機械的補助・死亡回避率は15％であり，機械的補助は適応患者の生存期間を有意に延長しており，その役割は大きい．わが国で施行された心臓移植症例20例は5年半の経過期間であるが，現在まで全例生存している．

率はCyAの導入，3剤併用療法の採用に伴い向上し，3年生存率が80％を越えた（図2）．死因は，移植後30日以内は移植心機能不全，移植後30日～1年以内は感染症と急性拒絶反応，移植後1年以上は移植後冠動脈硬化が多い．心移植後の心機能面では活動制限のない症例が90％前後であった．

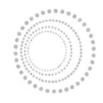

本邦における心臓移植の現状

1．日本臓器移植ネットワークへの適応患者の登録（図3）

心臓移植適応患者を日本臓器移植ネットワーク（JOTNW）に登録するためには，法実施以来，移植実施施設と日本循環器学会心臓移植委員会の2段階の適応判定を受けることに決まっている．すなわち，登録までの手順は，移植実施施設の適応検討会で心移植適応と判定されると，実施施設担当医は主治医とともに，心移植について患者と家族に説明し，移植手術の同意を得る．同時に日本循環器学会心臓移植委員会に評価を依頼し，本委員会でも適応と判定されれば，再度患者と家族に説明し，心移植を受ける同意を得てJOTNWに登録する．

2．心移植の適応基準

適応疾患は，従来の治療法では救命ないし延命の期待がもてない重症心疾患で，①拡張型心筋症（DCM）および拡張相肥大型心筋症（dHCM），②虚血性心筋疾患，③その他，日本循環器学会および日本小児循環器学会の心臓移植適応検討会で承認する心臓疾患である．

末期的心不全の薬物治療が近年飛躍的に進歩したことにより，単に心機能的側面からだけではなく，適応条件として以下のようなものがあげられている．つまり，不治の末期的状態にあり，①長期間またはくり返し入院治療を必要とする心不全，②β遮断薬およびACE阻害薬を含む従来の治療法ではNYHA III～IV度から改善しない心不全，③現存するいかなる治療法でも無効な致死的重症不整脈を有する症例で，年齢は60歳未満が望ましい．また，運動耐用能を重視し，最大酸素摂取量peakVO$_2$が14.0 l/min/kg以下を適応としている．

ただし，①心臓以外の重症疾患（肝腎機能障害，慢性閉塞性肺疾患，悪性腫瘍，重症自己免疫疾患など），②活動期の消化性潰瘍や感染症，重症糖尿病，重度の肥満および重症の骨粗鬆，③アルコール・薬癖，精神神経疾患，④重度の肺高血圧（最近生じた肺梗塞，高度の不可逆性肺血管病変などで，薬剤を使用しても肺血管抵抗係数が6単位以上，または経肺動脈圧較差が15mmHg以上）は適応とならない．

種々の検討では，本邦の心臓移植適応患者数は年間

228～670人で，1年生存率は50％前後である．

心臓移植の再開に伴い心臓移植希望の待機患者数は漸増し，平成16年3月末までに171例が心臓移植候補として登録され，原疾患の90％以上はDCMかdHCMであった（図1）．その内，本邦で19例（執筆時21例）が移植されたが，11例（執筆時12例）は渡米移植し，55例は待機中に死亡している（図4）．

3．待機患者における機械的補助の役割

待機期間が非常に長いため，待機中に患者の半数近くが左心補助循環装置（LVAS）を装着しなければいけないのがわが国の現状である．当院で登録患者49例中29例がLVASを装着しており，登録患者の累積死亡率はLVAS装着または死亡回避率より有意に高く，LVAS装着により1年近く生存期間は延長している．QOLの面で，埋込型LVASはリハビリが容易で，感染

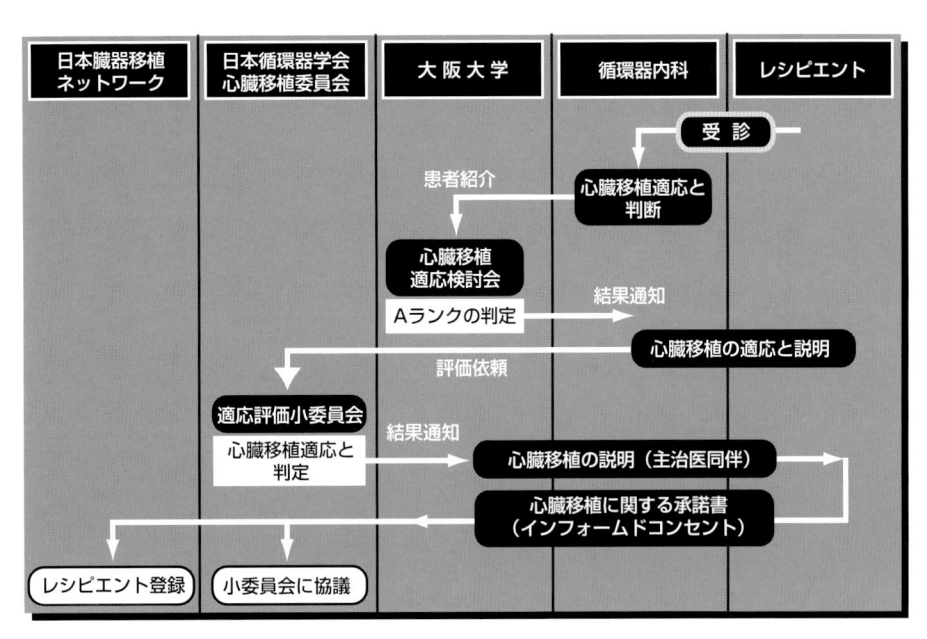

図3 日本臓器移植ネットワークへの心臓移植適応患者の登録（著者原図）

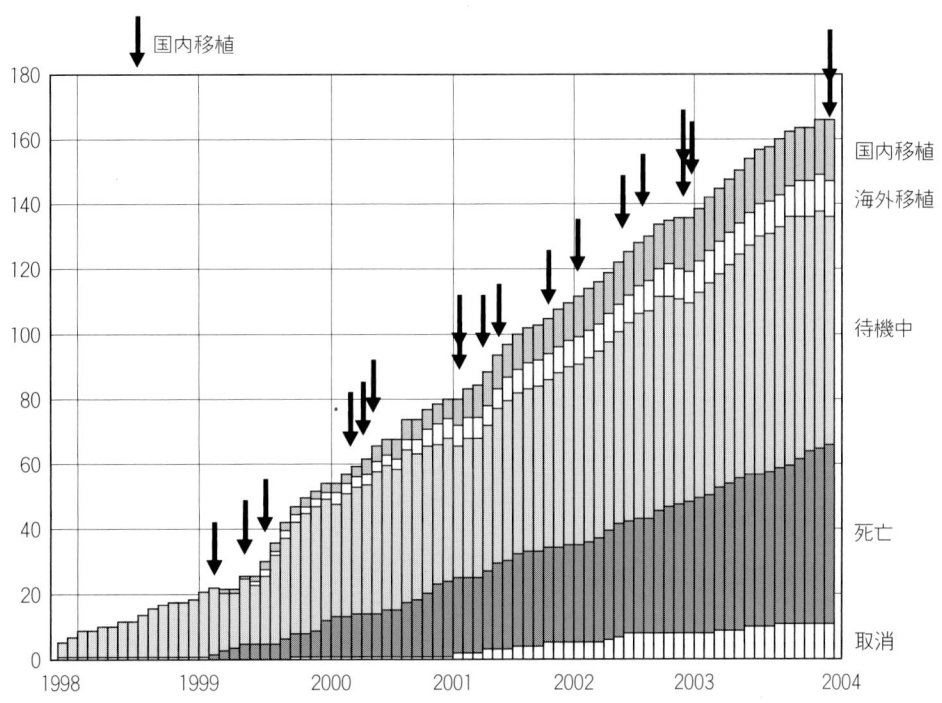

図4 わが国における心臓移植登録患者数の推移と予後（2004年2月末現在）（著者原図）
171例が登録され，内20例が国内で，11例が海外で心臓移植を受けたが，55例が死亡している．

症・脳血管合併症が少なく，自宅待機が可能である点で有用である．当院4例目に心臓移植を行った症例は，1087日間 Novacor 型 LVAS 装着後に心臓移植を受けたが，待機期間中2年以上自宅で生活でき，移植直前は1泊旅行も可能な状態であった．

4．心ドナーの適応基準

適応条件としては，年齢は60歳以下で，男45歳，女50歳以上の場合，冠状動脈疾患がないことを冠状動脈造影等にて確認することが望ましい．カテコラミンの質・量としてDOA 10 μ/kg/min 相当以下を基準とし，収縮期血圧90mmHg以上が望ましいとされている．また，悪性腫瘍，全身性・活動性の感染症（HIV抗体，HBs抗原，HCV抗体，HTLV-1抗体等の陽性者など），心疾患，心臓外傷，開心術の既往がある場合は適応とならない．

5．ドナー・レシピエントの適合

多臓器移植の場合，公正，公平な臓器分配を行うため，日本臓器移植ネットワークが待機リストのなかからレシピエントを選択している．

適合条件としては，血液型が一致または適合，体重差が少ない（−20％〜＋30％が望ましい），前感作抗体のないこと（直接Tリンパ球交叉試験を実施）などがあげられる．

レシピエントの選択における優先順位は，医学的緊急度，血液型の適合度，待機期間の順に勘案して決定する．医学的緊急度は，補助人工心臓，IABP，人工呼吸を必要とするか，ICUやCCUなどの重症室に収容され，カテコラミンの持続点滴注射が必要な状態を Status 1，待機中の患者で上記以外の状態を Status 2 とし，待機中，除外条件（感染症など）を有する状態になったときは Status 3 とし，原則として Status 1 を優先してドナー心を分配する．同順位内に複数名の候補者がいる場合は待機期間の長いものから優先する（表1）．

表1　心臓移植の優先順位

医学的緊急度	血液型
1	1	一致
2	1	適合
3	2	一致
4	2	適合

条件がすべて同一の患者がいる場合には，待機期間の長いものから優先する．医学的緊急度1の待機期間とは，全待機期間の内の医学的緊急度1として登録されていた期間の合計をいう．つまり待機途中で医学的緊急度が1から2または3になった場合でも，それ以前の待機期間も加算される．

6．ドナー心摘出手術

胸骨正中切開で開胸し，視診・触診で最終評価を行ったあとに，心臓周囲を剥離後ヘパリンを投与する．灌流用カテーテルを上行大動脈に挿入し，大動脈を遮断し，心停止液を注入してドナー心を停止させ，心を摘出し，心保存液の入った3重のイレウスパックに入れて搬送する．

7．心臓移植手術

全身麻酔・人工心肺下にレシピエント心を心房を残して摘出し，ドナーの心臓を，左房，右房，大動脈，肺動脈の順に連続吻合する．なお，最近ではレシピエントの左房後壁だけを残して，右房は上下大動脈で吻合する bicaval anastomosis を行う施設も増加している．

8．心臓移植にかかる費用

現在，DCMとdHCMについては，高度先進医療として心臓移植が認可された2施設では，心臓移植手術に関わる約300万円を患者が負担し，移植後の医療費は保険で給付される．また，ドナー心搬送費用（100〜250万円）が患者負担となっている．

9．心臓移植後の管理（follow-up）

心臓移植の成績を最も左右するのは早期死亡であり，その原因は移植心機能不全，急性拒絶反応，感染症がおのおの30％程度である．ほかの臓器移植後と同様，拒絶反応や感染症は一般的に移植後早期に（3カ月以内）に起こってくることが多い．

移植心が拒絶反応で不全に陥ると，患者の死亡を意味するため，免疫抑制剤は腎移植に比較して通常多く，CyAまたはタクロリムス（FK506），プレドニゾロン，アザチオプリン（AZA）またはミコフェノール酸モフェティル（MMF）の3剤を併用している．抗胸腺細胞グロブリン製剤については施設により使用法が異なるが，術後腎機能障害を認める場合に使用することが多い．拒絶反応は特異的な症状・所見を示すことが少ないため，最終診断は心筋生検により行い，国際心肺移植学会（ISHLT）基準に従い組織学的に判定する．拒絶反応の診断の補助手段としては，心臓超音波検査，心電図（R波高，不整脈），末梢血リンパ球の形態などがある．

感染症の予防には，抗生剤の服用，感染症検査（胸部レ線，細菌検査，ウイルス抗体検査など）を行う必要があり，患者自身が心移植のことをよく理解し自分で健康管理できることが大切である．また動物との接触，なまものの摂食を控え，外出時のマスク着用，手

洗い，うがいを行うなど，日常生活での注意が重要である．

移植後遠隔期に発症する移植心冠動脈硬化症は，遠隔期死因の主因であり，免疫学的機序や虚血再灌流障害が原因と考えられている．冠動脈が瀰漫性に硬化するため，冠動脈バイパス術は行えず，再移植しかない．抗凝血療法，高脂血症，高血圧の是正，ウイルス感染症の予防が予防に重要で，狭心痛がないため，定期的な冠動脈造影や血管内超音波検査を行うことが大切である．

わが国における心臓移植症例

わが国では法施行後の5年半に21例の心臓移植が実施された．最近の1例を除く20例のまとめを述べる．

症例の年齢は8～49歳，診断は拡張型心筋症14例，拡張相肥大型心筋症4例，心筋炎後心筋症1例，薬剤性心筋症1例で，全例がstatus 1の症例であった（表2）．特筆すべきは前述のとおり，補助人工心臓装着例が第一例を含め20例中14例（内，Novacor型2例，国循型9例，HeartMate-IP型2例，HeartMate-VE型1例）を占めることである．また待機期間は29から977日，平均527日（平均status 1期間473日，平均LVAS補助時間475日）で，14例が1年を超している．搬送時間はヘリコプターやチャーター機を用いることによって，67～140分（平均105分），総虚血時間は204～249分（平均217分）にであった．

移植手術術式は大阪大学と国立循環器病センターおよび東京女子医大ではLower-Shumway法を，国立循環器病センターの2例目以降と大阪大学の7例目はBicaval法（3例目以降は右房の後壁を残す変法）が行われた．

20症例ともに免疫抑制療法はいずれも3者併用療法を基本とし（表3），CyAまたはFK506，ステロイド，MMFを用いている．術後腎機能障害が懸念された7症例で抗胸腺細胞グロブリン製剤が使用されたが，ショック，感染症などの副作用もなく，効果的な免疫抑制が施行された．

治療を要する拒絶反応を認めたのは4例であった．症例2は移植後2年目にgrade 3aの拒絶反応を認め，ステロイドパルス（経口）で治癒した．症例3は2回grade 3aの拒絶反応を認め，ステロイドパルス（静注・経口1回ずつ）で治癒したが，grade 2が遷延するためCyAをFK506に変更した．症例9は移植後1週目に液性拒絶反応を認め，血漿交換，ステロイドのパルス療法と抗胸腺細胞抗体の投与で治癒し，1および6カ月後に2回grade 3aを認め，経口ステロイド

表2　心臓移植症例のまとめ

	心疾患	年齢	性	移植時 status	待機期間（日）	LVAS装着
1	dHCM	40代	男	1	502(502)*	Novacor（125日）
2	DCM	40代	男	1	29 (29)	Toyobo-LA（39日）
3	DCM	20代	男	1	69 (69)	on DOA
4	DCM	10歳未満	男	1	182(163)*	on DOA
5	dHCM	40代	男	1	878(355)*	Toyobo-LV(21日)
6	DCM	40代	女	1	201(201)*	Toyobo-LV(227日)
7	DCM	10代	男	1	252(252)*	Toyobo-LV(319日)
8	DCM	50代	男	1	584(584)*	Toyobo-LV(618日)
9	dHCM	40代	男	1	977(977)*	Novacor(1087日)
10	DCM	30代	男	1	629(629)*	Toyobo-LV(669日)
11	DCM	40代	女	1	728(728)*	on DOA
12	DCM	20代	男	1	450(450)*	Toyobo-LV(500日)
13	DCM	20代	女	1	866(533)*	Toyobo-LV(518日)
14	MtisCM	30代	女	1	547(547)*	Toyobo-LV(590日)
15	DCM	30代	男	1	378(378)*	on DOA
16	DCM	30代	男	1	551(551)*	on DOA
17	DrCM	30代	男	1	851(948)*	on DOA
18	DCM	30代	男	1	995(995)*	Toyobo-LV(993日)
19	DCM	40代	男	1	819(819)*	Toyobo-LV(838日)
20	DCM	50代	女	1	59 (59)*	Toyobo-LV(99日)

DCM：拡張型心筋症，dHCM：肥大型心筋症拡張相，MtisCM：心筋炎後心筋症，DrCM：薬剤性心筋症
LVAS：左心補助人工心臓，DOA/DOB: dopamine/dobutamine投与
（ ）*内：status 1の期間
症例1,4,5,9,13,14,15：大阪大学
症例2,3,6,7,8,10,12,18,19,20：国立循環器病センター
症例12,17：東京女子医大

表3　免疫抑制療法

基本免疫抑制剤	抗胸腺Ig製剤	最大ISHLTgrade	拒絶反応治療	経過観察
1　Pred, CyA, MMF**	使用せず	II	—	65カ月
2　Pred, CyA, MMF	OKT3	IIIa	steroid pulse	62カ月
3　Pred, FK*, MMF	使用せず	IIIa	steroid pulse	61カ月
4　Pred, CyA, MMF**	ATG	II	—	51カ月
5　Pred, CyA, MMF**	ATG	Ia	—	50カ月
6　Pred, CyA, MMF	OKT3	Ia	—	48カ月
7　PRD, CsA, MMF	使用せず	II	—	42カ月
8　PRD, FK*, MMF	使用せず	Ia	—	41カ月
9　PRD, FK*, MMF	ATG	IIIa	血漿交換2回, pulse	40カ月
10　PRD, CyA, MMF	OKT3	Ia	—	40カ月
11　PRD, FK, MMF	OKT3	Ia	—	35カ月
12　PRD, CyA, MMF	使用せず	Ia	—	32カ月
13　PRD, CyA, MMF	使用せず	Ia	—	30カ月
14　PRD, CyA, MMF	使用せず	IIIa	steroid pulse	22カ月
15　PRD, CyA, MMF	使用せず	Ia	—	19カ月
16　PRD, CyA, MMF	使用せず	Ia	—	19カ月
17　PRD, CyA, MMF	使用せず	Ia	—	18カ月
18　PRD, CyA, MMF	使用せず	Ia	—	4カ月
19　PRD, CyA, MMF	使用せず	Ia	—	4カ月
20　PRD, FK*, MMF	使用せず	a	—	1カ月

Pred ; predonine, CyA : Cyclosporine, FK : Tacrolimus, AZA : azathiopurine, MMF : Mycophenolate mofetil, ATG : anti-thymocyte globulin, ND : データなし
*: 途中でCyAから変更, **: 途中でAZAからMMFに変更

パルスを行い治癒したが，移植1年4カ月時に一過性の心機能低下を認めたのを契機にFK506に変更した．結果的に全例で免疫抑制剤を漸減でき，6カ月以内にプレドニンが10mg/day以下になっている．小児例1例では中止できた．

感染症については，3例で肺炎，2例でサイトメガロウイルス感染症（胃潰瘍，肝炎おのおの1例）を認めたが，前者は抗生剤投与，後者はガンシクロビルとグロブリン製剤の投与で治癒した．

現在19例が外来通院し，13例が社会復帰している．昨年開催された世界移植者スポーツ大会で，当院で心臓移植した症例がボーリングのダブルスで銅メダルを獲得しており，全例で心機能は良好で，移植前よりQOLの高い生活を送っている．

最後に，臓器を提供された方々のご冥福をお祈りし，そのご意思とご遺族に敬意と感謝を表します．また，これまでの心臓移植実施にあたって，協力体制にある国立循環器病センター，提供病院とその自治体，ネットワーク，関係学会の最大の協力体制に深く感謝するとともに，心臓移植症例の資料を作成するにあたり国立循環器病センター，東京女子医大に協力戴いたことに感謝する．

●文　献●

1) Matsuda H, Fukushima N, Sawa Y, et al : First brain dead donor heart transplantation under new legislation in Japan. 日本胸部外科学会雑誌 47 : 499-505, 1999.
2) Kawasaki S, Hashikura Y, Ikegami T, et al : First case of cadaveric liver transplantation in Japan. J Hepatobiliary Pancreat Surg 6 : 387-390, 1999.
3) Barnard CN : A human cardiac transplant : an interim report of a successful operation performed at Groote Schuur Hospital, Cape town. S Afr Med J 41 : 1271-1274, 1967.
4) Grieppe RB : A decade of human heart transplantation. Transplant Proc 11 : 285-292, 1979.
5) Husenpud JD, Bennett LE, Keck BM, et al : The registry of the International Society for Heart and Lung Transplantation : 18th Official Report-2001. J Heart Lung Transplant 20 : 805-815, 2001.

[福嶌　教偉／松田　暉]

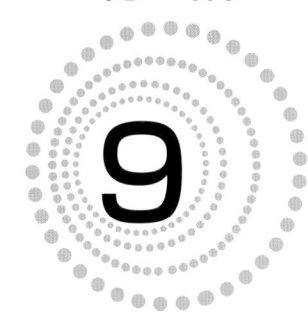

総論 9 心不全と再生療法

心筋細胞は生後まもなく最終分化しその後は分裂増殖しないため，心筋梗塞，心筋炎，心筋症などによって心筋が失われると，心機能は回復することはなく，残存心筋によって代償できなくなる結果心不全に至る．近年，ACE阻害薬やβ遮断薬といった薬物療法，補助人工心臓，脳死心臓移植など，心不全に対する治療法は大きく進歩したが，重症心不全の予後は5年生存率で50％程度といまだに悪く根本的治療法としては心臓移植にたよらざるをえない現状である．しかし，心臓移植はドナーの絶対的不足のため，すべての重症心不全患者に適応できる普遍的な治療法とはいいがたい．心筋再生療法はこのような現状を打破するための新しい治療法である．細胞移植による心筋の再生治療は心筋分化誘導法とともに新しい治療法として注目されており，骨格筋芽細胞，骨髄細胞などによる臨床研究が開始されている（表1）．ここでは細胞移植を中心に心筋再生にかかわる治療法について述べる．

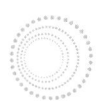

細胞移植

1．心筋細胞

ヒト成人の心筋細胞は分裂増殖しないために，機能回復がみこめるほど十分な量の心筋細胞を患者自身，またはドナーの心臓から採取して増やして移植することは困難である．Reineckeら[1]は胎仔，新生仔心筋細胞が宿主の心筋内で生着，増殖するが，成体の心筋細胞ではみられなかったことを報告しており，多くのグループによって胎仔心筋細胞移植の基礎実験が試みられてきた．ラットやマウスを用いたモデルの正常心筋[2]，梗塞心筋[3]，ドキソルビシンによる不全心[4]に胎仔心筋細胞を移植すると生着し，心筋同士間に介在板も観察され，心エコーにおいても，心機能の改善が認められた[5,6]．しかし胎児や新生児から心筋細胞を採取するという倫理的な問題，拒絶反応の問題があり，臨床的には不可能である．

2．ES細胞

胚性幹細胞（embryonic stem cell：ES細胞）は初期胚内に存在する未分化な細胞である内細胞塊から培養によって樹立された細胞株であり[7]，神経，心筋，血球，内皮などの細胞に分化できる万能幹細胞である．ES細胞からの心筋細胞はES細胞を浮遊状態のhanging drop法を用いて培養するとEmbryo bodyを形成し，その一部が自律拍動する心筋細胞に分化する．

表1 現在検討されている心筋再生療法の利点と問題点

	利点	問題点
胎児心筋細胞移植	心筋細胞へのgap junctionの形成し生着が可能	人においては入手困難，拒絶反応
ES細胞移植	比較的容易に心筋になり，細胞数を得やすい	奇型腫など腫瘍形成，拒絶反応
骨格筋芽細胞移植	自己の細胞のため拒絶反応がなく，入手容易	収縮様式が心筋と異なり，不整脈の発生
骨髄間葉系細胞移植	自己の細胞のため拒絶反応がなく，入手容易	収縮様式が心筋と異なり，不整脈の発生
骨髄間葉系細胞移植	自己の細胞のため拒絶反応がない	単離技術の確立

1998年に人工授精後の胚盤胞からヒトES細胞が樹立され、霊長類のES細胞が発生学や再生医学の分野で利用できるようになった．ES細胞は元来全能性の細胞であるため心筋細胞への純化が必要であり，Klugら[8]はα-ミオシン重鎖プロモーターにネオマイシン耐性遺伝子を接続した遺伝子をES細胞に導入し，ネオマイシンで心筋細胞を選別した．99％の純度で心筋細胞が選別され，そしてこの細胞をマウスの心筋に直接注入したところ，宿主の心筋細胞の間に生着し，心筋以外の細胞にはならなかったと報告している．ES細胞はその全能性から奇形腫の発生が明らかになっており，癌化の可能性の問題，ヒト胚細胞を用いるという倫理的な問題がある．

3．骨格筋芽細胞

移植で大きな問題となるのは拒絶反応であり，免疫抑制剤を用いても完全に抑えることはできないため，自己の細胞を増殖させ移植細胞として用いることができれば，腫瘍化，拒絶反応，ドナー不足といった問題が解決できると考えられる．骨格筋には基底膜下に筋繊維に並列して筋芽細胞（satellite cell）とよばれる分裂能を有する未分化な細胞が存在し，傷害時に筋芽細胞が増殖，融合してmyotubeを形成することによって骨格筋を再生する．Taylorらはウサギの凍結障害を加えた梗塞モデルにおいて，自己骨格筋芽細胞を移植したところ，心筋梗塞後の心室の拡大，心室瘤の形成といったいわゆる心室リモデリングの改善に有効であり，心収縮能の改善に有用であったと報告している[9]．またScorsinらは新生仔骨格筋芽細胞と胎仔心筋細胞移植後の心機能の改善度を比較検討し双方とも同様な心機能の改善を認め，骨格筋由来細胞移植の有効性を確認した[10]．Murryらは自己骨格筋より分離したsatellite cellを心筋梗塞部位に移植し，移植されたsatellite cellの増殖とmyotubeへの分化を認めたが，心筋特有のタンパクや宿主心筋細胞との結合はみられなかったと報告している[11]．重症虚血性心不全患者に対する自己骨格筋細胞移植において実際に臨床実験も試みられている．2001年にMenasche Pらが虚血性心不全患者に対し骨格筋芽細胞移植を行い，術後5カ月目のフォローでは左室駆出率が9％改善したと報告した[12]．移植された筋芽細胞は心筋内に生着し，NYHAの心不全重症度の改善，エコー上の壁運動の改善が確認された．その後の臨床試験では10症例のうち3症例で難治性の心室性の不整脈のために植え込み型除細動器が植え込まれた[13,14]．また剖検例において移植した骨格筋芽細胞は心筋細胞とのgap junctionを形成せず，心筋への分化なく瘢痕組織のなかにmyotubeがみとめられた[15]．移植した筋芽細胞が増殖分化し，心筋細胞と同期収縮できるような遅筋の表現型をもった骨格筋に形質変換できることが望まれる．

4．骨髄細胞

骨髄中に存在する骨髄間質細胞には間葉系の未分化幹細胞が含まれており，中胚葉系のさまざまな細胞に分化することが報告されている．Makinoらは骨髄間質細胞から5-アザシチジンを用いて胎児型心筋細胞を誘導することに成功した[16]．しかしその効率は30％以下と低い．Orlicらは，細胞表面マーカーを指標としてマウス骨髄より未分化な細胞を梗塞心に直接注入にて移植したところ骨髄由来の新生心筋細胞により梗塞巣は修復され，梗塞心の機能改善が得られ，心筋ばかりではなく血管も形成されたことを報告した[17]．しかしMurryらは移植した造血幹細胞が心筋梗塞部で心筋細胞に分化形質変換しないことを報告し[18]，Balsamらも虚血心筋に移植された造血幹細胞は心筋細胞ではなく成熟血球細胞となることを報告しており[19]新たな議論をよんでいる．これらの違いは，傷害時における組織の自家蛍光の問題と染色時の抗体を問題としている．

また近年脂肪，肝臓などの幹細胞が心筋細胞に分化したとの報告がある．Rangppaら[20]はウサギの脂肪組織から間葉系細胞を単離し，5-azacytizineで24時間処理した．処理2週間後に細胞は集積して細胞塊を形成し，3週間後に自律拍動し，心筋特異的トロポニンIを発現した．この細胞は自律拍動が1週間で止まってしまう点で骨髄間葉系細胞由来（8週間）とはことなる．またPlanat-Benardら[21]は発癌性の懸念のある5-azacytizine処理をせずに，脂肪間葉細胞をインターロイキン（IL）3，IL6，SCFなどを加えたメチルセルロースで4週間培養すると一部の細胞が心筋特異的mRNA，タンパクを発現し，さらに自律拍動する心筋細胞に分化したと報告した．心筋細胞に分化する頻度は0.02〜0.07％と低頻度であるが，脂肪組織は自家移植のため採取可能であり，幹細胞のソースとして期待できる．

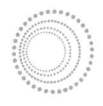

サイトカイン

顆粒球コロニー刺激因子（granulocyte colony stimulating factor：G-CSF）と幹細胞因子（Stem cell Factor：SCF）が造血幹細胞を末梢血に動員させることはよく知られている．Orlicらは心筋梗塞マウスにG-CSFとSCFの前投与を行い，脾臓摘出を行うことで梗塞後の生存率の上昇，心機能の改善，梗塞エリアの減少がみ

図　1

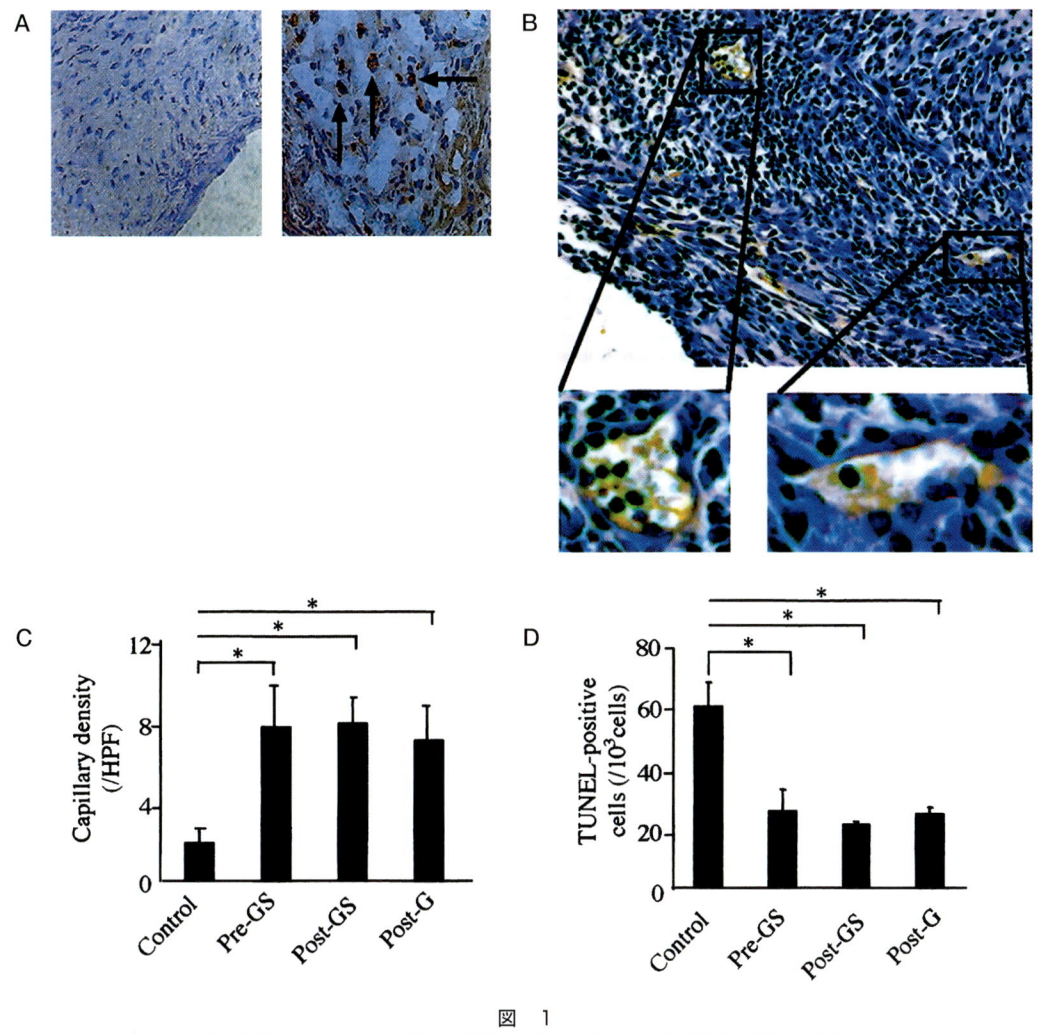

A：心筋梗塞作成後G-CSF投与群では境界域に骨髄由来のGFP陽性細胞（茶色）を認めた．
B：骨髄由来のGFP陽性細胞（茶色）は毛細血管壁に観察された．
C：毛細血管密度はコントロールに比べて心筋梗塞作成前後のG-CSF，SCF併用，およびG-CSF単独投与で増加した．
D：TUNEL陽性細胞はコントロールに比べて心筋梗塞作成前後のG-CSF，SCF併用，およびG-CSF単独投与で減少し，アポトーシスが抑制された．

られることを報告した[22]．われわれはG-CSFおよびG-CSFとSCFの併用は急速心筋梗塞モデルマウスの左室リモデリングを梗塞作成後の投与においても予防し予後を改善することを報告した（図1）[23]．サイトカイン治療群では梗塞境界領域の骨髄由来の血管新生と心筋細胞のアポトーシス抑制が認められ，骨髄由来の幹細胞の動員が重要であることが示唆された．またわれわれは心筋梗塞マウス作成後leukemia inhibitory factor（LIF）の筋注によって梗塞部位の縮小，心保護作用があることを報告した[24]．サイトカインによって骨髄細胞移植と同様な効果が期待できるなら，多くの施設での治療が可能となる．

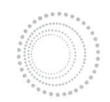

心臓幹細胞

Anversaらは成体心臓内にc-Kit，MDR-1，Sca-1といった未分化な細胞表面マーカーを発現する細胞が存在することを報告している[25]．また最近になって成体マウスの心臓からStem cell antigen-1（Sca-1）陽性細胞の一部に，in vitroで心筋に分化する能力をもつ細胞が含まれていることが報告された[26)27)]．Ohら[26]は成体マウス心筋由来のSca-1陽性細胞を梗塞心に移植することによって心筋に分化したことを確認し，それはSca-1陽性細胞の心筋細胞分化には通常の細胞分化と内在心筋細胞との細胞融合とが示唆された．また心筋中のSca-1陽性細胞は骨格筋のSca-1陽性細胞と同様

に心筋細胞の外側，血管内皮および血管の外側領域に局在し，心筋再生に関与していると考えられる．われわれは成体マウスの心臓よりSca-1陽性細胞を単離しoxytocinを添加し培養することによって，一部の細胞に自律拍動が認められたことを報告した[27]（図2，3）.

このことは成体の心筋幹細胞の心筋への分化にはoxytocinシグナルが関与し，Sca-1陽性細胞の分化の分子機序をさらに解明することによって，心筋分化誘導因子を同定する可能性を示唆し，心筋細胞の再生を促進する創薬との開発が可能と考えられる．

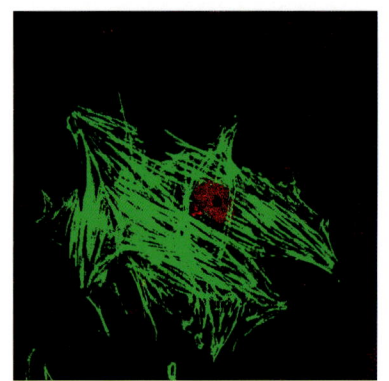

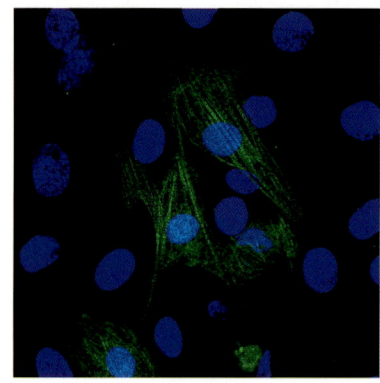

A：GATA4 cTnT　　　B：MLC-2V Topro3　　　C：cTnT connexin43

図2　分化誘導後の心筋蛋白発現
A：心筋特異的トロポニンT（cTnT），Zn, finger型転写因子（GATA4）の発現．
B：心室型ミオシン軽鎖2（MLC-2V）の発現が認められた．Topro3：核染色
C：細胞間には介在板を形成しconnexin43の発現が認められた．
(Matsuura I, et al, 2004[27] より一部改変引用)

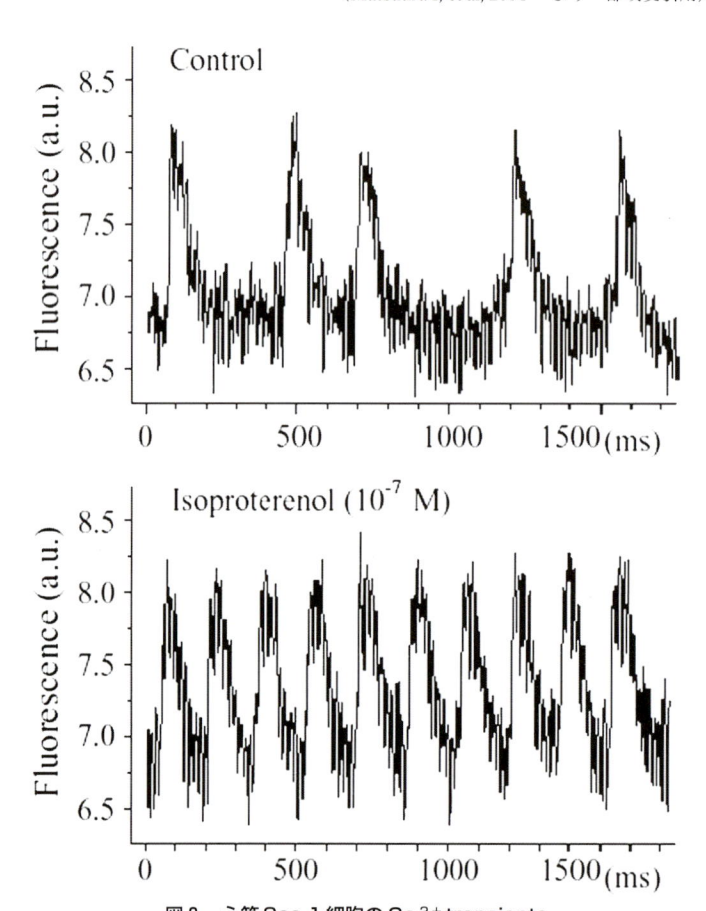

図3　心筋Sca-1細胞のCa^{2+} transients
心筋Sca-1細胞の自律拍動は細胞内Ca^{2+} transientsが認められ，イソプロテレノールに反応して拍動頻度が増加した．
(Matsuura I, et al, 2004[27] より引用)

心筋の自発再生能については議論の的であり，分裂心筋細胞があったとしても梗塞部位を補うより多くの心筋細胞を再生させるためには修復機構として生じる分裂心筋細胞をコントロールしている因子の同定が大切であると思われる．また生体内に存在する組織幹細胞が心臓前駆細胞として分裂増殖していく機構を明らかにすることにより，新しい心不全療法が可能となるであろう．

文 献

1) Reinecke H, et al：Survival, integration, and differentiation of cardiomyocyte grafts：a study in normal and injured rat hearts. Circulation 100：193-202, 1999.
2) Soonpaa MH, et al：Formation of nascent intercalated disks between grafted fetal cardiomyocytes and host myocardium. Science 264：98-101, 1994.
3) Leor J, et al：Transplantation of fetal myocardial tissue into the infarcted myocardium of rat. A potential method for repair of infarcted myocardium? Circulation：94（9 Suppl）：II332-6, 1996.
4) Scorsin M, et al：Can cellular transplantation improve function in doxorubicin-induced heart failure? Circulation 98（19 Suppl）：II151-5, discussion II155-6, 1998.
5) Li RK, et al：Cardiomyocyte transplantation improves heart function.Ann Thorac Surg 62：654-660, 1996.
6) Scorsin M, et al：Does transplantation of cardiomyocytes improve function of infarcted myocardium？ Circulation 96（9 Suppl）：II-188-93, 1997.
7) Evans MJ, et al：Establishment in culture of pluripotential cells from mouse embryos. Nature 292：154-156, 1981.
8) Klug MG, et al：Genetically selected cardiomyocytes from differentiating embronic stem cells form stable intracardiac grafts. J Clin Invest 98：216-224, 1996.
9) Taylor DA, et al：Regenerating functional myocardium：improved performance after skeletal myoblast transplantation. Nat Med 4：929-933, 1998.
10) Scorsin M, et al：Comparison of the effects of fetal cardiomyocyte and skeletal myoblast transplantation on postinfarction left ventricular function. J Thorac Cardiovasc Surg 2000.
11) Murry CE, et al：Muscle differentiation during repair of myocardial necrosis in rats via gene transfer with MyoD. J Clin Invest 98：2209-2217, 1996.
12) Menasche P, et al：Myoblast transplantation for heart failure. Lancet 357：279-280, 2001.
13) Menasche P：Skeletal muscle satellite cell transplantation. Cardiovasc Res 58：351-357, 2003.
14) Menasche P：Cell transplantation in myocardium. Ann Thorac Surg 75（6 Suppl）：S20-8, 2003.
15) Menasche P, et al：Autologous skeletal myoblast transplantation for severe postinfarction left ventricular dysfunction. J Am Coll Cardiol 41：1078-1083, 2003.
16) Makino S, et al：Cardiomyocytes can be generated from marrow stromal cells in vitro. J Clin Invest 103：697-705, 1999.
17) Orlic D, et al：Bone marrow cells regenerate infarcted myocardium. Nature 410：701-705, 2001.
18) Murry CE, et al：Haematopoietic stem cells do not transdifferentiate into cardiac myocytes in myocardial infarcts. Nature 428：664-668, 2004.
19) Balsam LB, et al：Haematopoietic stem cells adopt mature haematopoietic fates in ischaemic myocardium. Nature 428：668-673, 2004.
20) Rangappa S, Fen C, Lee EH, et al：Related Articles, Links Abstract Transformation of adult mesenchymal stem cells isolated from the fatty tissue into cardiomyocytes. Ann Thorac Surg 75：775-779, 2003.
21) Planat-Benard V, et al：Spontaneous cardiomyocyte differentiation from adipose tissue stroma cells.
22) Orlic D, et al：Mobilized bone marrow cells repair the infarcted heart, improving function and survival. Proc Natl Acad Sci U S A 98：10344-10349, 2001.
23) Ohtsuka, et al：Cytokine therapy prevents left ventricular remodeling and dysfunction after myocardial infarction through neovascularization. FASEB J 18：851-853, 2004.
24) Zou Y, et al：Leukemia inhibitory factor enhances survival of cardiomyocytes and induces regeneration of myocardium after myocardial infarction. Circulation 108：748-753, 2003.
25) Anversa P, et al：Myocyte renewal and ventricular remodelling.Nature 415：240-243, 2002.
26) Oh H, et al：Cardiac progenitor cells from adult myocardium：homing, differentiation, and fusion after infarction. Proc Natl Acad Sci U S A 100：12313-12318, 2003.
27) Matsuura I, et al：Adult cardiac Sca-1-positive cells differentiate into beating cardiomyocytes. J Biol Chem 279：11384-11391, 2004.

［小 山 知 美／永 井 敏 雄／小 室 一 成］

疾患編

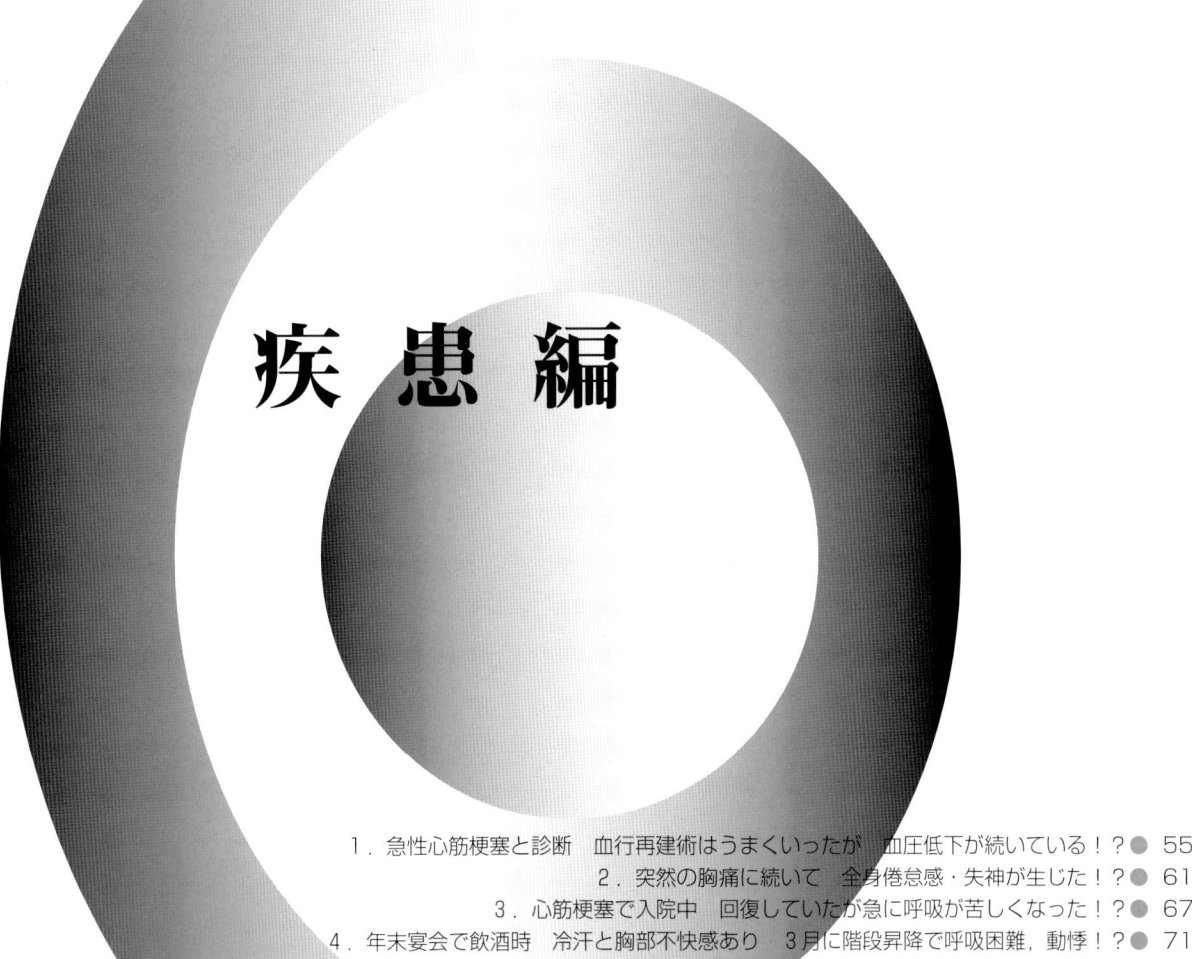

1. 急性心筋梗塞と診断　血行再建術はうまくいったが　血圧低下が続いている！？●55
2. 突然の胸痛に続いて　全身倦怠感・失神が生じた！？●61
3. 心筋梗塞で入院中　回復していたが急に呼吸が苦しくなった！？●67
4. 年末宴会で飲酒時　冷汗と胸部不快感あり　3月に階段昇降で呼吸困難，動悸！？●71
5. 最近脈が乱れる　坂道で息切れが…！？●78
6. 労作時に胸が痛い　ふらつきも感じる！？●83
7. 背が高く指の長い患者　最近夜寝苦しくなる！？●87
8. 以前より風邪をひきやすかった　最近足がむくんで，急いで歩くと息切れが！？●91
9. 急性心筋梗塞か？　胸痛および心電図異常のため緊急冠動脈造影を施行した高齢女性●97
10. 出産直後から息切れ　足のむくみが…！？●103
11. 以前から糖尿病　難聴があり　過労感が続いた後に息切れをきたした！？●108
12. 全身性硬化症にて加療中　最近全身倦怠と呼吸困難を自覚！？●114
13. 2年前より原因不明の心不全を指摘されている！？●119
14. 発熱あり　胸水貯留し　好酸球が増えた！？●125
15. かぜ症状と発熱の後　全身がだるい！？●130
16. 若い頃から毎日3～4合　最近　足にむくみが…！？●136
17. 息切れ，手足のチアノーゼが出現　最近インスタント食品ばかり…！？●142
18. 最近動悸しやすく　体重減少　少し動くと息切れ！？●146
19. 筋力が徐々に低下　最近　体重が増加！？●151
20. 以前から高血圧を放置　感冒のあと安静にしていても息苦しい！？●155
21. 悪性リンパ腫の化学療法完全寛解後　最近足にむくみが…！？●160
22. 拡張型心筋症で通院加療中　出張中薬の服用を忘れる　急に　夜咳が多くなる！？●166
23. 弁膜症のため10年前に人工弁置換　抜歯後発熱を自覚！？●172
24. 7歳時にＴＯＦの手術　25年を経て労作時，夜間の呼吸困難が…！●176
25. 心不全が増悪して入院　睡眠中に呼吸が止まる！？●182
26. 慢性心不全で入院　β遮断薬の投与で元気に退院！？●187
27. 両室ペーシングにより倦怠が著しく改善！？●192
28. 失神発作を繰り返す重症心不全●198
29. 人工心臓植え込みでＱＯＬが著しく改善！●203
30. 心臓移植で社会復帰ができた●210

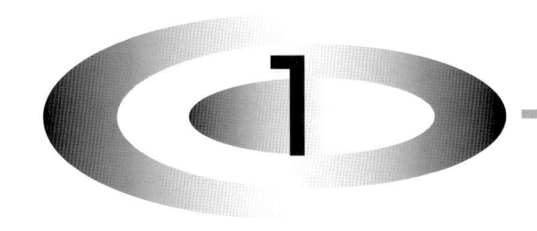

疾患 1 急性心筋梗塞と診断
血行再建術はうまくいったが，血圧低下が続いている！？

問題編

● 症例呈示

症例：67歳　男性
主訴：胸痛
家族歴：特記事項なし
既往歴：高血圧，高コレステロール血症
現病歴：これまで，駅の階段昇降や家庭菜園での農作業などの軽労作時にも，胸痛や息切れなどの自覚症状はなかった．
某日朝，通勤のため駅の改札口へ急いで歩いているときに，強い胸痛を自覚したため，同駅からただちに救急車で搬送された．当院到着時にも強い胸痛が持続していた．

来院時現症：血圧80/62mmHg，脈拍100/分，体温36.2℃，意識清明，チアノーゼなし，冷汗著明，心音・呼吸音異常なし，四肢末梢動脈触知可，頸部血管雑音なし，腹部に圧痛なく平坦，パルスオキシメーターによる酸素飽和度は98％．胸部単純写真は異常なし．心電図に胸部誘導でST上昇を認めた（図1）．心エコー所見は前壁と中隔および心尖部に壁運動低下を認めた．

経過：急性冠症候群の診断で，ただちに緊急冠動脈造影検査を行った．左冠動脈のsegment 6に99％の高度狭窄を認めたため（図2），ひき続きPCI（冠動脈インターベンション）を施行した．血栓吸引後の

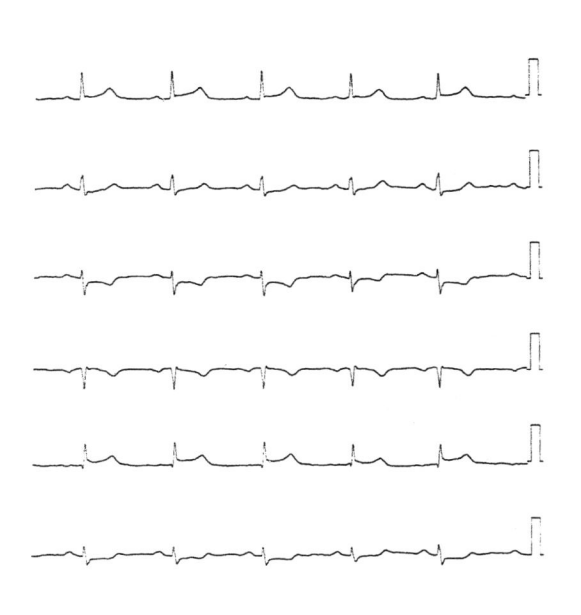

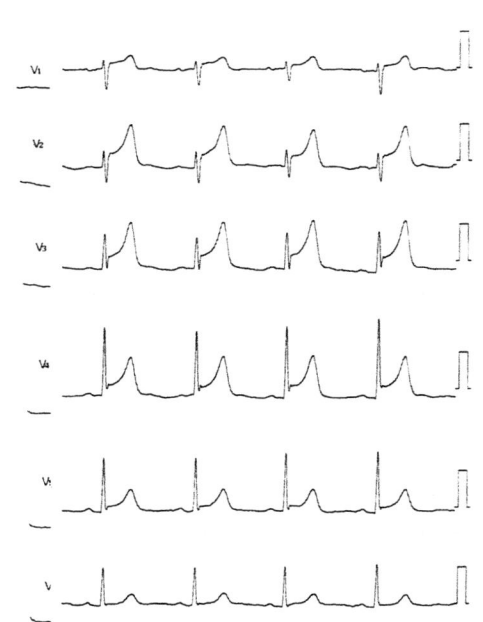

図1　入院時心電図
I，aVL，V1-V5誘導でST上昇が，II，III，aVf誘導でSTの低下が認められる．

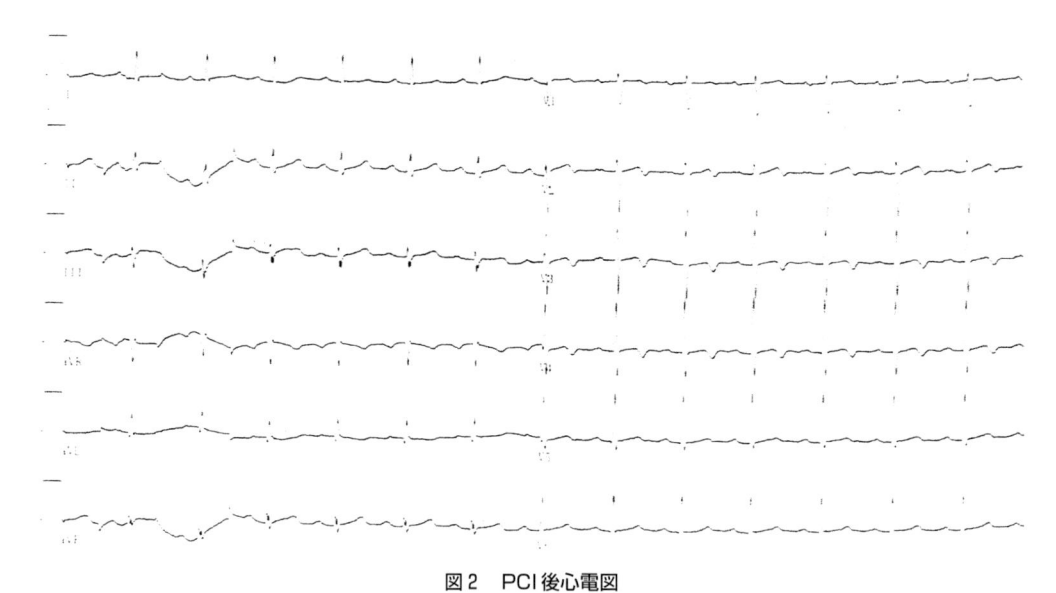

図2 PCI後心電図
入院時から6時間後の心電図. ST変化は消失し, 一部の前胸部誘導でT波の陰転化が出現している.

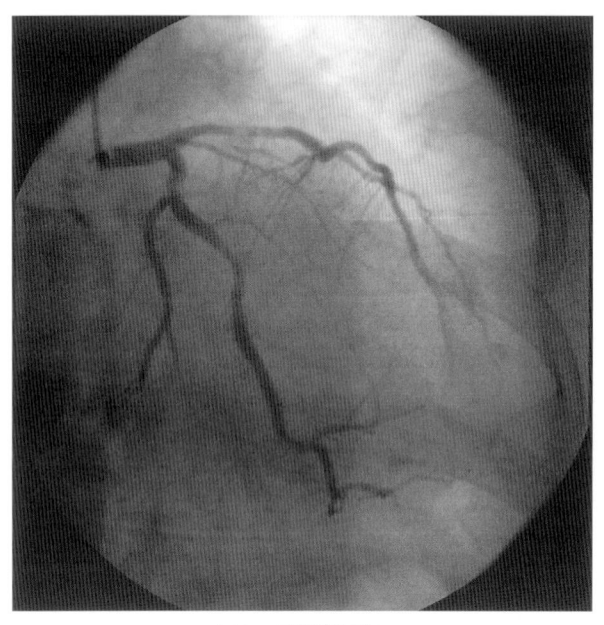

図3 冠動脈造影1
左前下行枝の近位部に狭窄部位が認められ, その末梢への血流が遅延している.

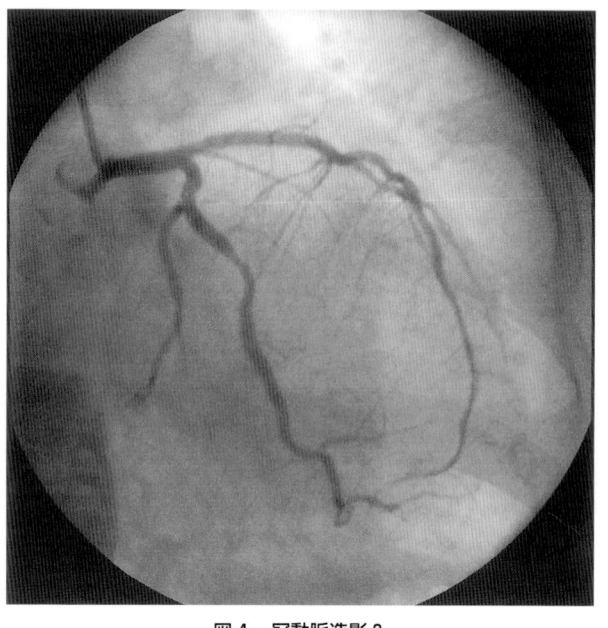

図4 冠動脈造影2
血栓吸引後にステントを留置して病変の拡張を行い, 良好な冠血流の再開を得た.

残存狭窄に対しステントを留置することで, 胸痛の発症から約70分後に, 良好な冠動脈病変の拡張と冠血流の再疎通を得た（図3）.

症状は消失し, 心電図に認められていたSTの上昇も改善したが（図4）, 血圧は70/40mmHgと依然として低いため, スワンガンツカテーテルを挿入し血行動態をモニターした. カテーテル挿入時の心係数は1.8 l/min/m² であった. IABP（大動脈内バルーンパンピング）を使用して集中治療室に帰室となった.

IABPの使用と, カテコラミンを投与することで保たれていた血圧は, 同日深夜から次第に安定し, 翌日にはIABPから離脱した. 第3病日にはカテコラミンの投与も中止したが, 心係数は2.4 l/min/m² まで回復していた.

来院時の血液検査でトロポニンTは陰性, CPKの上昇も認められなかった. 入院日夕方の血液検査でCPKは800まで上昇したが, 翌日のデータではすでに低下傾向を示した. 心電図は前胸部誘導のT波に陰転化が出現したものの, Q波の出現は認められなかった.

設問

問題1 救急外来で急性心筋梗塞疑いの患者を担当した医師が，初めにすべきことはどれか．
(1) 心電図検査
(2) 静脈ラインの確保
(3) 除細動器の準備
(4) ニトログリセリンの舌下
(5) 血液検査でトロポニンTが陽性であることを確認したら，循環器専門医に連絡

a (1), (2), (3)　　b (1), (2), (5)
c (1), (4), (5)　　d (2), (3), (4)
e (3), (4), (5)

問題2 一般に，胸痛や心窩部痛を主訴とする患者において，初期段階で除外すべき疾患と検査の組み合わせで正しいのはどれか．
(1) 胆石発作／ERCP
(2) 大動脈解離／造影CT検査
(3) 緊張性気胸／胸部単純写真
(4) 肺塞栓／造影CT検査
(5) 上部消化管穿孔／消化管造影検査

a (1), (2), (3)　　b (1), (2), (5)
c (1), (4), (5)　　d (2), (3), (4)
e (3), (4), (5)

問題3 患者とその家族に対する，病状や検査および治療についての説明内容として正しいものはどれか．
(1) 心筋梗塞患者に対するカテーテル検査関連の合併症は，60歳未満で15％，70歳以上では25％に出現するといわれている．
(2) 冠動脈血行再建の治療方法として，tPAを用いた経静脈的血栓溶解療法は，PCI（percutaneous coronary intervention）と比較して，再疎通率が有意に高く，虚血再発作の出現率が低い．
(3) 一般に，緊急PCIの治療成績は，病変成功率が90％以上で，緊急バイパス術に移行するのは2％未満である．
(4) 急性心筋梗塞の急性期合併症には，致死的な重症不整脈，心不全，心破裂などがあり，早期の血行再建はこれらの合併症の頻度を低下させ，重症度を改善する効果がある．
(5) 今日では，急性心筋梗塞で死亡することはまれなので，患者の家族への連絡はひと通りの治療が終了して，状態が安定してから連絡する．

a (1), (2)　b (1), (5)　c (2), (3)
d (3), (4)　e (4), (5)

問題4 急性心筋梗塞の血行再建術後に起きている血圧低下の持続で鑑別すべき病態は．
(1) 心タンポナーデ
(2) 出血性ショック
(3) 心房中隔穿孔
(4) 大動脈弁閉鎖不全
(5) 気絶心筋

a (1), (2), (3)　　b (1), (2), (5)
c (1), (4), (5)　　d (2), (3), (4)
e (3), (4), (5)

問題5 心筋梗塞の急性期を経過したのちに，心筋バイアビリティを評価する方法として，検出率の低いものを二つ選べ．
a. 負荷心筋SPECT
b. PET
c. 負荷心電図
d. 負荷心エコー
e. 冠動脈造影検査

解説編

概説
急性心筋梗塞に伴う心不全

急性冠症候群に伴う心不全は，突然に心機能が変化することで起きている．冠血流の状態から引き起こされる心筋の障害は，壊死心筋（necrotizing myocardium），気絶心筋（stunned myocardium），冬眠心筋（hibernating myocardium）に分類して考えることができる．また，心筋梗塞に伴う急性の弁膜症，心室中隔穿孔や心タンポナーデなどの機械的な要因による心不全も生ずる．したがって，病態が経時的に変化しうることを念頭において診療にあたることが必要である．

本稿では虚血性心筋障害，とくに気絶心筋の病態に

ついて理解することを目的とする.

気絶心筋

1. 疾患概念

気絶心筋(stunned myocardium)は,1982年Braun-waldらにより報告[1]され,壊死に陥らない短時間の虚血後,再灌流にもかかわらず収縮能の低下が持続し,心筋障害の機能的回復が遅延する現象である.その特徴は,再灌流後の冠血流は正常であることと,十分な回復時間後は心筋収縮能が完全に回復する可逆的現象であることである.

2. 発生機序

気絶心筋における収縮性低下は,収縮蛋白のカルシウムイオン(Ca^{2+})に対する反応性の低下による.その発生機序についてはいくつかの仮説があり,現在では再灌流に伴う細胞内カルシウム過負荷と,フリーラジカルが関与すると考えられている.

1) カルシウム過負荷[2]

虚血時にCa^{2+}ポンプが障害されて筋小胞体へのCa^{2+}の取り込みが低下してCa^{2+}過負荷が起こることに加えて,Na^+-H^+交換系の亢進により生じていたNa^+過負荷が再灌流時のNa^+-Ca^{2+}交換系を介して細胞内へのCa^{2+}流入をきたし過負荷が起こる.これらの機序で気絶心筋を生じていることは,虚血がなくともカルシウム過負荷により心筋はスタニング(stunning)をきたすこと,また,再灌流時にCa^{2+}の流入を防止すればスタニングを軽減できることから支持される.

2) フリーラジカル

フリーラジカルがもつ組織細胞障害性による,筋小胞体と細胞膜におけるCa^{2+},Mg^{2+}-ATPase活性の低下とCa^{2+}ポンプ機能の低下が,カルシウム過負荷をきたすためと考えられている.フリーラジカルの消去や産生抑制により,気絶心筋の予防や軽減が観察される.

3. 症候・診断

臨床では,急性冠症候群,心臓外科手術後,蘇生心などで,冠血流障害改善後の一過性の心収縮性低下として経験される.回復までには数時間から数日以上を経過することもある.

気絶心筋は血行再建がなされていることが前提としての心筋収縮能の低下なので,冠動脈造影検査によって冠血流傷害の有無を確認することが望ましい.

4. 治療

気絶心筋の診断であれば,心収縮能の回復を待つ間は,血行動態に対する薬物的および機械的補助が治療の中心となる.すなわち,少量から中等量のカテコラミン投与やIABP(intraaortic balloon pumping)あるいはPCPS(percutaneous cardiopulmonary support)などを用いて心拍出量低下を補う.

5. 予後

心収縮性低下に起因する心不全などは,気絶心筋であれば一過性の状態であり,ほとんど機能低下を残さず回復し,予後は良好である.

ほかに心筋虚血が残存する冠動脈病変を認めるならば,同部位に対する血行再建が患者の予後に関連するので,治療の要否とタイミングを検討することが必要である.

類縁疾患(冬眠心筋 hibernating myocardium)

冬眠心筋は,再灌流に伴う障害ではなく,冠血流が慢性的に不足した状態で生じている.冠血流の正常化により収縮能が回復する点は気絶心筋と同様である.冬眠心筋の機序は,Gregg現象とよばれる冠灌流圧の低下による影響に加え,perfusion-contraction matching現象による冠血流低下もその収縮性低下をきたす要因となっている.したがって,気絶心筋とは異なる機序によるものと考えられる.

冬眠心筋の場合には,血行再建の適応を検討するうえで,壊死心筋と鑑別することが臨床上の課題となる.冠血流低下による心筋虚血が明らかとなれば血行再建を行う.

問題の解説および解答

問題 1

救急患者の初期治療に関する設問である.胸痛を主訴とする代表的かつ重症な疾患は急性心筋梗塞であり,心電図が最初の検査となる.薬液や補液のルートを確保しつつ,致死的な急変,すなわち心室頻拍や心室細動に備えることが必要である.本症例の場合など,血圧の低下が認められるときには,ニトログリセリンを使用することで,さらなる冠灌流の低下をきたす危険性があり,初期段階での使用は慎むべきである.来院時には,トロポニンTも含め,血液検査に異常を示さない急性心筋梗塞患者も多いので,初期診療での血液検査はあくまでも参考所見である.

問題 2

　これも初期対応に関する設問である．胸痛や心窩部痛を訴える疾患のなかで，緊急に対応すべきものから鑑別していく．疾患を念頭において，的確な問診を行い，丁寧に身体所見をとることである程度の診断がつくことが多い．設問中の選択肢はいずれも鑑別診断にあがる病名が並んでいるが，胆石発作ですぐに死亡することはない．上部消化管穿孔は早期の診断が必要であるが，造影検査を始めに行うのではなく，単純写真やCT検査で，フリーエアーを確認するか炎症所見を見いだすことが安全である．大動脈の解離や瘤破裂，また肺塞栓に関しても，造影CT検査が有用である．診断が確定しないときには，早い段階で施行すべき検査といえる．

問題 3

　検査や治療について，その必要性と有用性および合併症を理解しておく必要がある．設問中の（1）は1996年の厚生省長寿科学研究事業研究班により行われた，心筋梗塞患者を対象としたカテーテル関連合併症に関する調査では，合併症の出現頻度が60歳未満で5.4％，70歳以上で9.1％と報告されている．したがって，設問中の合併症の発生率は高すぎるので誤り．（2）は1993年のPAMI試験の報告[3]で，全体死亡率に差はないものの，PCIのほうが再疎通率も高く，虚血再発作の出現率も低いことが示された．（3）は正しい．1996年のTIMI Ⅲ B試験の報告[4]では，急性心筋梗塞患者に対する緊急PCIにおいて，病変成功率が97％，緊急バイパスへの移行が1.4％である．（4）は保存的に治療するよりも，血行再建を行うことで予後や心機能を改善することが多い．（5）は，治療成績が向上した現在に至っても，急性冠症候群における院内死亡率が0％になっているわけではない．不必要に危険性を強調して説明することは慎むべきだが，急性心筋梗塞を軽く考えてはならない．

問題 4

　本設問は，冠血流低下に伴う心筋障害による血行動態の異常に加えて，血行再建術の合併症に伴う血圧の低下する病態も念頭におかなければならないことを確認している．心タンポナーデは心筋壊死による心破裂以外に，直接治療した病変部位における冠動脈穿孔や，ガイドワイヤー操作による冠動脈穿孔よっても起きる可能性がある．循環血漿量不足による低血圧は，カテーテル挿入部位からの再出血によっても起こることがある．心筋壊死に伴う二次的な機械的障害として，心室中隔穿孔と僧房弁閉鎖不全を忘れてはならない．そして，これらの注意すべき病態が否定された後，一過性の心筋収縮障害である気絶心筋の存在を考えるのである．

問題 5

　残存する心筋虚血の評価は，追加治療を要する冠動脈病変が存在するか否か，という点で重要である．運動負荷心電図検査の冠動脈疾患の診断能は，感受性70％，特異性80％程度と考えられているが，安静時心電図にすでに異常が認められていれば，その診断能ははるかに低いものになる．冠動脈造影検査はあくまでも解剖学的な評価であり，心筋の活動性を評価するものではない．残存心筋の評価方法として，心筋SPECT[5)6)]は偽陰性がやや多くなることが知られているが，検査のプロトコールを工夫することで，検出率の向上がはかられている．ドブタミン負荷心エコー検査を用いた残存心筋の検出に関しては，感度79％，特異度68％と報告[7]されている．PETを用いた検査[8)9)]が最も感度が高いと考えられるが，検査設備の問題などから，すべての施設で可能というわけではない．

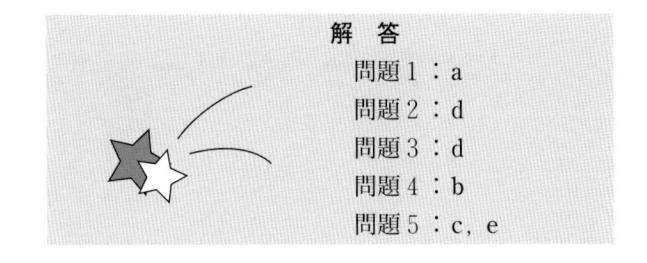

解　答
問題1：a
問題2：d
問題3：d
問題4：b
問題5：c, e

レベルアップをめざす方へ

　持続性のST上昇を示す急性心筋梗塞患者における診療指針としては，平成11年度厚生科学研究費補助金による医療技術評価総合研究事業として「急性心筋梗塞の診療エビデンス集－EBMより作成したガイドライン」が発表されている．また，非ST上昇型急性冠症候群については，2000～2001年度合同研究班報告として「急性冠症候群の診療に関するガイドライン」があるので参照していただきたい．

●文　　献●

1) Braunwald E, et al：The stunned myocardium：Prolonged, postischemic ventricular dysfunction. Circulation 66：1146, 1982.
2) Kusuoka H, Merban E：Cellular mechanisms of myocardial stunning. Ann Rev Pysiol 54：243-256, 1992.
3) Grines CL, et al：A comparison of immediate angioplasty with thrombolytic therapy for acute myocardial infarction. N Engl J Med 328：673-679, 1993.
4) Williams DO, et al：Results of percutaneous transluminal coronary angioplasty in unstable angina and non-Q-wave myocardial infarction：observations from the TIMI ⅢB trial. Circulation 94：2749-2755, 1996.
5) Dilsizian V, Bonow RO：Current diagnostic techniques of assessing myocardial viability in patients with hibernating and stunned myocardium. Circulation 87：1, 1993.
6) Brown KA, Heller GV, Landin RS, et al：Early dipyridamole 99mTc sestamibi single photon emission computed tomographic imaging 2 to 4 days after acute myocardial infarction predicts in-hospital and postdischarge cardiac events：comparison with submaximal exercise imaging. Circulation 100：2060-2066, 1999.
7) Previtali M, Poli A, Lanzarini L, et al：Dobutamine stress echocardiography for assessment of myocardial viability and ischemia in acute myocardial infarction treated with thrombolysis. Am J Cardiol 72：124G-130G, 1993.
8) Lee KS, Marwick TH, Cook SA, et al：Prognosis of patients with left ventricular dysfunction, with and without viable myocardium after myocardial infarction. Relative efficacy of medical therapy and revascularization. Circulation 90：2687-2694, 1994.
9) Tamaki N, et al：Prediction of reversible iachemia after revascularization. Circulation 91：1697, 1995.

［江田　一彦／山　口　巌］

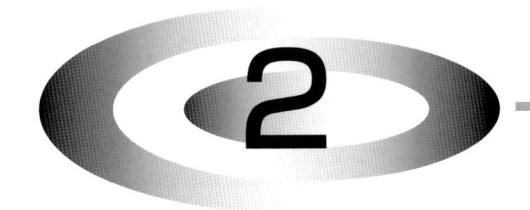

疾患 2 突然の胸痛に続いて全身倦怠感・失神が生じた！？

問題編

総論

　一般に徐脈性不整脈は急性心筋梗塞の5～30％に合併し，下壁梗塞では前壁梗塞の2～4倍の頻度で生じると報告されている[1)2)]．急性心筋梗塞に伴う徐脈性不整脈の原因は洞結節からの刺激生成低下あるいは刺激伝導系での伝導途絶である．心室性不整脈の場合はしばしば失神や突然死を引き起こすが，徐脈性不整脈は症候，予後がさまざまであり，治療法も多様である．ここでは急性下壁心筋梗塞に伴う完全房室ブロックのため失神した症例を提示したのち，重要な各種徐脈性不整脈について概説する．

症例呈示

　症　例：44歳男性
　生来健康であった．数年前から高脂血症を指摘されていたが放置していた．そのほか冠危険因子として1日60本の喫煙と肥満（身長173cm，体重85kg，BMI＝28.4）があった．ある金曜日の午後に友人と喫茶店に入って談笑中に胸部の不快感があったが，明らかな胸痛は自覚しなかった．喫茶店を出て自分で車を運転し始めたが，胸部の不快感が増強したのち，意識を失った．道路が渋滞していたため，意識を失ったところを対向車線の運転手が確認しており，その運転手が救急搬送の依頼を行った．救急隊到着時には意識は回復しており，明確な胸痛と全身脱力感を自覚していた．

　当科搬送時には脈拍数約40であった．心電図上心房は洞調律で完全房室ブロックを呈しており，狭いQRS幅の結節起源と推定される補充調律が心室を支配していた．下壁誘導（II，III，aV_F），V1誘導でST部分が上昇しており，下壁梗塞に伴う完全房室ブロックと診断した（図1）．搬送時は症状発現後約30分であったため白血球数，各種心酵素などは正常範囲内で

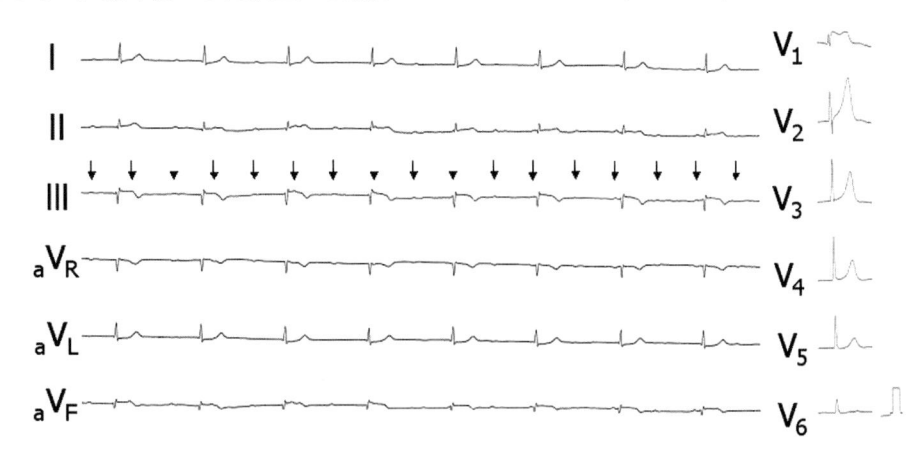

図1　下壁誘導のST上昇と完全房室ブロックを示す急性期の心電図
　左に四肢誘導，右に胸部誘導を示す．下壁誘導とV1でSTセグメントが明らかに上昇しており，II誘導で矢印に示すようにQRS波と全く独立し規則正しく興奮するP波を認める．

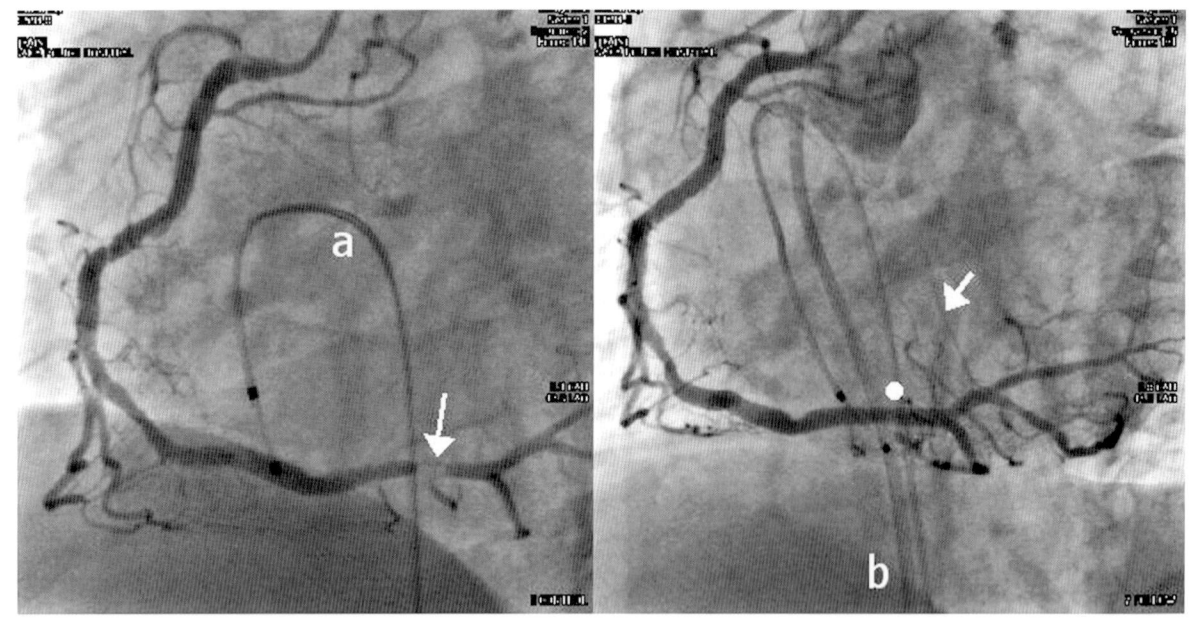

図2 再灌流前後の右冠動脈造影
左：再灌流前の右冠動脈造影第二斜位．矢印に示す部位に明らかな血栓像を認める．
右：バルーンとステントで0％狭窄となった後の冠動脈造影．白丸印で示す部位に血栓があった．
再灌流後房室結節動脈が造影されるようになっている（矢印）．
a：一時ペーシングカテーテル，b：スワンガンツカテーテル

あった．ニトログリセリン製剤の舌下投与を行ったがST変化は改善せず，胸痛・全身倦怠感なども持続した．発症時に意識消失していることから一時ペーシングが必要であると判断した．ペーシングカテーテルの留置と急性心筋梗塞責任病変の確認および再灌流治療を目的に緊急カテーテル検査を行った．

まず右大腿静脈穿刺を行って右室心尖部に一時ペーシングカテーテルを挿入留置した．次に大腿動脈穿刺を行って弁付シースを挿入後，体重1kgあたり200単位のヘパリンを静脈内投与した．次に右冠動脈造影を行ったところ，セグメント3の遠位部に血栓様陰影があり亜完全閉塞病変を呈した（図2左）．左冠動脈には有意狭窄は認められなかった．右冠動脈セグメント3の病変による急性冠症候群と診断し，同部位にステント留置を行い良好な開大を得た（図2右）．その後ST上昇はすみやかに基線に復し，カテーテル検査室退室時には1度房室ブロックを残すのみであった．この1度房室ブロックも翌日には軽快し通常のPR間隔となった．

クレアチンキナーゼの最高値は1,200で，早期の再灌流によって梗塞範囲を最小限にとどめることができた．入院中房室ブロック・狭心症の再発は認められなかった．また遠隔期に行った長時間心電図・運動負荷試験でも房室ブロックは認められていない．

設問

問題1 房室結節への血液支配について正しいものはどれか
(1) 大部分の症例では房室結節動脈は左前下行枝から分岐する．
(2) 少数例では房室結節は右冠動脈と左冠動脈の両方から血液供給を受ける．
(3) 大部分の症例では房室結節動脈は遠位右冠動脈から分岐する．
(4) 約半数の症例では房室結節動脈は左回旋枝から分岐する．
(5) 房室結節動脈は左前下行枝近位部から分岐することが多く，そのため前壁梗塞に合併することが多い．
a (1), (2)　b (1), (5)　c (2), (3)
d (3), (4)　e (4), (5)

問題2 急性心筋虚血時に生じる生理学的変化について記した文章を2つ選べ．
(1) 心筋虚血が生じると細胞外に蓄積したカリウムのため静止膜電位が深くなり，活動電位持続時間が短縮する．

（2）ギャップジャンクションの機能は虚血によって障害されにくい．
（3）アデノシンは特異的受容体を介してナトリウム電流の活性化を引き起こし，細胞の興奮性を高める．
（4）機械受容体は左室下後壁領域に特に豊富に分布するため，下後壁領域の心筋梗塞に合併する房室ブロックで重要な働きをする．
（5）副交感神経の活性化は酸素需給バランスを改善する．

a（1），（2）　b（1），（5）　c（2），（3）
d（3），（4）　e（4），（5）

問題3 急性心筋梗塞に合併する完全房室ブロックの特徴を2つ選べ．
（1）急性心筋梗塞の約1％に合併する．
（2）前壁梗塞で完全房室ブロックを合併する場合，梗塞範囲が広範であることが多く，一時ペーシングを行っても予後の改善は見込めない．
（3）急性下壁梗塞では約10％に完全房室ブロックが合併するが，1度あるいは2度の房室ブロックを経て完全房室ブロックに移行することが多い．
（4）下壁梗塞では完全房室ブロックを合併した症例はしなかった症例で急性期死亡率に差はない．
（5）ブロックの部位にかかわらず補充調律は不安定で幅の広いQRS波を呈する．

a（1），（2）　b（1），（5）　c（2），（3）
d（3），（4）　e（4），（5）

問題4 急性心筋梗塞に合併する2度房室ブロックの特徴を2つ選べ．
（1）Wenckebach型2度房室ブロックは1度ブロックと同様に後下壁梗塞に最もしばしば合併する．
（2）後下壁梗塞に合併する2度房室ブロックが完全ブロックに進展した場合，補充調律の心拍数増加にアトロピンの静注は無効である．
（3）急性心筋梗塞に合併する2度房室ブロックの半分以上はいわゆるMobitz II型のブロック様式を呈する．
（4）Mobitz II型2度房室ブロックはまれに下壁梗塞にも合併するが，その場合にもブロックは通常ヒス・プルキンエ系で生じている．
（5）Mobitz II型2度房室ブロックは広範囲前壁梗塞に合併することが多く，突然完全房室ブロックに進展する可能性が高い．

a（1），（2）　b（1），（5）　c（2），（3）
d（3），（4）　e（4），（5）

解　説　編

● 刺激伝導系の血液支配

洞結節への血液供給は洞結節動脈で行われるが，この枝は55％の症例では右冠動脈近位部から，35％では左回旋枝から分岐する．残りの10％は両方の冠動脈からの分枝を受ける（dual supply）．房室結節へは80～90％の症例では遠位右冠動脈から分岐する房室結節動脈で血液が供給される[3]．そのため房室伝導障害は右冠動脈閉塞による後壁あるいは後下壁梗塞に伴うことが多い．8～10％の症例では房室結節動脈は左回旋枝から分岐する．少数例では房室結節は左右の両方の冠動脈から血液供給を受ける．ヒス束，右脚は房室結節動脈と左前下行枝の枝である中隔穿通動脈の両方から血液供給を受ける．左脚前枝は左前下行枝から分岐する中隔穿通動脈から血液供給を受ける．一方，左脚後枝は左前下行枝と後下行枝のそれぞれから分岐する中隔穿通動脈から血液供給を受ける．

● 心筋梗塞時の房室ブロックの機序

心筋虚血時に徐脈性不整脈が生じる機序は複数あり，実際にはそれらが種々の程度組み合わさって臨床での表現形を生んでいる．虚血による心筋組織壊死は重要な因子であるが，それ以外にも重要な機序がある．

1．細胞レベルの変化

心筋虚血によって細胞内外のイオン分布の変化，膜の興奮性低下，細胞間情報伝達の障害などが生じる[4]．まず静止膜電位が浅くなり，活動電位持続時間が短縮する．続いて膜の興奮性が低下し伝導ブロックが発生する．電気的興奮の伝播や小さな分子の移動に重要な役割を果たしているギャップジャンクションの機能も虚血によって障害され，虚血発生後10～20分でギャップジャンクションを介した細胞間の連絡は不能とな

2. 代謝産物

心筋虚血によって細胞の代謝も変化する．種々の代謝中間産物が蓄積するが，それらの多くは著明な電気生理学的作用をもっている．代表的なものはアデノシンで，特異的受容体（アデノシンA1受容体）を介してカリウム電流の活性化やアデニルシクラーゼの抑制による交感神経活性低下が生じる[5]．それによって洞結節興奮頻度の低下，房室結節伝導の抑制が生じる．

3. 自律神経活性

心筋虚血によって副交感神経，交感神経の遠心性線維が活性化することが知られている．副交感神経の活性化は心筋梗塞早期に生じ，心拍数・血圧の低下を引き起こす．この副交感神経の活性化は主に機械受容体（mechanoreceptors）を介する神経反射によって起こる．この機械受容体は虚血領域で生じる壁運動異常によって活性化されるが，左室下壁，後壁領域に特に豊富に分布するため，この領域の心筋梗塞時に重要な役割を果たすこととなる[6]．副交感神経の活性化は破綻した酸素需給バランスを改善する方向に働く．

● 完全房室ブロック

3度ブロック（完全房室ブロック）

3度ブロックは急性心筋梗塞の約5％に合併する[7]〜[9]．完全房室ブロックを合併した場合，しなかった場合より総じて予後は不良である．3度房室ブロックでは，梗塞部位とブロック発生部位・補充調律起源の関係が特徴的である．

実際に予後を決定するのは梗塞部位と梗塞範囲である．急性下壁梗塞では約10％に合併し，その約半分が1度あるいは2度の房室ブロックが生じた後，3度房室ブロックに移行したという報告がある[10]．房室結節でブロックが生じていることが多く，40〜60毎分の比較的安定した結節性補充調律が認められ，QRS幅は狭い．薬物治療や一時ペーシング治療が必要なことは比較的少ないが，心拍出量低下を伴う極端な徐脈の場合，アトロピン，イソプロテレノール，アミノフィリンなどの薬物療法，無効な場合は一時ペーシングカテーテルを使用する．下壁梗塞で3度房室ブロックを合併した症例はしなかった症例に比し約4倍の急性期死亡率を呈するが，いったん退院できた症例では1年後の生存率に差はない[11]．

前壁・前壁中隔梗塞で3度房室ブロックを合併した場合，広範囲梗塞を合併していることがほとんどで，予後は不良である．発症後12〜24時間後に突然ブロックが生じることが多い．通常ヒス束・プルキンエ系でブロックが生じている．補充調律の起源はプルキンエ系の末梢であるためQRS幅は広く40毎分以下の不安定なものである．うっ血性心不全あるいは心原性ショックを伴うことが多く，一時ペーシングを行ってもポンプ失調のため予後は不良である．

● その他の注意すべき房室ブロック

Mobitz I型2度房室ブロック（Wenckebach型）

Mobitz I型2度房室ブロックはほとんどが房室結節の虚血性障害あるいは副交感神経過緊張が原因で，1度ブロックと同様に後下壁梗塞に最もしばしば合併する[12]．後下壁梗塞に合併する場合には梗塞発症から数時間で発症することが多く，数日以内に寛解する．心室拍数は十分に保たれることが多く，仮に3度ブロックに進展しても通常十分な心拍数が結節補充調律によって保たれる．血行動態が安定していればペーシングカテーテルを挿入留置する必要はないが，厳重な心電図モニター監視は必要である．結節補充調律が50毎分以下となって症候性となった場合にはアトロピンの静注が有効である．前壁中隔梗塞に合併することは少ないが，合併した場合は梗塞量が大きいことを示唆する．この場合ブロックは房室結節以下の部位で生じており，3度房室ブロックなどに突然進展する危険性が高い．通常アトロピンやイソプロテレノールは無効で，ペーシングカテーテルの挿入を要する．うっ血性心不全を合併することが多いため予後は不良である．

Mobitz II型2度房室ブロック

Mobitz II型2度房室ブロックはほとんどの場合ヒス束・プルキンエ系に障害が生じている．急性心筋梗塞症例で認められることは比較的まれで，2度房室ブロック全体の10％程度であり，心筋梗塞症例全体の1％以下に合併するのみである．典型的には広範囲前壁梗塞・前壁中隔梗塞に合併し，突然3度房室ブロックに進展する可能性が高い[13]．アトロピンやイソプロテレノールは無効で，一時ペーシングの使用が必須である．しかしながら，患者は心原性ショックで死亡することが多く，一時ペーシングによって生命予後が改善したとの報告はない．Mobitz II型2度房室ブロックは下壁・下後壁梗塞にも合併し得る．その場合通常房室結節でブロックが生じており，QRS幅は狭いままである．血行動態の悪化で一時ペーシングが必要となる症例はまれで，3日間以内に寛解することがほとんどである．血行動態が悪化した場合は，アトロピン，

イソプロテレノールの静注あるいは一時ペーシングを行う．

問題の解説および解答

すべての設問の選択肢についての説明は本文解説中に記してある．ここでは各設問のポイントのみを簡潔に記す．

問題 1
房室結節動脈は大部分症例で遠位右冠動脈から分かれる（図2右）．

問題 2
機械受容体は下壁領域に多く分布しており，下壁梗塞では神経反射を介する徐脈がしばしば認められる．

問題 3
前壁梗塞に合併する完全房室ブロックは予後不良であるが，下壁梗塞に合併する場合は遠隔期には消失する可能性がある．

問題 4
Wenckebach型2度房室ブロックは下壁領域の機械受容体を介する神経反射のため生じることが多い．MobitzⅡ型2度房室ブロックは広範囲前壁梗塞に合併することが多く，予後不良の兆候である．

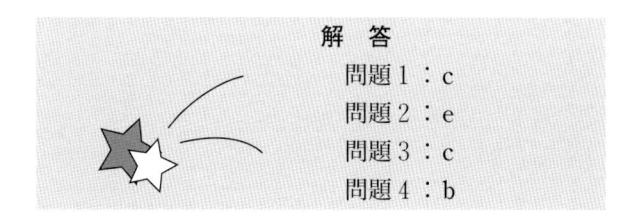

解　答
問題1：c
問題2：e
問題3：c
問題4：b

レベルアップをめざす方へ

下壁梗塞に合併する完全房室ブロックの機序は，それが発生する時期によって異なるようである．梗塞発生後早期（6時間以内）に生じるものは迷走神経過緊張によるものと考えられており，アトロピンでブロックが改善したり，補充調律の数が増加する．また通常24時間以内に寛解する．6時間以降に発生するものは虚血心筋で産生されるアデノシンが原因と考えられ，その遮断薬であるアミノフィリンが効果的である．通常40時間以上持続し，アトロピンは効果がない[14]．

文　献

1) Adgey AAI, Mulholand HC, Geddes JS, et al：Incidence, significance and management of early bradyarrhythmias complicating acute myocardial infarction. Lancet 2：1097-1101, 1968.
2) Rotman M, Wanger GS, Wallae AG：Bradyarrhythmias in acute myocardial infarction. Circulation 45：703-722, 1972.
3) Futami C, Tanuma K, Tanuma Y, et al：The arterial blood supply of the conducting system in normal human hearts. Surg Radiol Anat 25：42-49, 2003.
4) Watanabe I, Johnson TA, Buchanan J, et al：Effect of graded coronary flow reduction on ionic, electrical, and mechanical indexes of ischemia in the pig. Circulation 76：1127-1134, 1987.
5) Ely SW, Berne RM：Protective effects of adenosine in myocardial ischemia. Circulation 85：893-904, 1992.
6) Farrell TG, Paul V, Cripps TR, et al：Baroreflex sensitivity and electrophysiological correlates in patients after acute myocardial infarction. Circulation 83：945-952, 1991.
7) Harpaz D, Behar S, Gottlieb S, et al：Complete atrioventricular block complicating acute myocardial infarction in the thrombolytic era. SPRINT Study Group and the Israeli Thrombolytic Survey Group. Secondary Prevention Reinfarction Israeli Nifedipine Trial. J Am Coll Cardiol 34：1721-1728, 1999.
8) Archbold RA, Sayer JW, Ray S, et al：Frequency and prognostic implications of conduction defects in acute myocardial infarction since the introduction of thrombolytic therapy. Eur Heart J 19：893-898, 1998.
9) Goldberg RJ, Zevallos JC, Yarzebski J, et al：Prognosis of acute myocardial infarction complicated by complete heart block (the Worcester Heart Attack Study). Am J Cardiol 69：1135-1141, 1992.
10) Tans AC, Lie KI, Durrer D：Clinical setting and prognostic significance of high degree atrioventricular block in acute inferior myocardial infarction. Am Heart J 99：4-8, 1980.
11) Nicod P, Gilpin E, Dittrich H, et al：Long-term outcome in patients with inferior myocardial infarction and complete atrioventricular block. J Am Coll Cardiol 12：589-594, 1988.
12) Feigl D, Aschenazy J, Kishon Y, et al：Early and late atrioventricular block in acute inferior myocardial infarction. J Am Coll Cardiol 4：35-38, 1984.

13) Kyriakidis M, Barbetseas J, Antonopoulos A, et al：Early atrial arrhythmias in acute myocardial infarction. Chest 101：944-947, 1992.
14) Strasberg B, Bassevich R, Mager A, et al：Effects of aminophylline on atrioventricular conduction in patients with late atrioventricular block during inferior wall acute myocardial infarction. Am J Cardiol 67：527-528, 1991.

［奥 山 裕 司／平 山 篤 志／児 玉 和 久］

疾患 3 心筋梗塞で入院中 回復していたが 急に呼吸が苦しくなった！？

問題編

症例呈示

症 例：56歳　男性
主 訴：胸痛
家族歴：特記事項なし
既往歴：40歳から，糖尿病，18歳から喫煙1日20本
現病歴：糖尿病で，内服通院中であった．運動療法の目的で，毎朝ジョギングを行っていたが，9月23日朝，ジョギング中に胸が圧迫される感じを感じた．その後は，ジョギングを控えていたが，10月1日夜18時ころ，強い胸部圧迫感があり，1時間たってもおさまらないため，22時救急外来を受診した．
初診時現症：身長172cm，体重80kg，体温36.4℃，血圧90/46，脈拍36/min，意識清明，冷汗あり，眼瞼結膜　貧血認めず，眼球結膜　黄疸なし，心音・呼吸音　異常なし，腹部　平坦・軟，肝脾触知せず，神経学的異常所見なし

＜初診時の検査所見＞
検査所見：検尿：蛋白（－），糖（2＋），潜血反応（－）　末血：WBC 13000/μl，RBC 450×10^5/μl，Hb 15.5g/dl，Ht 45.0％，Plt 22.1×10^4/μl　生化学：TP 7.3g/dl，Alb 3.7g/dl，BUN 14.3mg/dl，Cre 1.0mg/dl，Na 140mEq/l，Cl 102mEq/l，K 4.0mEq/l，T.Bil 0.9mg/dl，GOT 23mg/dl，GPT 12mg/dl，LDH 432mg/dl，CPK 423mg/dl，T.Cho 245mg/dl，HDL-C 35mg/dl，TG 189mg/dl　血清：CRP 2.3mg/dl　胸部写真上は，CTR：52％

心電図でII，III，aVFでST上昇を認めた．急いで，循環器専門医をコールし，緊急冠動脈造影検査を行った．

設　問

問題1　冠動脈造影検査で予測される所見はどれか？
（1）左主幹部の閉塞
（2）右冠動脈＃2の閉塞
（3）左回旋枝＃11の閉塞
（4）左前下行枝＃7の閉塞
　　a（1）　　b（2）　　c（3）　　d（4）

引き続き，冠動脈形成術を行った．病変にステントを留置し，良好な血流が得られた．症状も取れ，心電図上，ST変化は消失した．

順調に回復し，第3病日に一般病棟へ転室した．リハビリも開始されていたが，第5病日，歩行訓練中，突然，呼吸苦を訴え，看護室へ入ってきた．

問題2　主治医として，次のどのような病態を考えるべきか？
（1）肺塞栓
（2）心臓破裂
（3）心室細動
（4）亜急性ステント血栓症
（5）心不全
　　a（1），（2），（3）　　b（1），（4），（5）
　　c（2），（3），（4）　　d（3），（4），（5）

心電図所見は，図1のような所見であった．

問題3　次に，どのような検査を行うか？
（1）トロップTの定性検査
（2）末血，生化学検査

図1

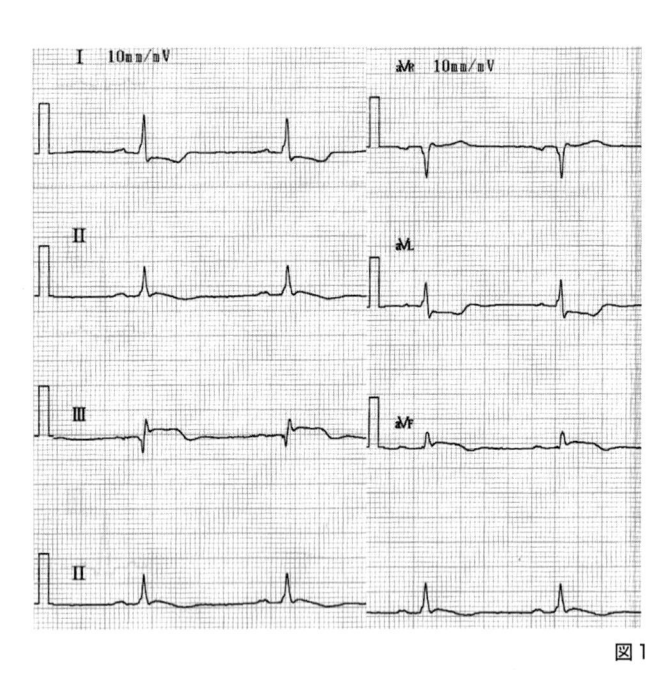

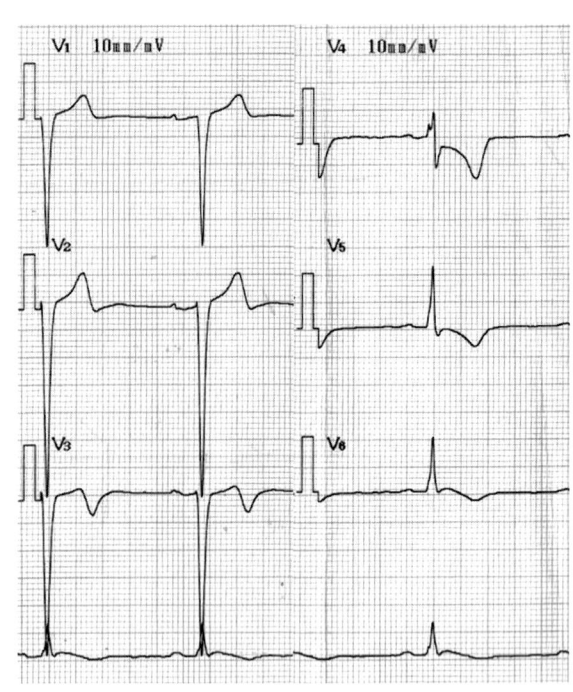

(3) 心臓超音波検査
(4) 冠動脈造影検査
(5) 運動負荷心電図検査

 a (1), (2), (3) b (1), (4), (5)
 c (2), (3), (4) d (3), (4), (5)

解 説 編

● 急性心筋梗塞の合併症について

　急性心筋梗塞後の急性期，亜急性期での合併症の頻度は，急性期に行った治療法によって，異なっている．最近行われたメタアナリシス研究[1]によると，西欧では，急性心筋梗塞に対して，血栓溶解療法と冠動脈インターベンション（PCI）が行われており，血栓溶解療法で治療を行う頻度が多い．この二つの治療において，急性心筋梗塞後のイベント発生率は，頻度が異なる傾向にある．死亡は，血栓溶解療法では9％，PCIで7％，非致死性の再梗塞は，血栓溶解療法では7％，PCIで3％であった．死亡，非致死性再梗塞，卒中を併せたものでは，血栓溶解療法では14％，PCIで8％であり，両者間には有意差はないが，PCIに合併症の少ない傾向があらわれている．本邦では，早期より，PCIの普及がなされていたため，主に急性期においてはPCIが行われている．実際の死亡の頻度は，ほぼ同等と考えられている．

● 急性心筋梗塞の新しい診断基準

　2000年9月にAmerican College of Cardiology/European Society of Cardiology[2]にて，心筋梗塞の新しい定義が定められた．ここでは，トロポニンTとIの検出が，CK-MBの検出よりも特異性が高く，勧められている．また，急性冠症候群をST上昇型と非ST上昇型に分け，ST上昇型の心筋梗塞は，心電図での検出が可能であるが，ST非上昇型の心筋梗塞には，12誘導心電図所見は十分な役割を示さないことを示している．

● 急性心筋梗塞の再梗塞の定義

　HERO-2 trialにて表1のように再梗塞を定義している．

表1 再梗塞の定義

臨床的なシナリオ	診断基準
18時間以内の再発性症状	30分以上続く胸痛と2mm以上のST上昇
18時間以後の再発性症状	CKが正常上限の2倍以上であり，かつ，以前のベースライン値の50％以上の上昇 あるいは CK-MBが正常上限以上であり，かつ，以前のベースライン値の50％以上の上昇 あるいは 新しい左脚ブロックあるいは新しいQ波
PCI後	CKが正常上限の3倍以上 あるいは CK-MBが正常上限の3倍以上 あるいは 新しい左脚ブロックあるいは新しいQ波
CABG後	CABG後 CKが正常上限の5倍以上 あるいは CK-MBが正常上限の5倍以上 あるいは 新しい左脚ブロックあるいは新しいQ波

(HERO-2 Trial [3]による)

亜急性ステント血栓症の治療について

まず，ステント留置後の後治療を確実に行うことが必要である．現在，アスピリンとチクロピジンによる抗血小板治療が標準である．チクロピジンは，血栓性血小板減少性紫斑病（TTP）や無顆粒球症，肝機能異常をきたすことがあり，2週間ごとの血球検査，肝機能検査が義務づけられている．このような副作用が出現した場合は，シロスタゾールを使用することがある．まだ，日本では使用できないが，クロピドグレルが西欧で使用されている．血栓症が起きてしまった場合は，緊急冠動脈造影を行い，再度PCIを行うことになる．通常と同様に，バルーン拡張で血栓を押し潰したり，血栓吸引療法，Distal protection diviceを駆使することもありえる．

問題の解説および解答

問題 1

救急外来での心電図は，II，III，aVFにてST上昇を認めており，下壁梗塞の心電図である．したがって，最も右冠動脈での閉塞が考えられる．もちろん，左右冠動脈の優位性によって，左冠動脈の左回旋枝の支配が大きい場合は，左回旋枝の閉塞も考えに入れなければならない．通常，左回旋枝の閉塞時にSTの変化するI，aVLの心電図変化は記載されておらず，選択肢より，最も考えやすいのは，（2）の右冠動脈＃2の閉塞である．

問題 2

第5病日に胸部症状をきたしている．この際考えなければならないのは，病気自体の再悪化（合併症）と，治療に伴う合併症である．急性心筋梗塞の合併症には，再梗塞，心室細動，心室頻拍などの危険な不整脈，心不全，心破裂，などがある．また，治療に伴うものとしては，心臓カテーテル検査に，引き続き，経皮的冠動脈形成術を行っている．ステント留置に伴う亜急性血栓症の発生，また，安静に伴うものとして，肺塞栓症を考慮しなければならない．また，心室細動，心破裂は，突然のショック状態となるので，病歴より該当しない．

問題 3

12誘導心電図では，下壁梗塞の所見である．以前の梗塞領域と同じ領域であることを考えると，治療した部位の再閉塞が考えられる．すなわち，亜急性ステント血栓症の可能性が高い．再梗塞をきたしているため，解説に示したように，心電図の記録ののち，心筋逸脱酵素の採血，超音波上，心筋の動きの変化，心嚢液の貯留などの確認，さらには，冠動脈造影を行って，閉塞部位を確認することが必要となってくる．急性心筋梗塞後のトロポニンTは，7日から14日間高値を示すため[4]，トロップTの定性検査は，再梗塞の検出には，意味がない．また，再梗塞を疑った場合，運動負荷心電図を行うことは，心破裂，危険な不整脈，心不全を惹起しうるため，禁忌である．

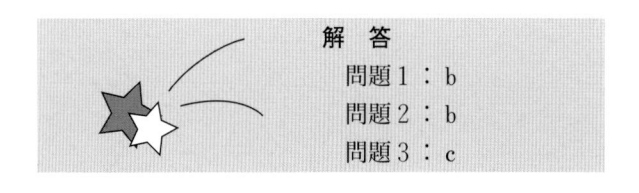

解 答
問題1：b
問題2：b
問題3：c

レベルアップをめざす方へ

心筋梗塞の二次予防[5]

冠動脈疾患の危険因子として，高血圧，高脂血症，糖尿病，肥満，喫煙，ストレスなどがあり，これらのコントロールを行うことが，予防につながる．以下に，日本循環器学会による心筋梗塞二次予防に関するガイドラインにそった治療を述べる．非薬物療法として，冠危険因子の管理を主体とした食事療法（塩分制限（1日10g以下），脂質管理（LDLコレステロール100mg/dl以下），運動療法（週3回以上，1日30分以上），禁煙が，勧められている．薬物療法としては，抗血小板（アスピリンは全例に投与），高脂血症治療薬（非薬物療法でもLDLコレステロールが125mg/dl以上の場合），ACE阻害剤，β遮断剤，抗凝固薬，硝酸薬（頓用または短期間使用），カルシウム拮抗薬（β遮断薬が禁忌で心筋虚血の軽減目的などで使用），抗不整脈（適応に応じて，アミオダロン）が記載されている．心室頻拍の生じる症例では，植え込み型除細動器も考慮されている．

●文　献●

1) Ellen C Keeley, Judith A Boura, Cindy L Grines：Primary angioplasty versus intravenous thrombolytic therapy for acute myocardial infarction：a quantitative review of 23 randomised trials. Lancet 361：13-20, 2004.
2) Elliott Antman, Jean-Pierre Bassand, Werner Klein, et al：Myocardial infarction redefined-a consensus document of The Joint European Society of Cardiology/American College of Cardiology committee for the redefinition of myocardial infarction：The Joint European Society of Cardiology/ American College of Cardiology Committee. J Am Coll Cardiol 36：959-969, 2000
3) White H：Hirulog and Early Reperfusion or Occlusion (HERO)-2 Trial Investigators. Thrombin-specific anticoagulation with bivalirudin versus heparin in patients receiving fibrinolytic therapy for acute myocardial infarction：the HERO-2 randomised trial. Lancet 358：1855-1863, 2001.
4) John K French, Harvey D White：Clinical implications of the new definition of myocardial infarction. Heart 90：99-106, 2004.
5) 1998-1999年度合同研究班報告：循環器病の診断と治療に関するガイドライン. Jpn Circ J 64 Supplement IV：1081-1127.

［岩　渕　　薫／白　土　邦　男］

疾患 4

年末宴会で飲酒時 冷汗と胸部不快感あり 3月に階段昇降で呼吸困難 動悸！？

問題編

症例呈示

症　例：37歳　男性
主　訴：呼吸困難，動悸，血痰
既往歴：特記事項なし
家族歴：父母，同胞兄：高血圧症
生活歴：喫煙歴：20本/日×17年間(20〜37歳)

現病歴：3年前より会社検診で高血圧を指摘されていた．昨年12月下旬，宴会で飲酒時に冷汗と胸部不快感を自覚．1時間ほどでおさまったため放置していた．本年3月頃より10段程度の階段昇降においても呼吸困難，動悸を自覚．3月14日発熱，咽頭痛，咳嗽が出現した．市販の総合感冒薬にて解熱したが咳嗽は続いていた．3月16日には泡のような痰を認め，また寝ると呼吸困難が強くなり睡眠がとれなくなった．呼吸困難は起坐位にて軽快した．翌日夜間，呼吸が促迫しピンクの痰が止まらなくなり，救急車で当院を受診した．

＜入院時身体所見＞（図1，2，3）

〔身長〕162cm〔体重〕90kg〔体温〕36.5℃〔脈拍〕110bpm〔血圧〕162/102mmHg
〔頭部〕顔面:浮腫（＋），結膜：貧血（－）・黄疸（－），〔頸部〕甲状腺腫（－），頸静脈怒張（＋），〔胸部〕心音:S1→S2→S3（＋）S4（－），心尖部に収縮期雑音（＋）Levine III/VI　呼吸音：両下肺野に湿性ラ音（＋），〔腹部〕平坦・軟・圧痛なし，肝臓2横指触知，腎・脾:触知せず，〔四肢〕下腿浮腫（＋）

＜入院時血液検査所見＞（図4）

WBC 7610/mm³（分画正常）RBC 637×10⁴/mm³，Hb 18.2 g/dl，Ht 55.4％，Plt 23.1×10⁴/mm³
PT 12.2 sec，APTT 27.0 sec，T.P 7.4 g/dl，BUN 16mg/dl，Cr 1.0mg/dl，GOT 24 U/l，GPT 28 U/l，LDH 257U/l，CK 142U/l　T.Bil 1.0mg/ml，T.chol 214mg/dl，T.G 148 mg/dl，Na 142mEq/l，K 4.1mEq/l，Cl 106mEq/l，CRP 0.90mg/dl，Troponin I 0.06ng/ml

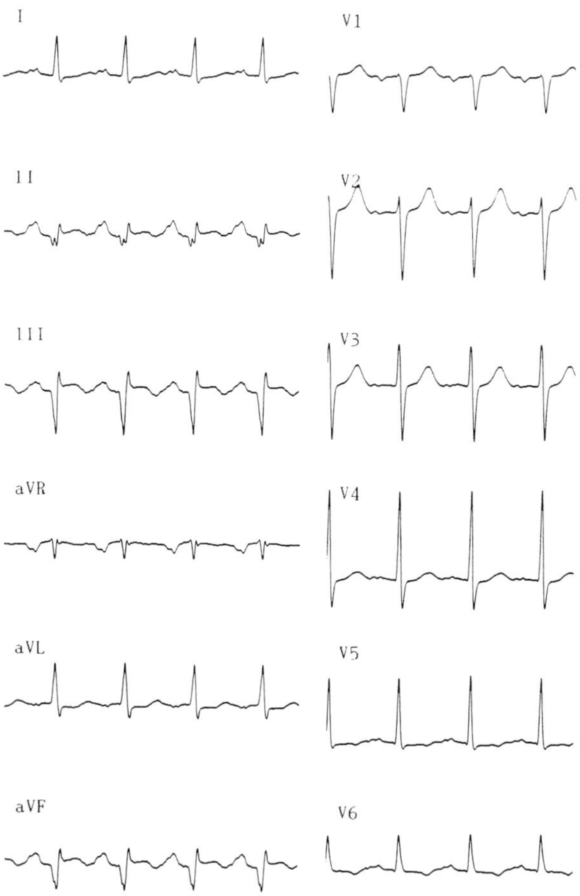

図1　心電図

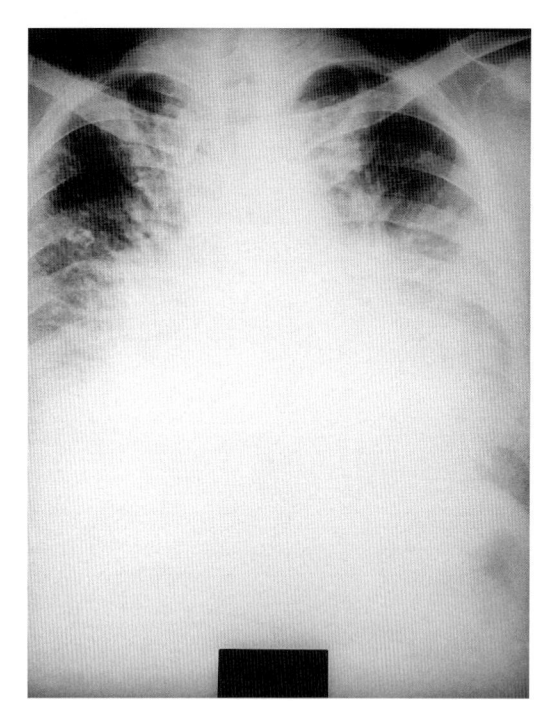

図2　胸部X線

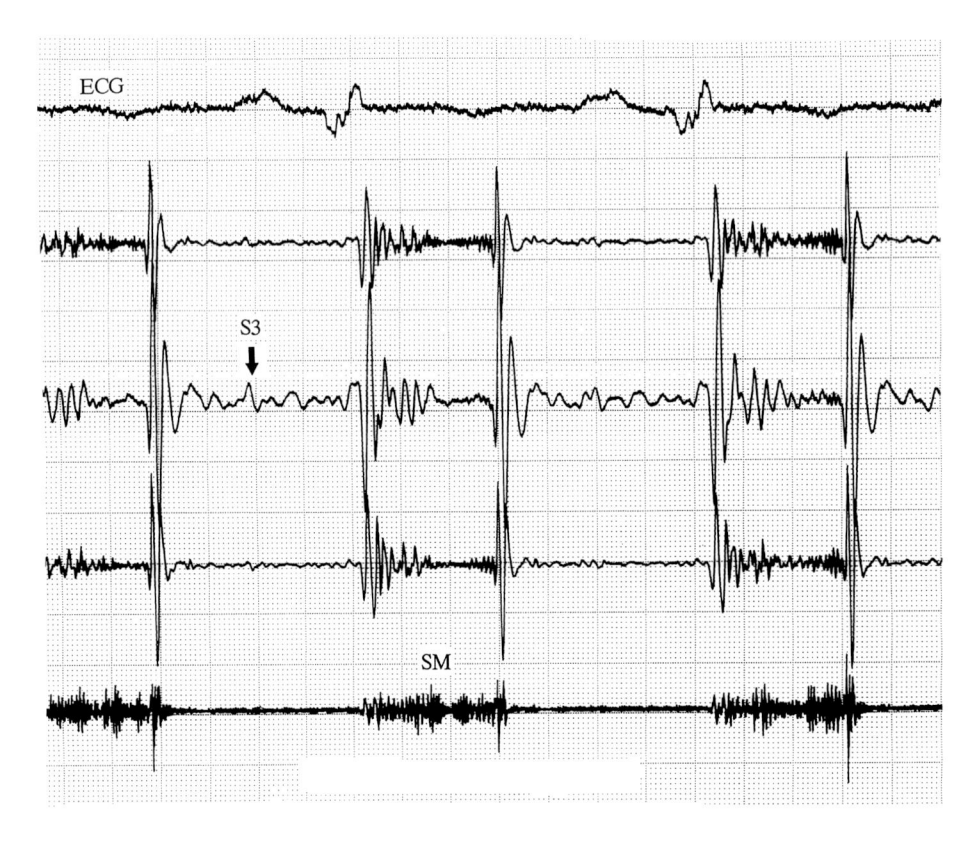

図3　心音図

疾患4. 年末宴会で飲酒時　冷汗と胸部不快感あり　3月に階段昇降で呼吸困難　動悸！？

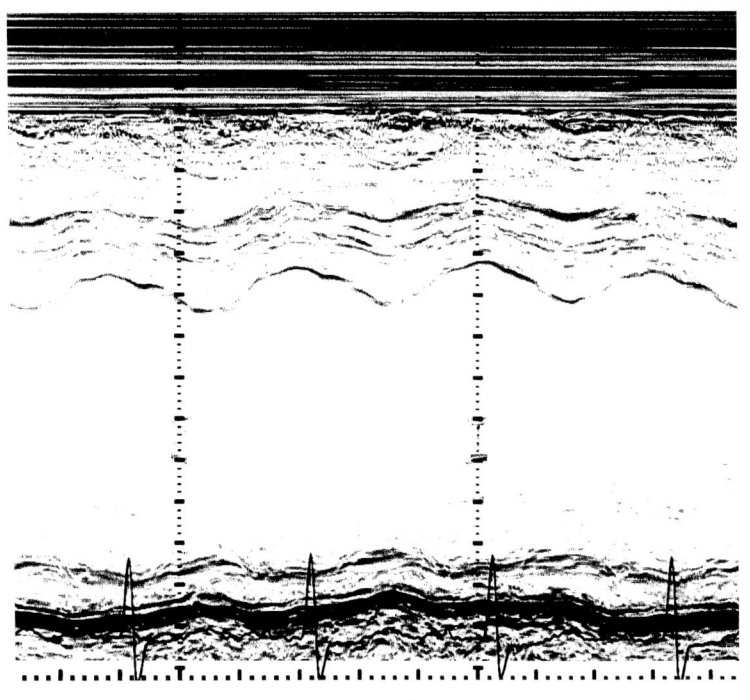

図4　Mモード心エコー

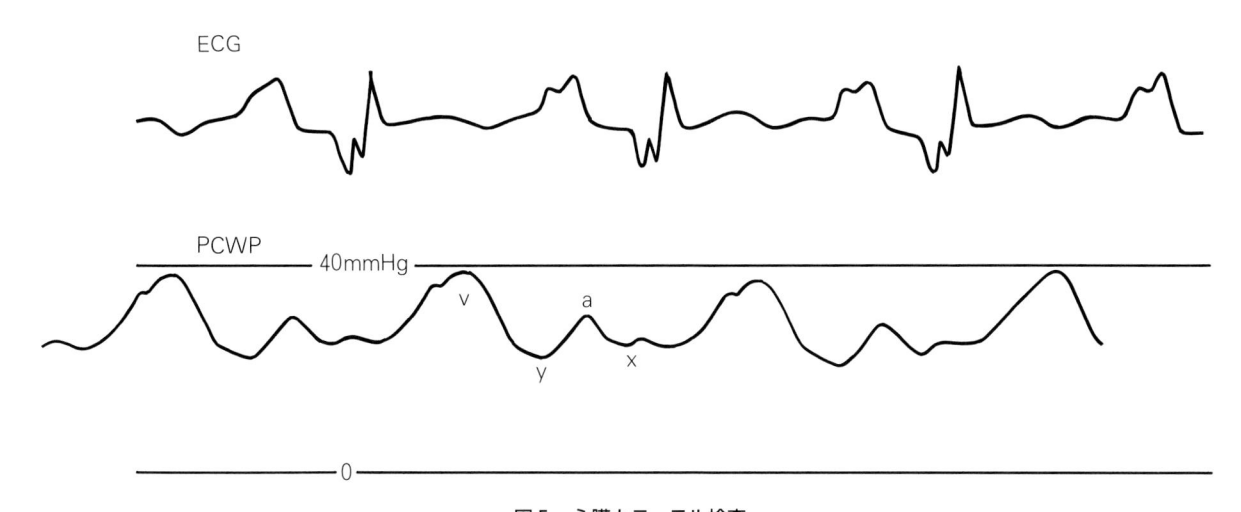

図5　心臓カテーテル検査
Swan-Ganzカテーテルによる肺動脈楔入圧（PCWP）

設　問

問題1　経過と諸検査の結果をふまえて正しい記載はどれか．
(1) 急性心筋梗塞の再発による左心不全である
(2) 僧帽弁閉鎖不全の存在が疑われる
(3) 陳旧性下壁梗塞が存在する
(4) 特発性心筋症にともなう僧帽弁閉鎖不全が疑われる
(5) 肺動脈楔入圧曲線でa波の増高が見られる

a (1), (2)　　b (2), (3)　　c (3), (4)
d (4), (5)　　e (1), (5)

問題2　まず行うべき治療として正しいのはどれか
(1) 下肢挙上
(2) β遮断剤
(3) 塩酸ドパミン
(4) フロセミド

(5) 酸素投与
　　a (1), (2)　b (2), (3)　c (3), (4)
　　d (4), (5)　e (1), (5)

　右心カテーテル（Swan-Ganzカテーテル）で測定した心内圧は肺動脈楔入圧29，肺動脈圧49/27 (39)，右房圧 (8) で，心係数は2.50であった．楔入圧ではv波の増高が著明であった（図5）．

　陳旧性下壁梗塞，僧帽弁閉鎖不全を基盤として発症した急性左心不全と診断された．心エコーではIII度の僧帽弁閉鎖不全を認めたが，左房径は42mmと拡大は軽度であった．

問題3　急性左心不全に関して誤っているのはどれか
(1) 気管支に浮腫が生じると乾性ラ音が聴取される
(2) Forresterの分類は心拍出量と肺動脈楔入圧を基準とした心機能評価法である
(3) Forresterのsubset IIは脱水の群で補液とカテコラミンが適応となる
(4) 左室拡張末期圧の低下に伴う左室流入量の低下が特徴である
(5) BNPが上昇する
　　a (1), (2)　b (2), (3)　c (3), (4)
　　d (4), (5)　e (1), (5)

解　説　編

急性左心不全

1．疾患概念

　急性心不全は心臓のポンプ機能の失調により，臓器が必要とする心拍出量が得られず，臓器低灌流とうっ血のため惹起される臨床症候群である．その代償機序としてFrank-Starling機序，交感神経系，レニン-アルドステロン-アンギオテンシン系が作動するが，それが破綻したときに心不全の臨床症状が出現する．心不全は臨床経過により，急性心不全と慢性心不全に，またポンプ失調が生ずる心室の違いから，左心不全と右心不全に分けられる．急性心不全は急性心筋梗塞や心房細動の出現などにより生じ，左心不全で発症することが多い．肺静脈，肺毛細血管圧の上昇による肺うっ血が生じる．心係数と肺毛細血管圧をもとにした心機能分類が病態の理解に有用である（Forresterの分類，図6）[1)2)]．

2．病　因

　急性心不全をきたす原因疾患としては，①急性心筋梗塞，②急性弁機能不全，③慢性心不全の急性増悪，④心タンポナーデ，⑤不整脈，などがあげられる．日常最も多く経験するのは急性心筋梗塞で，CCUに収容される心筋梗塞のうち10～20％が心原性ショックとなる．左室心筋の25％が梗塞になると左心不全を来たし，40％以上の広範囲梗塞で心原性ショックに陥る．また乳頭筋機能不全による僧帽弁閉鎖不全や心室中隔穿孔も急性心不全の原因となる．右室梗塞は急性右心不全をきたす．心室の自由壁破裂による心タンポナーデも急性のポンプ失調を引き起こす．慢性心不全と異なり，循環系の代償機転が不十分であり，至適治療域が狭く，その治療に緊急性が要求される．予後は不良である．治療に際しては，病態を的確に把握しそれに応じた治療を迅速に行うことが必要である．

3．症　候

　左室拡張末期圧の上昇による呼吸困難，咳，血痰がみられる．呼吸困難は起座位で楽になる．比較的軽症の場合は夜間発作性呼吸困難の形をとる．チアノーゼ，尿量減少は低心拍出，末梢循環不全の症状である．身体所見上は，肺野の湿性ラ音（coarse crackles）が最も重要な所見である．気管支の浮腫を生じると喘息様の連続性雑音を聴取し，気管支喘息と誤認することがある．心臓の聴診では3音が聴取され，しばしば奔馬調律となる．僧帽弁閉鎖不全や心室中隔穿孔が原因であれば収縮期雑音を聴取する．心拍出が著明に低下すると血圧が低下し，末梢循環不全に伴うショックの諸症状を示す．右心不全を合併すると頸静脈怒張，肝腫大，浮腫を呈する．

4．診　断

　診断は病歴と臨床所見から容易である．検査として胸部X線，血液ガス，心電図が行われる．胸部X線ではKerleyのB lineや肺血管陰影の増強，肺胞浮腫，胸水などうっ血に伴う所見を認める．慢性心不全では心陰影は拡大しているが，急性の場合は必ずしも認めない．心電図で重要なのは心房細動や心室性期外収縮などの不整脈である．陳旧性心筋梗塞を基盤とした左心不全では梗塞の存在診断や範囲の特定などを行う．心

エコー検査は心機能，心不全の原因の特定など最も有用性の高い検査である．ARDSなどの肺炎や気管支喘息との鑑別が問題となることがあり，BNPが診断の決め手となることがある．

5．治　　療

心不全の原因，誘因を明らかにする．急性心筋梗塞では再灌流療法，心筋虚血ではPTCAや冠動脈バイパス術，心タンポナーデでは心囊穿刺，弁膜症では手術，肺塞栓では血栓溶解など治療可能なものについては，原因治療を行う．誘因が明らかなものはその除去をはかる．

急性左心不全に対しては酸素療法，硝酸薬，利尿薬（フロセミド，ハンプなど），塩酸モルフィン，ドブタミンやPDE阻害剤などの強心薬にて心収縮の増強と心負荷の軽減をはかる．合併症としての不整脈，高血圧，感染，腎障害などに対しても適切な対応が必要である．重症例では大動脈内バルーンポンピング，経皮的心肺補助などの機械的補助が行われる．急性期を脱したあとは，再発予防を目標として，心不全の病態把握を行い，適宜アンギオテンシン変換酵素阻害剤またはアンギオテンシンII受容体拮抗剤の内服投与を行う．中等症以上ではジギタリス，利尿薬が加えられる．カルベジロールなどβ遮断薬投与について検討をする．

6．予　　後

急性左心不全でショックを合併する症例の予後は不良である．いったん急性期を脱した症例の予後は心機能と原疾患，年齢などに左右される．一般に虚血性心疾患に起因する慢性心不全の予後は他疾患に比べてよくないと考えられている．再発予防のための血行再建，適切な内科治療，生活習慣の改善などが必要である．

乳頭筋機能不全による僧帽弁閉鎖不全症

僧帽弁閉鎖不全症は急性心筋梗塞にしばしばみられる合併症である[3]．後乳頭筋は右冠動脈に支配されており，二枝によって支配されている前乳頭筋に比べて虚血にさらされやすい．したがって僧帽弁閉鎖不全は下壁梗塞に伴って認められることが多い．心雑音は心尖部に全収縮期または収縮期後半に逆流雑音として認められ，3音を伴う．心エコーでは必ずしも僧帽弁の逸脱を伴うわけでない．保存的治療で回復することが多いが，慢性期にも残存して本症例のように左心不全の原因となることもある．

問題の解説および解答

問題　1

本症例は陳旧性心筋梗塞と僧帽弁閉鎖不全症を基盤として急性左心不全をきたしたものと考えられる．僧帽弁閉鎖不全症の原因は病歴，心電図所見，心エコーから急性心筋梗塞の合併症としての乳頭筋機能不全によるものである．心電図では陳旧性下壁梗塞と左房負荷所見が認められる．胸部X線は心拡大と肺野のうっ血を認める．心音図からは全収縮期雑音と弱い3音があることがわかる．心エコーでは後壁の菲薄化と壁運動低下が認められるが，中隔には軽度の肥大を認めるものの壁運動は保たれている．以上より基盤として存在する心機能低下に感冒が誘因となって急性左心不全をきたしたと考えられる．自覚症状としての夜間発症する呼吸困難発作（夜間発作性呼吸困難症），泡沫状の血痰，起座呼吸，理学所見としての3音性奔馬調，湿性ラ音の存在は急性左心不全に特徴的な所見である．急性発症の僧帽弁閉鎖不全症ではとくに肺動脈楔入圧でのv波の増高が顕著である．

問題　2

急性左心不全の治療のポイントは上述のように過剰な水分の除去によるうっ血の改善，心収縮の回復にある．ショックでなければまず起座位をとり，酸素投与を開始する．本例では肺野を中心としてうっ血が明らかであり，また右心不全も合併していることからフロセミドの静注が選択された．高血圧に対して降圧が必要である．選択されるべき降圧薬としては，調節性を考慮して，ニトログリセリンまたはカルシウム拮抗薬の点滴静注が妥当である．

問題　3

急性心不全の病態に関しての設問である．左心不全では肺うっ血によりcoarse cracklesを聴取するが，気管支攣縮や気管支周囲の浮腫により乾性ラ音を聴取することがある．心臓喘息ともよばれ，ときとして気管支喘息との鑑別が問題になる．左心不全の基本病態は左心機能の低下による左室拡張末期圧の上昇である．Forrester分類は左心の前負荷（左室拡張末期圧＝肺動脈楔入圧）と心収縮力（心係数）を基にした急性心不全時の心機能評価法である．病態の把握と治療法の選択に非常に有用な情報を与える．図6のように心係数2.2，肺動脈楔入圧18mmHgをもって4つのsubsetに分類する．本例はsubset IIで，肺うっ血の群である．利尿剤，血管拡張剤による治療が中心となる．心不全

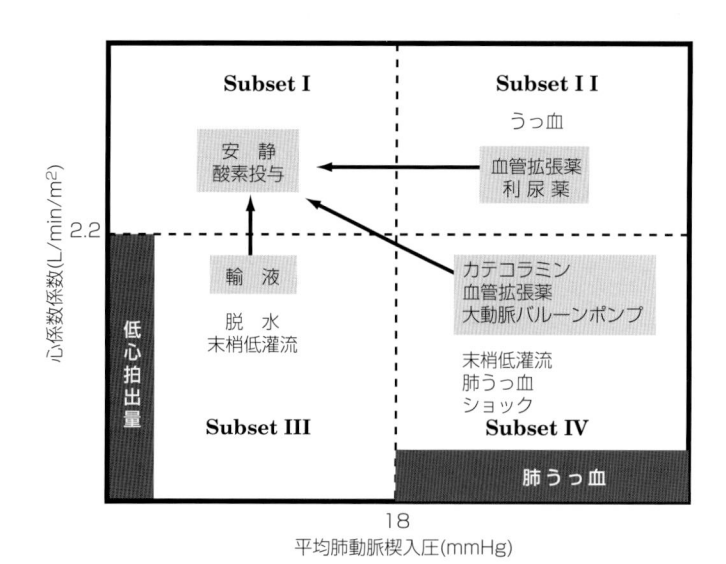

図6 急性心不全におけるForresterの分類とそれに応じた治療方針

の発症に伴ってBNPは急速に上昇する．肺うっ血像と呼吸困難を訴える肺炎患者と急性心不全の鑑別などに有用である場合がある．また予後や病勢を反映することが知られている．

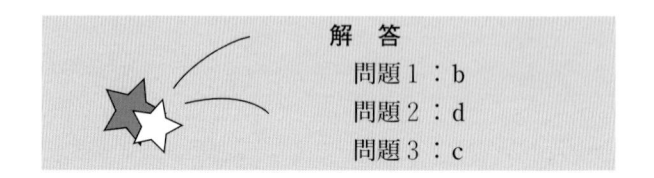

解　答
問題1：b
問題2：d
問題3：c

レベルアップをめざす方へ

虚血性心疾患に伴う僧帽弁閉鎖不全症

急性心筋梗塞に僧帽弁逆流が生じる原因としてはと乳頭筋断裂，乳頭筋機能不全，左室リモデリングがある．乳頭筋断裂は心内膜下梗塞に合併することが多く，心筋梗塞急性期に突然に発症する心不全症状から診断されることが多い．急速にショックから死に至る．汎収縮期雑音と3音から本合併症を疑い，心エコーで確認する．断裂した腱索を認めることもある．内科治療での予後は不良で，大動脈バルーンポンプを挿入して，外科的に僧帽弁置換を緊急に行う．前壁梗塞より下壁梗塞に合併することが多い．比較的稀な合併症であるが，必ずしも大きい梗塞に伴うとは限らず，迅速な診断が必要とされる．

乳頭筋機能不全も下壁梗塞に多い．頻度は高く，聴診や心エコーで注意深く観察する必要がある．急性発症の僧帽弁閉鎖不全症であるため，v波の増高を伴った肺動脈楔入圧の上昇が特徴的である．頻脈，3音を伴って左心不全を増悪させることがあり，大動脈バルーンポンプやカテコラミンなど強力な治療が必要とされる症例が多い．しばしば一過性であるが，時に慢性僧帽弁閉鎖不全症の原因となる．その場合の治療は一般の僧帽弁閉鎖不全症と同様であるが，手術にあたっては当該冠動脈血行再建を考慮すべきである．

虚血性心疾患に伴う僧帽弁閉鎖不全症で最も多くみられるのは左室拡大に伴うリモデリングに起因するものである．び慢性無収縮の経過中に心拡大が強くなり，僧帽弁輪の拡大，弁下組織の牽引のため，弁葉の接合不全を生ずるものである．心エコー検査にあたっては梗塞部位や壁運動異常，弁輪拡大，弁尖の異常などに注意を払う必要がある．また最近は虚血に伴う難治性心不全の治療としてDor手術など左室形成術が行われることが多いが，血行動態に影響を与える僧帽弁閉鎖不全症がある場合は，血行再建と僧帽弁形成術が同時に行われる[4)5)]．

●文　献●

1) Forrester JS, Diamond GA, Swan HJC：Correlative classification of clinical and hemodynamic function after acute myocardial infarction. Am J Cardiol 39：137-145, 1977.
2) 磯部光章：症候の評価と治療の実際，心不全患者．内科学会雑誌92：764-769, 2004.
3) Braunwald E, et al：Valvular Heart Diseas. in Heart Disease (ed Braunwald E, Saunders, Co), pp1653-1655, Philadelphia, 2001.
4) 磯村　正：虚血性僧帽弁閉鎖不全症に対する外科治療．循環器科55：117-122, 2004.
5) Menicanti L, Donato M, Frigiola A, et al：Ischemic mitral regurgitation：Intraventricular papillary muscle imbrication without mitral ring during left ventricular restoration. J Thorac Cardiovasc Surg 123：1041-1050, 2002.

［磯　部　光　章］

疾患 5 最近脈が乱れる 坂道で息切れが…！？

問題編

● 症例呈示

症　例：60歳　男性
主　訴：動悸，労作時息切れ
家族歴：特記すべきことなし
既往歴：特記すべきことなし
現病歴：生来健康であったが，2月下旬より，軽度の感冒様症状と坂道を登ると息切れが生じるようになった．2月25日，近医受診し不整脈を指摘され，ジゾピラミド150mg 2 T分2で処方されるも不整脈は持続した．

3月1日，30m歩行での息切れ，呼吸困難が出現し症状が増悪，胸部レントゲンにて心拡大と肺うっ血を認め，当科紹介受診．心拍数140/分の頻脈を認め，精査加療目的にて入院となった．

初診時現症：身長175cm，体重73kg，血圧120/72mmHg，肺野にて軽度のラ音を聴取．心雑音聴取せず．浮腫は認めず．

＜入院時検査成績＞
心電図（図1）
胸部レントゲン：CTR55％，肺血管陰影の増強（図2）
経胸壁心エコー：左室壁運動は全周性に低下．左室

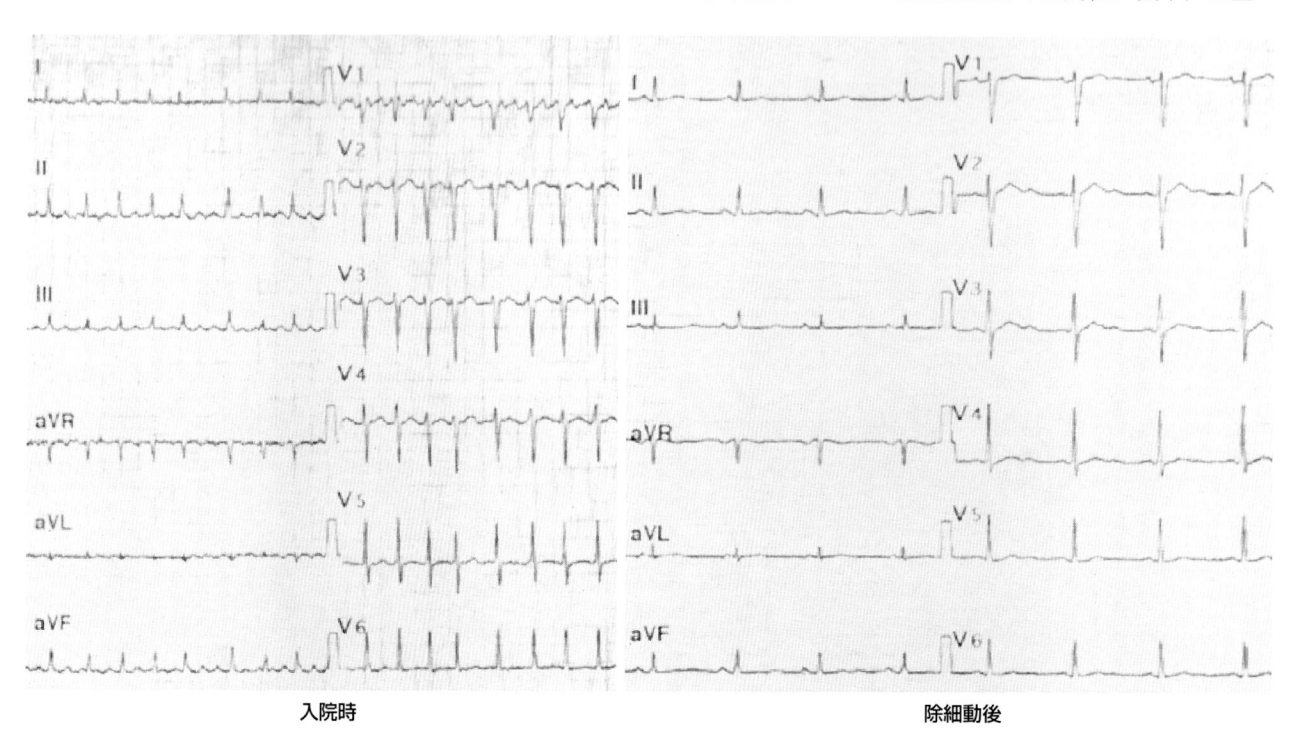

入院時　　　　　　　　　　　　　　　　　　　　除細動後

図1　心電図

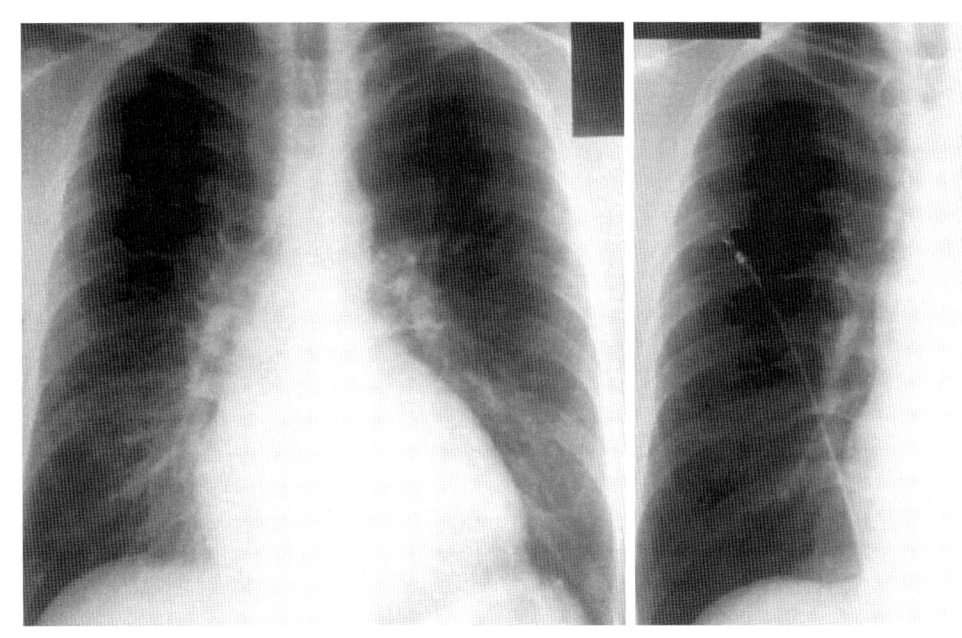

入院時(CTR：55.2%)（平成15.3.2）　　　　　　退院時(CTR：47.0%)（平成15.3.8）

図2　胸部レントゲン

駆出率：30％，左室拡張末期径：67mm MR：mild，弁に狭窄や逸脱は認めない．
検血，生化学，検尿：特記すべきことなし

設問

問題1　心電図の所見のうち，正しいのはどれか．
（1）発作性上室性頻拍症
（2）心房細動
（3）心室頻拍
（4）心房性期外収縮
（5）洞性頻脈

問題2　近医における抗不整脈薬の選択として正しいのはどれか．
（1）ジソピラミド
（2）ピルジカイニド
（3）メキシチール
（4）アプリンジン
（5）アミオダロン

問題3　入院後の不整脈に対する治療としてまずどうするか
（1）直流除細動
（2）薬物的不整脈治療
（3）カテーテルアブレーション
（4）レートコントロール
（5）ペーシング

問題4　抗血栓療法は次のどれを選択するか．
（1）アスピリン
（2）アスピリン＋チクロピジン
（3）アスピリン＋シロスタゾール
（4）適量ワルファリン（PT-INR2.0）
（5）低用量ワルファリン（PT-INR1.2-1.5）＋アスピリン

解　説　編

心房細動に伴う頻脈誘発性心筋症について

1．疾患概念・症状

　心房細動の原因として，かつてはリウマチ性弁膜症が多くを占めたが，近年リウマチ性弁膜症は70歳以上の高齢者を除いてきわめてまれとなり，かわって非弁膜症性が増加している．

　心房細動は，不整脈自体は致死性ではないが，重篤な合併症として血栓塞栓症と心不全があげられる．

　動物実験において，ペーシングにより頻脈を持続させると，犬では4週間後に拡張型心筋症類似の左室全周性壁運動低下が生じることが報告されている．その後，臨床的にも上室性頻拍症や頻脈性心房細動が持続すると器質的心疾患がなくても，実験と同様の心不全をきたす（頻脈誘発性心筋症：Tachycardia-induced Cardiomyopathy）ことが明らかとなった[1]．

　頻脈誘発性心筋症は通常，可逆性であり，左室機能は除細動や心拍数コントロールによって改善しうる[2][3]．心機能不全の原因として細胞内カルシウムオーバーロードが考えられる[4]．

2．診　　断

　確定診断は，器質的心疾患の除外ならびに除細動あるいはレートコントロールによる心機能の正常化である．

1）現 病 歴

　過去に心不全の既往がなく，比較的最近頻脈とともに心不全症状が生じてきた場合，本疾患を疑う．以前より，慢性心不全があり心房細動により増悪するケースは多いが，この場合心房細動が修飾因子にはなっても心不全の主たる原因ではなく，頻脈誘発性心筋症とはいえない．また，肥大型心筋症では収縮能に問題がなく拡張機能障害があるため，通常は心不全はないが心房細動により容易に心不全を併発してくることがあるが，この場合も元来の拡張機能障害と心房細動の合併により生じ，収縮機能は保たれることが多く，本疾患とは違う範疇に入る．

2）心エコー・ドプラー検査

　頻脈誘発性心筋症の場合，左室機能は全周性に低下するため，局所的な壁運動異常がある場合は本疾患よりもむしろ陳旧性心筋梗塞などの虚血性心疾患を疑う．また，拡張機能が低下するような肥大型心筋症，高血圧性心不全では，左室壁肥厚，拡張機能の低下，収縮機能正常あるいは軽度低下などが鑑別点となる．特発性拡張型心筋症との鑑別は，心エコー・ドプラー検査のみでは困難である．

3）心筋シンチグラフィー

　陳旧性心筋梗塞症では局所のpersistent defectが認められる．特発性拡張型心筋症では，まだら状に小欠損像が認められることが多く，頻脈誘発性心筋症では欠損が認められないか，あっても軽度である．

4）除細動後の心機能回復

　最も重要な点は，除細動あるいはレートコントロール後，心機能がほぼ正常に回復することである．本症例の入院除細動後の心機能回復経過を表1に示す．除細動約1カ月後には，左室径が10mm縮小し，左室駆出率も34％から53％と著明な改善を認めた．

表1　心エコー所見

rhythm	Af	sinus	sinus	sinus
date	H15.3/2	H15.3/8	H15.3/14	H15.4/1
LAD (mm)	47	37	31	33
LVDd (mm)	67	66	65	57
EF (%)	34	34	45	53

A.D. 34y.o.m

3．治　　療

1）心不全の治療

　まず，レートコントロール，可能なら除細動をおこなう．除細動の注意点として，ガイドラインを示す（図3）．48時間以上経過している心房細動では，血行動態が不安定で緊急を要する場合を除いて，経食道エコーを行い血栓の有無を確かめるか，経食道エコーができない場合は3～4週間ワルファリンコントロール後に除細動を行う．レートコントロールを行うなら，心不全合併を考慮してジギタリス製剤を第一選択とする．除細動あるいはレートコントロールの後，心機能回復までの間，適宜利尿薬，ACE阻害薬あるいはアンギオテンシン受容体拮抗薬を併用する．洞調律回復した場合，心房細動再発予防として第一選択薬プロカインアミド，キニジン，アプリンジン，第二選択薬としてアミオダロンを考慮する[5]．

2）抗凝固療法

　心不全を合併する心房細動においては，ワルファリンが適応である．除細動が行われたあとも，最低4週

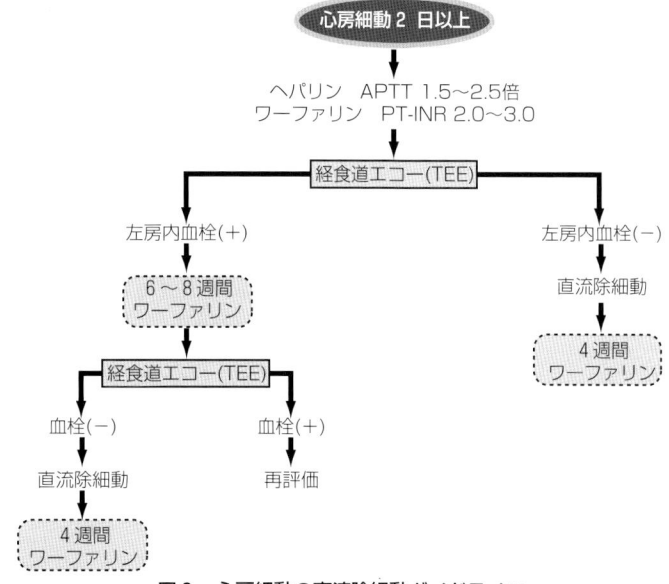

図3 心房細動の直流除細動ガイドライン

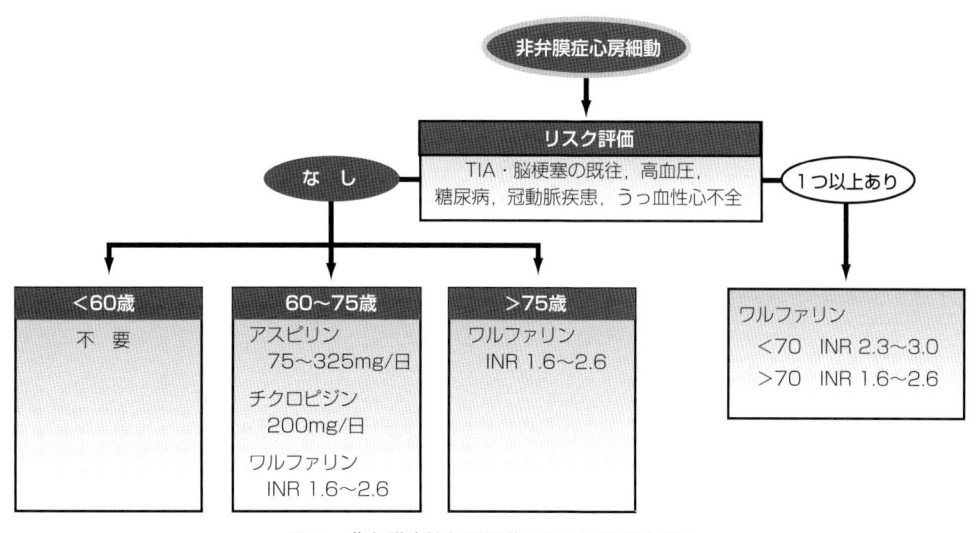

図4 非弁膜症性心房細動における抗血栓療法
(心房細動治療(薬物)ガイドライン, 1999-2000年度 合同研究班報告, Jpn Circ J 65 supplV, 2001)

間はワルファリン服用を行い，その後は心機能が回復していなければ継続，心機能が回復（EF 50％以上）していれば中止する．当然のことながら，ほかのハイリスクを合併している場合はワルファリン継続が必要である．図4に非弁膜症性心房細動における抗血栓療法のガイドラインを示す．本症例の場合，心不全合併のためハイリスクに分類される．なお，発作性であってもこの基準は適応される．

問題の解説および解答

問題 1

まず，QRSの幅が狭いことより心室性不整脈は否定される．また，R-R間隔が一定でないことより，洞性頻脈，発作性上室性頻拍症とは鑑別できる．期外収縮は，ベースが洞調律であることから否定的である．本心電図は，P波がなく，f波がみられること，R-R間隔が絶対不整であることより心房細動と診断される．

問題 2

心房細動を停止させる場合，薬物選択は重要である．まず，48時間以上経過している場合は，抗血栓療法を併用することはもちろんであるが，心不全を合併している場合，とくに抗不整脈薬の選択には注意を要する．循環器学会ガイドラインによれば，心機能が正常の場合は，第一選択薬としてジソピラミド，シベンゾ

リン，ピルジカイニド，フレカイニド，ピルメノール，心機能が軽度低下の場合はプロカインアミド，キニジン，プロパフェノン，アプリンジン，心機能が中等度以上低下の場合はプロカインアミド，キニジン，アプリンジンとなっている．今回の症例では，開業医はジソピラミドを選択しているが心房細動は停止せず，抗コリン作用により頻脈性となり，陰性変力作用も相まって心機能を悪化させた可能性がある．

問題 3

入院後の治療として，除細動を考慮すべきであるが，問題は心房細動発症後2日以上経過していることである．2日以上経過している場合は，左房内血栓が生じている可能性があり，緊急性のある場合を除いて，そのまま除細動はできない（図3）．まずはレートコントロールをした上で，経食道エコーにより血栓の有無を確認し，ガイドラインに従って除細動をおこなう．

問題 4

図4を参照されたい．

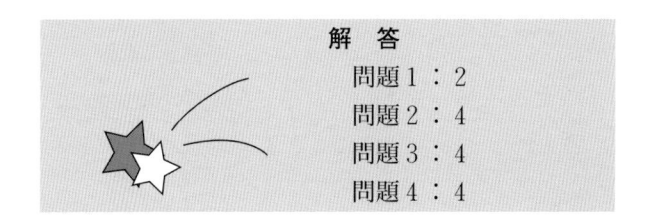

```
解　答
問題1：2
問題2：4
問題3：4
問題4：4
```

レベルアップをめざす方へ

心房細動に対するカテーテルアブレーション

1998年Haissaguerra[6]らは，多くは肺静脈内心筋由来の孤立性あるいは反復性の心房性期外収縮が発作性心房細動のトリガーとなることを報告した．さらに，肺静脈起源の期外収縮を標的とした局所アブレーションにより心房細動抑制効果が得られることから，この心房性期外収縮が心房細動の発生機序として重要であることが示され，現在最も広く施行されている肺静脈開口部に対する電気的隔離アブレーションの基礎となっている．成功率，再発率は施設によりかなり差があり，発作性上室性頻拍症や心房粗動に対するアブレーションほど普及はしていない．今後のデバイス，手法の改良や技術の向上により，より短時間に確実にアプローチできる可能性があると期待される．

●文　献●

1) Shinbane JS, Wood MA, Jensen DN, et al：Tachycardia-induced cardiomyopathy：a review of animal models and clinical studies. J Am Coll Cardiol 29：709-715, 1997.
2) Peters KG, Kienzle MG：Severe cardiomyopathy due to chronic rapidly conducted atrial fibriliation：complete recovery after restoration of sinus rhythm. Am J Med 85：242-244, 1988.
3) Gosselink AT, Blanksma PK, Crijns HT, et al：Left ventricular beat-to-beat performance in atril fibrillation：contribution of Frank-Straling after short rather than long RR intervals. J Am Coll Cardiol 26：1516-1521, 1995.
4) Koretsune Y, Marban E：Cell calcium in the pathophysiology of ventricular fibrillation and in the pathogenesis of postarrhythmic contractile dysfunction. Circulatin 80：369-379, 1989.
5) 山下武志：不整脈治療の目的と適応．心房細動の治療．日独医報48（special edition 1）：31-47, 2003.
6) Haisaguerre M, Jais P, Shah DC, et al：Spontaneous initiation of atrial fibrillation by ectopic beats originating in the pulmonary veins. J Cardiovasc Electrophysiol 10：136-144, 1998.

［是　恒　之　宏］

疾患 6 労作時に胸が痛い ふらつきも感じる！？

問題編

症例呈示

症　例：63歳　女性
主　訴：労作時胸痛,息切れ
家族歴：特記事項なし
既往歴：特記事項なし
現病歴：生来健康であったが，2カ月ほど前より労作時に前胸部痛を自覚するようになり，加えて眼前暗黒感も出現するようになった．1週間前より息切れも感じるようになり外来を受診した．

初診時現症状：身長157cm，体重47kg，血圧148/88mmHg，脈拍80/分，整，意識清明　皮膚：黄疸なし，表在リンパ節触知せず，眼瞼結膜：貧血なし，眼球結膜：黄染なし，甲状腺腫大なし，心音II音分裂あり，IV音聴取，2RSB：収縮期駆出性雑音（III/VI）呼吸音 正常，頸静脈怒張なし，下腿浮腫なし，腹部：平坦・軟

検査所見：検尿：PH6.5　蛋白（−）潜血（−）比重1.010 ブドウ糖（−）

便潜血反応：（−）

血液検査：WBC：4600/μl，RBC：426万/μl，Hb：13.1g/dl，Ht：38.4％，Plt：29.6万/μl，生化学：TP：6.3 g/dl, Alb：4.0 g/dl, BUN：18.8mg/dl, Cr：0.7mg/dl, T.Bil：0.7mg/dl, GOT：32 IU/l, GPT：28 IU/l, LDH：308 IU/l, ALP：300 IU/l, CK：188 IU/l, CK-MB：10 IU/l, Na：137mEq/l, K：4.4mEq/l, Cl：103mEq/l, CRP：0.1mg/dl,

胸部単純X線：軽度心拡大あり，胸水貯留なし，肺うっ血像なし

心電図；正常洞調律，正常軸，V5R＋V1S＝42mm，II，III，aV$_F$，V4-6にて陰性T波（strain pattern）あり

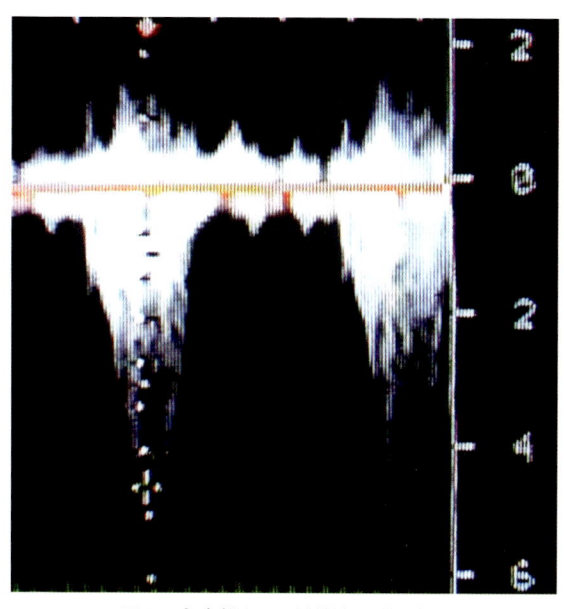

図1　心尖部よりの連続波ドプラ波形

心エコー：左室心筋の求心性肥大あり，壁運動異常なし，大動脈弁の輝度亢進，開放制限を認める．心尖部からの連続波ドプラの所見を図1に示す．

設問

問題1　治療方針の決定に必要でない検査はどれか？
（1）心臓カテーテル検査（含冠動脈造影）
（2）左室造影
（3）運動負荷試験
（4）MIBGシンチ
（5）経食道エコー

　　a（1），（2）　b（1），（5）　c（2），（3）
　　d（3），（4）　e（4），（5）

84　II. 疾患編

問題2 この症例について正しい選択はどれか？
(1) 血管拡張剤の投与を開始する.
(2) 利尿剤の投与を開始する.
(3) 大動脈弁置換術が必要である.
(4) 流出路の圧較差は推定80〜90mmHgである.
(5) 重症度分類においては中等症と判断される.
　a (1), (2)　b (1), (5)　c (2), (3)
　d (3), (4)　e (4), (5)

問題3 この疾患について正しいものを選べ.
(1) 狭心痛は30〜40％に認められる.
(2) 頸部の雑音は右側で大きくなる傾向がある.
(3) 昇圧剤や蹲踞の姿勢で収縮期雑音は減弱する.
(4) 狭心痛は心筋酸素需要の増加による冠血流予備能の低下による.
(5) 心房細動の合併は予後が悪い.
　a (1), (2), (3)　b (1), (2), (5)
　c (1), (4), (5)　d (2), (3), (4)
　e (3), (4), (5)

問題4 正しいものを選べ.
(1) 心不全症状の出現から平均余命は約2年である.
(2) リウマチ性の場合僧帽弁狭窄を合併することが多い.
(3) 僧帽弁狭窄があると心エコーでの左室-大動脈圧較差は過大評価される.
(4) 連続波ドプラによる推定圧較差は心臓カテーテル検査におけるpeak to peakの圧較差と一致する.
(5) 無症候性のものでは手術と術後合併症の可能性が突然死の可能性を上回る.
　a (1), (2), (3)　b (1), (2), (5)
　c (1), (4), (5)　d (2), (3), (4)
　e (3), (4), (5)

解 説 編

● 心不全を伴うAS

基礎疾患としてASがある場合, 長期にわたり左室の圧負荷で代償されたあとに左心不全が出現してくる. 心不全症状を呈した時点で平均余命は約2年といわれており[1], 大動脈弁置換術を含め, 早期の診断, 治療方針の決定が必要となる.

● ASについて

1. 疾患概念・症状

ASは加齢に伴う大動脈弁の退行変性やリウマチ熱の後遺症である炎症性変化, 先天性二尖弁などによって大動脈弁に狭窄をきたし, 左心室と大動脈の間に有意な圧較差を生じた状態である. この圧較差と左室の圧負荷のためさまざまな症状が出現する.

1) 狭 心 痛

圧負荷により左室は肥大し酸素需要量が増加するため, 心筋内微小循環障害が生じ冠血流予備能が低下する[2]. このため冠動脈に有意な狭窄がなくても狭心痛が出現する.

2) 労作時呼吸困難

左室の圧負荷が長期にわたると代償できなくなり, 左心不全の症状を呈する.

3) 失神・めまい

運動中などに心拍出量が維持できず, 一過性に血圧が下降することがひとつの原因と考えられる.
また, このような症候性の, 重症のAS例においては突然死がしばしばみられる.

2. 病　因

主として 1) 加齢による弁硬化, 2) 先天性の二尖弁, 3) リウマチ熱後遺症による炎症性変化, が原因とされており, 高齢者には硬化性が多く, 若年者には先天性二尖弁が多く認められる[3]. またリウマチ性によるものは今後減少し, 硬化性のものが増加する傾向にある.

3. 診　断

理学所見（大動脈領域においての駆出性収縮期雑音など）, 心電図上の左室肥大より本性を疑った場合, もっとも有用であるのは心エコー・連続波ドプラ法である. 特徴的な所見としては弁の輝度亢進, 開放制限, 左室の求心性肥大があり, 連続波ドップラーで大動脈

表1 重症度分類

	弁口面積	連続波ドプラによる最高流速	簡易ベルヌイ法による収縮期最大圧較差
軽症	≧1.5	≧3.0	≧36
中等症	1.5-1.0	3.0-4.0	36-64
重症	≦1.0	≧4.0	≧64

弁レベルの血流速度を測定し，簡易ベルヌイ法により圧較差を測定し重症度を決定する[4]．短軸像での大動脈弁口面積計測，または連続の式を用いた弁口面積の計算も行う．ただし左心機能低下や大動脈弁逆流が存在すると，計測値は不正確となり，心臓カテーテル検査により圧較差を測定することでより正確な評価が可能となる（表1）．

4．治療

ASの治療の基本は弁置換術である．狭心症，失神，心不全などの臨床症状の出現した時点で手術の絶対適応と考えられる．内科的には感染性心内膜炎や心不全の予防であり，手術へのタイミングを逸しないよう，心エコーでの左室機能評価，連続波ドプラ法による注意深い経過観察が必要である[4]．血管拡張薬や利尿薬の投与は過度の低血圧や心拍出量の低下をきたし，循環不全を引き起こす誘引となり，代償不全に陥った症例で，肺うっ血の合併がある場合に限り慎重に投与するほうが好ましい（表2）．

表2 ASにおけるAVRの推奨

1	症状を伴う重症AS	I
2	CABGや他の弁膜症手術，上行大動脈の手術を行う患者で重症ASを伴うもの	I
3	CABGや大動脈，あるいは他の心弁膜の手術を行う患者で中等症のASを伴うもの	I
4	無症状の重症ASで	
	・左室収縮機能不全を伴う	IIa
	・運動負荷に対し異常な反応（低血圧など）を示す	IIa
	・弁口面積が ≦0.6cm^2	IIa
	・大動脈弁通過血流速度 ≦4.0m/s	IIa
	・心室頻拍を伴う	IIa
	・著明なあるいは過剰な左室肥大（≧15mm）を伴う	IIb
5	上記4.に掲げるいずれの項目も認めない無症状のAS患者で突然死を予防するための手術	III

5．予後

ASの病態は左室の圧負荷であるが，長期にわたり左室肥大にて代償され，自覚症状は出現しにくい．いったん症状が出現すると，狭心症状での平均余命は5年，失神では3年，心不全では2年といわれている[1]．症状のある患者では突然死が死因のなかでは多く，無症状でも3〜5％の報告がある．無症状であっても血行動態的に重症になると2年以内に心事故の発生が増えるため[5]，注意深い経過観察が重要である．

6．インフォームドコンセント

基礎疾患がAS単独であれば，自覚症状を訴え来院された時点で，弁置換術を考慮すべきである．心エコーで重症ASと診断されれば，冠動脈造影により冠動脈疾患を除外することで手術実施も検討してよいとされる[6]．無症状，軽症，中等症の患者に対しては，症状の出現や重症化によって弁置換術が必要となること，症状が出現すると死因として突然死が多いことを説明し，定期的な検査，受診の重要性を十分に理解して頂く必要がある．

問題の解説および解答

問題 1

治療方針の決定では心エコー・ドプラ法が侵襲も少なく容易である．しかし，左心機能低下例ではドプラ法での測定は過小評価される．心臓カテーテル検査により圧較差を測定することでより正確な情報を得ることができる．経食道心エコーはガイドラインではClass IIbとされているが，硬化の強い弁では経胸壁からの計測が困難な場合もあり，症例によっては有用であると考えられる．

問題 2

ドプラ法での測定では最大流速は4.5〜4.6m/sであり，簡易ベルヌイの式で換算すると4.5×4.5×4＝81mmHgとなる．これは重症に分類され，無症状であっても大動脈弁置換術が推奨される（Class IIa）[11]．ただし，この症例においては臨床症状を伴うことよりClass Iとなる．肺うっ血や低酸素を伴わない左心不全には利尿剤や血管拡張剤の投与を行うと過度の低血圧や心拍出量の低下をきたしやすい．代償不全に陥った症例で，肺うっ血の合併がある場合に慎重に投与すべきである．

問題 3

雑音は両側頸部に放散するが，無名動脈に沿って放散しやすいため左側で大きくなる傾向にある．昇圧剤や蹲踞の姿勢では血流の増加により収縮期雑音は増大する．逆に閉塞性肥大型心筋症では減弱するため鑑別に有用である．狭心痛は心筋酸素需要の増加による冠血流予備能の低下による．最近では冠予備能の低下は，左室肥大の程度よりも左室仕事量や大動脈弁口面積に狭小化と相関するともいわれている[7]．心房細動が加わると左室の拡張不全，心拍出量の低下，左室拡張末期圧の上昇が起こり，急激に両心不全をきたす[8]．

問題 4

僧房弁狭窄があると左室駆出血流量が減少するため，心エコーでの左室－大動脈圧較差は過小評価される．連続波ドプラの計測は同時期圧較差であり，peak to peakより大きい値となる．重症であるほど大動脈圧のpeakは収縮後期となる．

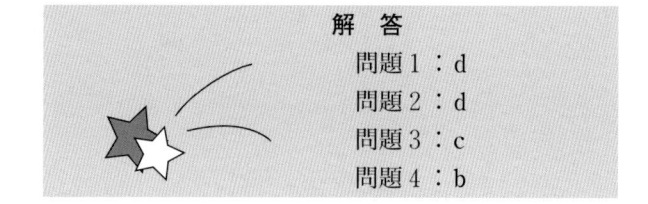

解 答
問題1：d
問題2：d
問題3：c
問題4：b

レベルアップをめざす方へ

最近ではスタチンの投与が大動脈弁の硬化進展を抑制することが報告されている[9)10]．ASの病因がこれまでのリウマチ性から動脈硬化性へと変化していることからも，病変の進行を抑制する目的での早期からのスタチン投与の効果も期待される．

●文　献●

1) Ross J Jr, Braunwald E：Aortic stenosis. Circulation 38(suppl V)：V61-67, 1968.
2) Julias BK, Spillmann M：Angina pectoris in patients with aortic stenosis and normal coronary arteries：Mechanisms and pathophysiological concepts. Circulation 95：892-898, 1997.
3) Passik CS, Ackermann DM, Pluth JR, et al：Temporal changes in the cause of aortic stenosis：a surgical pathologic study of 646 cases. Mayo Clin Proc 62：119-123, 1987.
4) Galan A, Zoghbi WA, Quinones MA：Determination of severity of valvuler aortic stenosis by Doppler echocardiography and relation of findings to clinical outcome and agreement with hemodynamic measurements determined at cardiac catheterization. Am J Cardiol 67：1007-1012, 1991.
5) Pellikka PA, Nishimura RA, Bailey KR, et al：The natural history of adults with asymptomatic, hemodynamically significant aortic stenosis. J Am Coll Cardiol 15：1012-1017, 1990.
6) Shah PM, Graham BM：Management of aortic stenosis：is cardiac catheterization necessary? Am J Cardiol 67：1031-1032, 1991.
7) Rajappan K, Rimoldi OE, et al：Mechanisms of coronary microcirculatory dysfunction in patients with aortic stenosis and angiographically normal coronary arteries. Circulation 105：470-476, 2002.
8) Kelly T, et al：Comparison of outcome of asymptmatic to symptomatic patients older than 20 years of age with valvular aortic stenosis. Am J Cardiol 61：123-130, 1988.
9) Croft LB, Goldman ME：Calcific aortic stenosis：new pathophysiologic insights and possible new medical therapy. Curr Cardiol Rep 5：101-104, 2003.
10) Shavelle DM, Takasu J, et al：HMG CoA reductase inhibitor (statin) and aortic valve calcium. Lancet 359：1125-1126, 2002.
11) 弁膜疾患の非薬物治療に関するガイドライン．Circulation Journal 66（Suppl IV），2002.

[野出　孝一／浅香　真知子]

疾患 7 背が高く指の長い患者 最近夜寝苦しくなる！？

問題編

● 症例呈示

症　例：29歳女性
主　訴：夜間呼吸困難感
現病歴：29歳時に妊娠し，帝王切開にて出産．
出産約3週間後に退院．退院翌日夜間全身倦怠感，呼吸困難感，動悸の自覚があり，救急外来を受診した．
家族歴：父親心不全
既往歴：気管支喘息
初診時現症：身長170cm，体重53kg，体温36.5℃　血圧120/40mmHg，脈拍106/min，意識清明，表在リンパ節触知せず，眼瞼結膜　貧血認めず，眼球結膜黄疸なし，
心音：胸骨左縁第3肋間から心尖部にかけて拡張期早期雑音　Levine III/IV°を聴取，呼吸音　異常なし
腹部平坦・軟，肝脾触知せず，神経学的異常所見なし
脊椎側彎あり　四肢，指が長い
＜初診時の検査所見＞
末血：WBC 6300/μl，RBC3.12×10^6/μl，Hb 10.2 g/dl，Ht 30.4％，Plt255×10³/μl，生化学：TP 5.3g/dl，Alb 3.23g/dl，BUN 12.3mg/dl，CRTN 0.56 mg/dl，Na 140 mmol/l，Cl 109 mmol/l，K 4.0 mmol/l，T-Bil 0.72 mg/dl，GOT 12 IU/l，GPT 9 IU/l，LDH 339 IU/dl，Alp 86 IU/l，Amy 76 IU/l，T-Cho 155 mg/dl，血清：CRP0.6 mg/dl

● 設　問

問題1　心雑音と血圧の所見より考え，ほかに認められる可能性のある所見はどれか？
（1）毛細血管拍動
（2）de Musset's sign
（3）2峰性脈
（4）遅脈
（5）上肢の血圧が下肢より高い
　a（1），（2），（3）　　b（2），（3），（4）
　c（3），（4），（5）　　d（1），（2），（5）
　e（1），（4），（5）

問題2　心雑音をきたした基礎疾患に関する所見として正しいものはどれか？
（1）Wrist signとThumb signがある．
（2）水晶体亜脱臼がみられることがある．
（3）大動脈解離を起こしやすい．
（4）常染色体優性遺伝の形で家族性がみられる．
（5）死因として多いのは，心室性不整脈である．
　a（1），（2），（3），（4）　b（2），（3），（4），（5）
　c（1），（2），（3），（5）　d（1），（2），（4），（5）
　e（1），（3），（4），（5）

問題3　この際，まず行う検査はどれか？
（1）呼吸機能検査
（2）胸部レントゲン
（3）心筋生検
（4）胸部CT
（5）心エコー
　a（1），（2），（3）　　b（2），（3），（4）
　c（2），（4），（5）　　d（3），（4），（5）
　e（1），（2），（5）

88　II. 疾患編

さらに，以下（図1, 2）のような検査所見が得られた．

問題4　治療について正しいのはどれか？
（1）利尿剤使用にて保存的に経過観察する．
（2）β-ブロッカー，ACE阻害剤の使用にて保存的に経過観察する．
（3）大動脈置換術を行う．
（4）大動脈弁，僧帽弁置換術を行う．
（5）大動脈弁，大動脈置換術を行う．
　　a（1），　　b（2），　　c（3），　　d（4），
　　e（5）

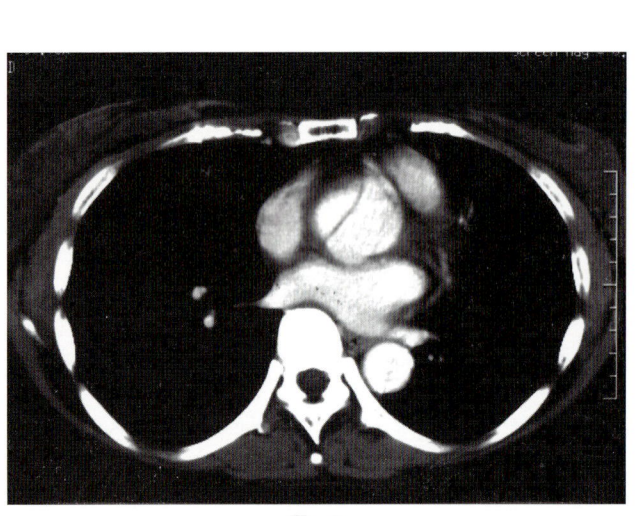

図　1

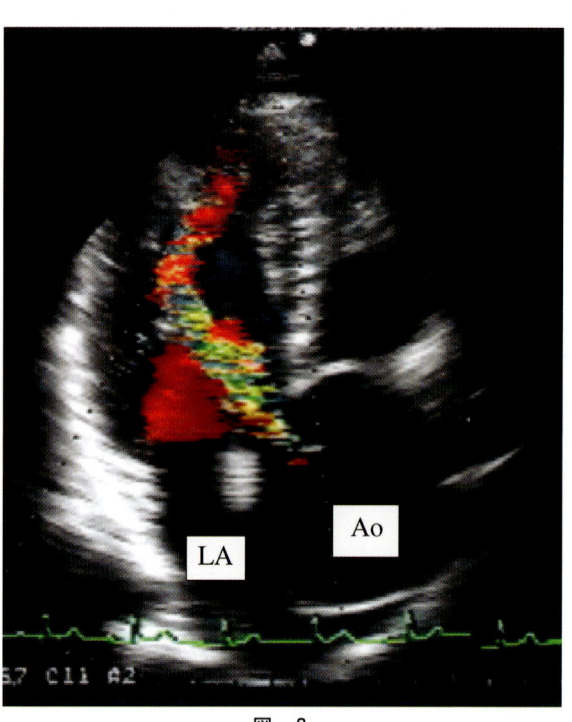

図　2

解　説　編

本例は，出産し，帰宅後に安静度を拡大したため，もともとの大動脈弁輪の拡大に加え，大動脈解離を生じ，大動脈弁閉鎖不全の増悪をきたしたマルファン症候群の1例である．

● マルファン症候群について

1．疾患概念

マルファン症候群は結合組織の先天的代謝異常を基盤とする遺伝性疾患である．多くの人種において発生率は約100,000人に4～6人で，常染色体優勢遺伝の形式をとるが，約25％は家族歴が明らかでなく新規の突然変異によるものである．フィブリリンを含めたmicrofibrilの異常がマルファン症候群の原因であり，第5，15染色体上に存在するフィブリリン1遺伝子またはフィブリリン2遺伝子の異常によることがわかっている（フィブリリン2遺伝子の異常は関節拘縮を特徴とする一異型を引き起こす）[1]～[4]．

2．臨床像
1）心血管系

大血管病変の有無がその予後を左右するといわれている．大動脈病変は中膜の脆弱化により，大動脈解離（多くはDeBakey I型），動脈瘤破裂を生じる．大動脈弁輪部の拡大，弁尖の変化により大動脈弁閉鎖不全が生じる．僧帽弁逸脱，僧帽弁逆流症もマルファン症候群で頻繁にみられる．

＜検査＞
（1）心電図：大動脈弁，僧帽弁逆流が進んでくると，左房負荷（V1でP波の陰性部分が大きい），左室

負荷所見（左室高電位）を認める．
　（2）胸部レントゲン：大動脈弁逆流，僧帽弁逆流による左房，左室の拡大，上行大動脈の拡大を認める．ほか，骨格異常も認める．
　（3）心エコー：大動脈弁輪の拡大，大動脈弁逆流，僧帽弁逸脱，僧帽弁逆流の評価を行う．弁の性状，逆流の程度については，経食道心エコーによる評価も有用である．
　（4）CT, MRI：大動脈起始部の拡大，大動脈解離，大動脈瘤の診断に有用である．

2）眼変化
水晶体偏位（亜脱臼），近視，網膜剥離がある．

3）骨格系
身長が高く，四肢が長いのが特徴である．上半身より下半身が長く，翼幅（arm span）/身長　比が1.05以上である．クモ状指もよくみられ，thum sign（母指をなかに入れて握ると母指が尺側よりはみでる），wrist sign（他方の手首を握ると母指と第5指が重なる）が陽性である．漏斗胸，鳩胸などの胸郭の変形，脊柱の側弯があることが多く，後弯の減少がみられることもある．股臼底脱出，偏平足，関節可動域の開大，高アーチ型口蓋がみられることもある[1) 5)]．

3．治療
慢性期治療：大動脈への負荷をかけないよう，激しい運動は避ける．歯の治療時には感染性心内膜炎の発症予防のために抗生剤を使用する．大動脈の拡張傾向がみられる場合には，β-blocker内服を開始する．

手術適応：大動脈根部の径が約65mmになると大動脈解離のリスクが高くなり，55～60mmでも徐々に拡大傾向があれば，手術適応となる．（大動脈置換術，大動脈弁逆流もあれば，大動脈弁置換術も併せて行う.)

家族歴のある（40歳前に大動脈解離を起こしている）ハイリスク群，1年に0.5cm以上の速さで拡大している場合には，大動脈径が約50mmぐらいでも大動脈置換術の適応である．（とくに妊娠時には，大動脈系が40mmを超えると心血管系合併症のリスクが高くなるため，本人，家族に十分説明し，方針を決定することが必要である．）僧帽弁逸脱に関しては弁置換術を行う[6) 7) 8)]．

● 問題の解説および解答

問題　1
心雑音，血圧より大動脈弁逆流が考えられる．
大動脈弁逆流では，大動脈から左室へ拡張期に血流が逆流するため，脈圧は増大する．（Corrigan波）
○（1）ARでは，Quinckeの毛細血管拍動（爪を圧迫した時に見られる血管床の拍動）をきたす．
○（2）脈圧の増大により，脈拍に伴う頭部の拍動がみられることがある．
○（3）2峰性脈は，IHSS，AR，PDAでみられる．
×（4）ARでは，脈の立ち上がりが速く，速脈をきたす．ASにおいて遅脈が認められる．
×（5）下肢の血圧が上肢より高いのが正常であり，ARでは，さらにこの差が大きくなる（Hill徴候）．

問題　2
○（1）マルファン症候群では，くも状指がよくみられ，thum sign（母指をなかに入れて握ると母指が尺側よりはみでる），wrist sign（他方の手首を握ると母指と第5指が重なる）が陽性である．
○（2）水晶体偏位（亜脱臼）を伴っていることがある．
○（3）マルファン症候群の大動脈解離ではDeBakey I型が多い
○（4）すべてに家族性がみられるわけではないが，常染色体優性遺伝である．
×（5）解離性大動脈瘤の発症によって予後が左右される．

問題　3
×（1）呼吸器疾患が疑われれば鑑別のために施行するが，緊急で行う検査ではない．
○（2）胸部不快，呼吸困難感に対し，呼吸器疾患の有無，心不全所見，また，胸郭異常などの有無の確認を行う．上行大動脈の拡大，また，左心系容量負荷があれば，左房，左室の拡大などがみられる．
×（3）心不全に対し，心筋症が疑われた場合に鑑別診断のため施行するが，緊急で行う検査ではない．
○（4）呼吸器疾患の有無の確認，大動脈拡大，解離の診断に有用である．
○（5）ほかの心疾患の有無の確認，大動脈起始部の拡大，大動脈弁逆流などの評価，僧帽弁逸脱を伴っている場合には僧帽弁の評価，また，心負荷の評価などに有用である．

問題　4
×（1）胸部CTにて上行大動脈解離，心エコーにて，大動脈弁輪拡張，大動脈解離に伴う重度の大動脈弁逆流を認め，緊急手術の適応である．心不全に対しては，利尿剤は血圧などモニターしながら使用してもよい．

×（2）心不全に対する治療である．また，予防薬として，β-ブロッカーは大動脈が拡大傾向にある患者に使用してもよい．

×（3）大動脈解離に，大動脈弁閉鎖不全を合併しているため，大動脈ばかりでなく，大動脈弁置換術を行う．

×（4）マルファン症候群には，僧帽弁逸脱症をきたす症例も多いが，本例では，手術をするほどの僧帽弁閉鎖不全はみられない．

○（5）大動脈弁を含む基部からの大動脈解離の場合，Bentall手術（人工弁付き大動脈置換術，および冠動脈形成術）を行う．

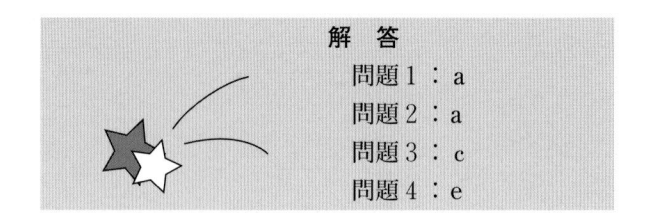

解　答
問題1：a
問題2：a
問題3：c
問題4：e

●文　献●

1) S Lalchandani, M Wingfield：Pregnancy in women with Malfan's Syndrome．European Journal of Obsterics & Gynecology and Reproductive Biology 110：125-130, 2003.
2) Cheistos Alexiou, FRCS, Stephen M Langley, et al：Aortic Root Replacement in Patients With Marfan's Syndrome：The Southampton Experience．Ann thorac Surg 72：1502-1508, 2001.
3) Fabio Quondamatteo, Dieter P Reinhardt, Noe L Charbonneau, et al：Fibrillin-1and fibrillin-2 in human embryonic and early fetal development：Matrix Biology 21：637-646, 2002.
4) Lygia Pereira, Orna Levran, Francesco Ramirez, et al：A Molecular Approach to the Stratification of Cardiovascular Risk in Families with Marfan's syndrome：N Engl J Med 331：148-153, 1994.
5) Barry J Maron, Chair；Lames H Moller, Cochair；Christine E Seidman, et al：Impact of Laboratory Molecular Diagnosis on Contemporary Diagnostic Criteria for Genetically Transmitted Cardiovascular Disease:Hypertrophic Cardiomyopathy, Long-QT Syndrome, and Marfan Syndrome：Circulation 98：1460-1471, 1998.
6) Richard B Devereux, Mary J Roman：Aortic Disease in Marfan's Syndrome：N Engl J Med 340：1358-1359, 1999.
7) REED E PHYERITZ：Disorders of connective tissue：Heart Disease, Braunwarld, 2000-2003.
8) 丸山隆久，戸塚信之，赤羽邦夫，ほか：妊娠中に大動脈解離を発症したMarfan症候群の2例．呼と循41(1)：85-88, 1993.

［谷山　真規子／大　江　　透］

疾患 8 以前より風邪をひきやすかった 最近足がむくんで，急いで歩くと息切れが！？

問題編

症例呈示

症　例：74歳，女性
主　訴：労作時の動悸，呼吸困難
家族歴：特記事項なし
既往歴：特記事項なし
現病歴：正常満期産．幼小児期に心疾患を指摘されたが，成長に問題はなく放置されていた．学童期より風邪をひきやすいと感じていたが，体育の授業などスポーツは他の学生と同様に行うことができた．妊娠歴が1回あり，妊娠後期に軽度の浮腫と息切れがあった．45歳頃に近医で心電図異常を指摘され，その後定期的に経過を観察されていたが，とくに薬物治療は受けていなかった．先日，感冒に罹患した頃より両下腿に浮腫が出現し，また階段を昇ったときや重い荷物を持って平地を歩いたときに動悸，呼吸困難を自覚するようになり当科を受診した．

初診時現症：身長148cm，体重48kg，血圧158/72mmHg，脈拍78/分　不整，意識清明，頸部；頸静脈怒張なし，甲状腺腫脹なし，心；胸骨左縁第2肋間にてⅡ音の固定性分裂，肺動脈弁成分の亢進と収縮期駆出性雑音（Levine Ⅱ/Ⅵ），胸骨左縁第5肋間にてⅠ音の亢進と収縮期逆流性雑音（Levine Ⅱ/Ⅵ）を聴取，

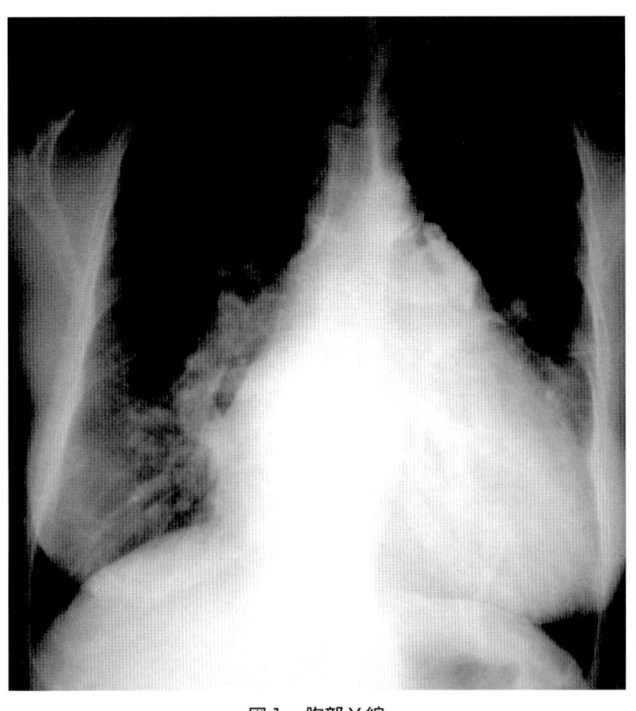

図1　胸部X線

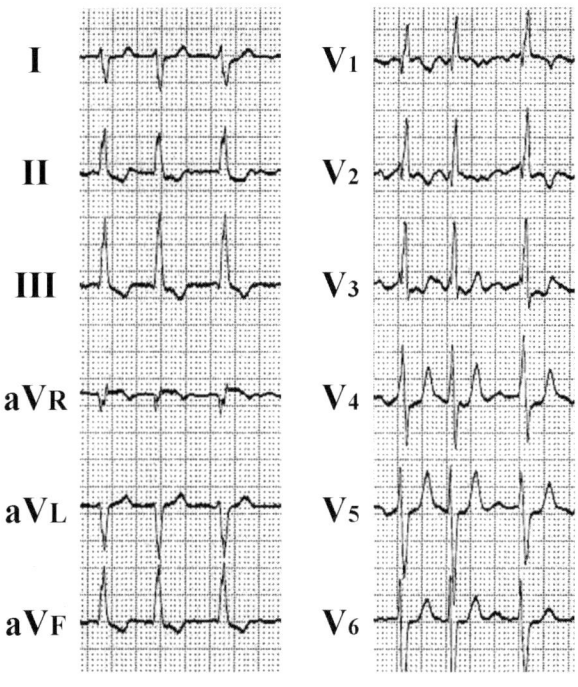

図2　心電図

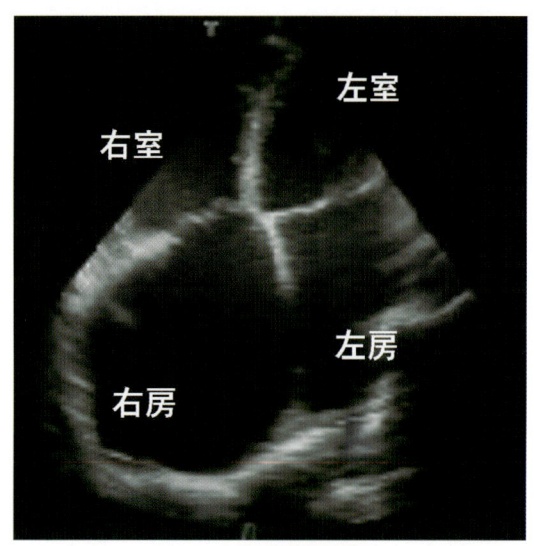

図3　心尖部四腔断層像

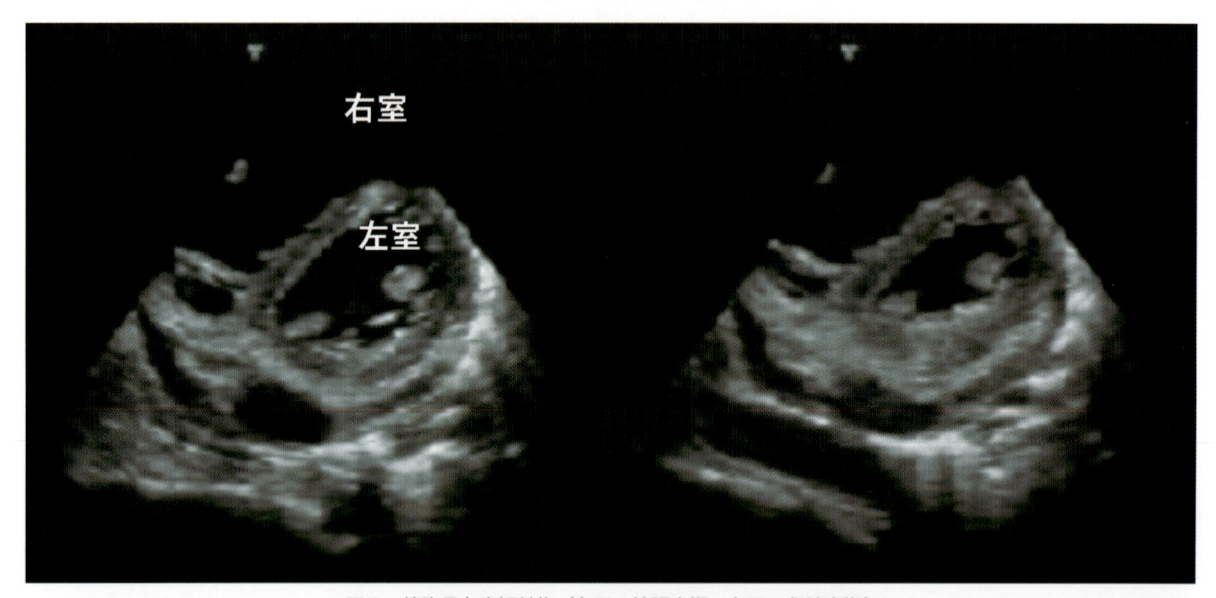

図4　傍胸骨左室短軸像（左図　拡張末期，右図　収縮末期）

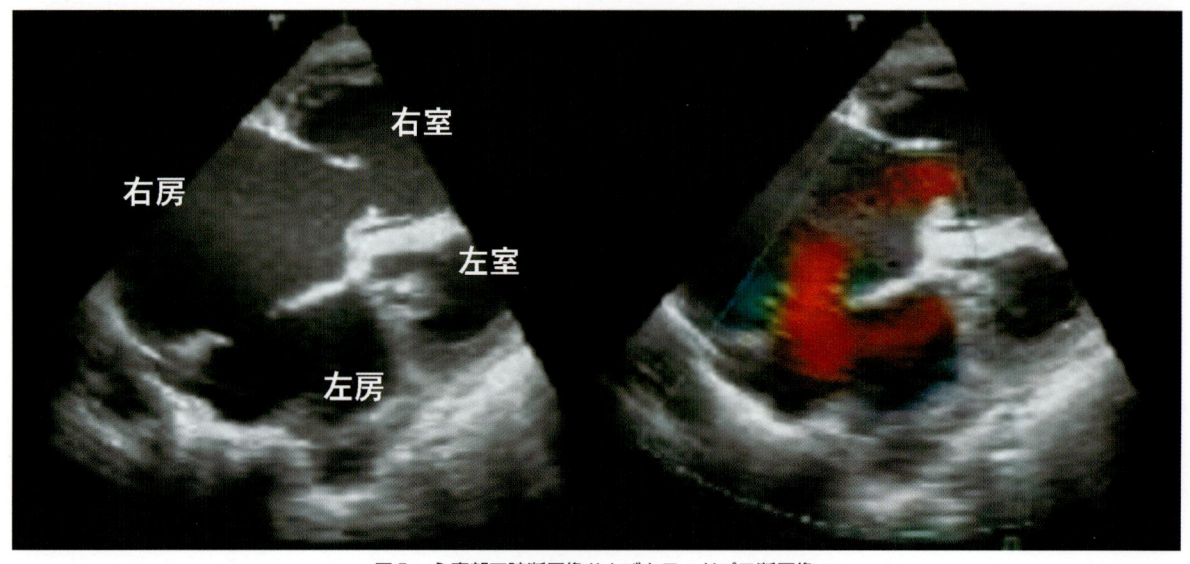

図5　心窩部四腔断層像およびカラードプラ断層像

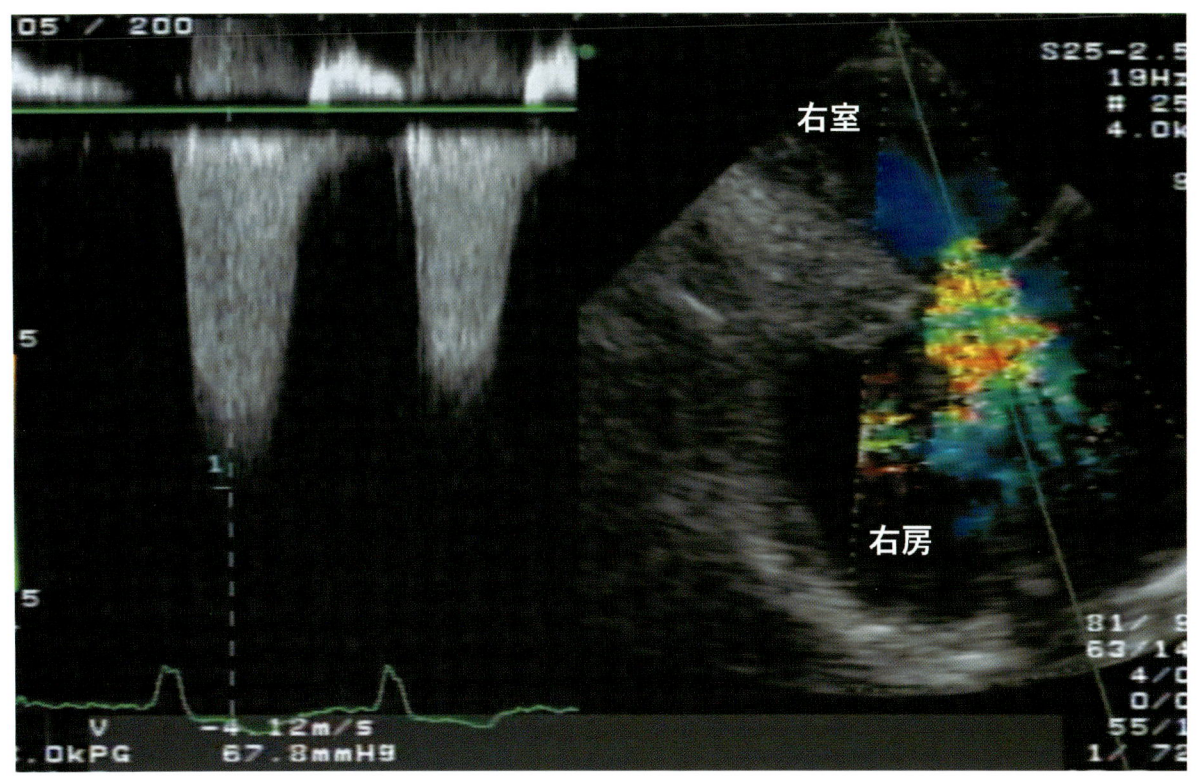

図6 右室流入路カラードプラ断層像および連続波ドプラ血流速波形

呼吸音は異常なし，腹部；平坦・軟，肝を1横指触知する，下腿；軽度の浮腫を認めた．

初診時の胸部X線（図1）および心電図（図2）所見を示す．

胸部X線：右第2弓および左第2弓，第4弓の突出を認め，心胸郭比69％と心拡大が観察される．肺血管陰影は増強している．

心電図：心房細動，右軸偏位，不完全右脚ブロック，V1でR波の増高，V5，6でR波の減高がみられる．

外来で行った心臓超音波検査の結果を図3〜6に示す．

設　問

問題1　身体所見・胸部X線・心電図について，正しいものはどれか？
（1）妊娠後期には循環血液量が増加するため，心不全症状が顕在化することがある．
（2）II音の分裂は肺血流量の増加に関連がある．
（3）胸骨左縁第2肋間の収縮期駆出性雑音は右室流出路の漏斗部狭窄の合併による．
（4）胸部X線における左第4弓の突出は左室の拡大を反映する．
（5）心電図の不完全右脚ブロック様パターンは右室容量負荷を反映する．

a（1），（2），（3）　　b（1），（2），（5）
c（1），（4），（5）　　d（2），（3），（4）
e（3），（4），（5）

問題2　本例の心臓超音波検査の所見について，正しいものはどれか？
（1）図3では著明な右室・右房の拡大がみられる．
（2）図4では心のう液貯留が観察される．
（3）図4の左室は扁平化している．
（4）図5の左→右短絡は拡大した卵円孔を通過している．
（5）図6より，三尖弁逆流の最大血流速度から求めた右室・右房間圧較差は67.8mmHgであり，高度の三尖弁狭窄症が認められる．

a（1），（2），（3）　　b（1），（2），（5）
c（1），（4），（5）　　d（2），（3），（4）
e（3），（4），（5）

問題3　鑑別診断を考えるにあたり，本症と同様に右心系が拡大する疾患はどれか？
（1）催不整脈性右室心筋症
（2）動脈管開存症
（3）心室中隔欠損症
（4）部分肺静脈還流異常症
（5）Epstein奇形

a (1), (2), (3)　　b (1), (2), (5)
c (1), (4), (5)　　d (2), (3), (4)
e (3), (4), (5)

ドプラ法と断層法により計測した肺体血流比（Qp/Qs）は3.1であった．

解説編

心房中隔欠損症について

1．疾患概念

心房中隔欠損症は，左右心房を隔てている心房中隔の一部に欠損を有する疾患である．本症は欠損孔の部位により，二次孔欠損型，一次孔欠損型，静脈洞欠損型，単心房型に分類されるが，一次孔欠損型は心内膜床欠損症の不全型として，単心房型は単心房としても分類され，狭義の心房中隔欠損症は二次孔欠損型と静脈洞欠損型を意味する．二次孔欠損型は卵円孔中央部の欠損で，卵円孔の形成異常が原因と考えられる．静脈洞欠損型は静脈洞の右房への吸収不全を原因とし，上大静脈と結合する静脈洞の一部が欠損する上位静脈洞欠損型，下大静脈と結合する静脈洞の一部が欠損する下位静脈洞欠損型，そして左側静脈洞と心房の間にある左房室間ひだの形成不全を原因とし冠静脈洞と左房の間に交通孔が生じる冠静脈洞欠損型がある．心房中隔欠損症は通常小児期に無症状で経過するため，成人で最も頻度が高い先天性心疾患であり，心房中隔欠損症のなかでは二次孔欠損型が最も多い．本症の女性の頻度は男性の約2倍である．

2．血行動態

欠損孔を通して心房間レベルに短絡をきたす．短絡方向や短絡量は左右心房間圧較差ならびに左右心室のコンプライアンスの差により決定され，通常左→右短絡がみられる．この短絡により右房・右室の容量負荷や肺血流量の増大に伴う肺高血圧症が出現し，加齢とともに徐々に進行する．とくに中・高齢者では加齢によるのみならず高血圧の合併などにより左室コンプライアンスが低下するため病態の進行は加速される．肺血流量の増大による肺高血圧が持続すると肺小動脈の非可逆的な器質的変化が出現し肺血管抵抗の増大による肺高血圧が加わる．このような病態では肺血管抵抗が体血管抵抗を凌駕し，右→左短絡が出現するようになる（アイゼンメンジャー現象）．そして右→左短絡により，静脈系に生じた血栓が心房中隔欠損孔を通過して動脈系の血栓塞栓症を生じる奇異性塞栓のリスクが増大する．

3．症状・自然歴

20〜40歳までの多くの症例が無症状で，短絡血流量の多い症例においても進行が非常にゆっくりであるため症状は乏しい．健診において異常を指摘されて診断されることが多くみられるが，女性では妊娠・出産時に循環血液量の増加に伴って心不全症状が発現し診断されることがある．中・高齢者では肺高血圧や上室性不整脈を来たし，また息切れ，労作時呼吸困難，動悸，易疲労感などの心不全症状を有するようになる．

4．診断・検査所見

1）胸部X線

胸部X線正面像では，右室の容量負荷により左第4弓の突出，心胸郭比の増大がみられ，右房の容量負荷により右第2弓の突出の増大が観察される．また肺血流量の増大を反映して左第2弓の突出，肺門部および肺野の血管陰影増強が観察される．心拍出量が制限されるため大動脈弓は比較的小さい．

2）心電図

右側胸部誘導QRS波は，右室容量負荷により右室内刺激伝導時間が延長するため，rsr'型またはrsR'型の不完全右脚ブロック様心電図を示す．電気軸は通常，正常ないし軽度右軸を呈し，著明な左軸偏位は一次孔欠損型を疑う．II誘導，V1誘導での高いP波は右房負荷を示唆する．加齢に伴い上室性期外収縮，発作性上室性頻拍，心房細動・粗動などの上室性不整脈が出現する．肺高血圧症を合併すると不完全右脚ブロック様心電図が消失し，胸部右側誘導にて陰性T波を認めることがある．

3）聴診・心音図

心房中隔欠損症の特徴的な聴診所見はII音の固定性分裂である．健常人では吸気時に胸腔内圧が低下し静脈還流量が増加するため右室一回拍出量は増加し，一方肺血管床に血液が貯留するため左室一回拍出量は減少する．このため吸気時の肺動脈弁閉鎖は呼気時に比して遅延し，一方大動脈弁閉鎖は早く生じるため，II音の呼吸性変動が出現する．心房中隔欠損症では右心

系の容量負荷により右室一回拍出量が増加しているため，Ⅱ音肺動脈弁成分は遅れⅡ音は幅広く分裂するが，さらに吸気時には静脈還流量は増加するものの心房間短絡量は減少し，呼気時には静脈還流量は低下するものの心房間短絡量は増加するため，右室から駆出される血液量は比較的一定となりⅡ音は呼吸性変動を認めず固定性に分裂することとなる．心房中隔欠損症に伴う右室・右房の拡張は三尖弁輪拡大を来たし，胸骨左縁第5肋間において三尖弁閉鎖不全症による収縮期逆流性雑音を聴取する．さらに肺血液量の増大を反映して，胸骨左縁第2～3肋間にて相対的肺動脈弁狭窄による収縮期駆出性雑音を聴取し，また同様に三尖弁を通過する血液量が増大することにより胸骨左縁第5肋間において相対的三尖弁狭窄によるⅠ音の亢進と拡張期ランブル（Carey-Coombs雑音）を聴取する．本症に肺高血圧症を伴うと肺動脈主幹部の拡張により胸骨左縁第2～3肋間において肺動脈弁閉鎖不全による拡張期逆流性雑音（Graham-Steell雑音）を聴取する．

4）心臓超音波検査

心臓超音波検査は本症の診断に最も有用な検査法であり，①本症の基本病態である右房・右室の容量負荷所見の観察，②確定診断に最も重要な欠損孔の描出，③合併症として生じる三尖弁，肺動脈弁閉鎖不全症ならびに僧帽弁閉鎖不全症の評価，④本症の重症度評価のための肺体血流比（Qp/Qs），肺動脈圧の計測などを行う．通常の心臓超音波検査において，最初に検出される所見は右房・右室の拡大である．右室の拡大が著明である場合には心室中隔の奇異性運動が観察される．そして右房・右室の容量負荷所見がみられた場合には，心房中隔欠損症を疑い，欠損孔の検出を行う．二次孔欠損型における欠損孔の検出は比較的容易であるが，静脈洞欠損型における欠損孔の描出は通常のアプローチ法では困難であり，右側臥位で胸骨右縁アプローチにより左右心房を描出する断面を用いるかまたは経食道心臓超音波法によって欠損孔を検出する．欠損孔の確認には断層像のみではなく，カラードプラ法を用いて短絡血流が欠損孔を通過することを確認し確定診断する．心房中隔欠損症では三尖弁輪部拡大ならびに肺動脈拡張により三尖弁，肺動脈弁の閉鎖不全症を合併することが多く，カラードプラ法により逆流の重症度評価を行う．また，左室の狭小化により僧帽弁下組織の余剰が生じ僧帽弁逸脱を合併することがあるため，僧帽弁複合体の形態評価および逆流の重症度評価を行う．心房中隔欠損症の重症度評価としてQp/Qsならびに肺動脈圧を計測する．Qp/Qsを求めるには，左右両心室流出部においてパルスドプラ血流速波形を記録し，その時間速度積分値と断層像より求めた流出路断面積の積より肺動脈と大動脈のそれぞれの駆出血液量を計測し，これらの比よりQp/Qsを算出する．肺動脈圧は連続波ドプラ法を用いて三尖弁逆流の最高血流速度を求め，簡易ベルヌイ式より右室・右房間圧較差を算出し，平均右房圧を10mmHgと仮定することにより，収縮期右室圧（収縮期肺動脈圧）を推定する．

5）心臓カテーテル検査

十分な心臓超音波所見が得られた場合，心臓カテーテル検査の診断的意義は少ないが，術前における手術適応の再確認と合併病変の評価に有用である．短絡血液量，肺動脈圧，肺血管抵抗を実測する．部分肺静脈還流異常症を合併する場合には，血液酸素飽和度の測定により短絡部位を推定し得る．中・高齢者では冠動脈病変の評価が重要である．

5．治　　療

1）手　　術

治療は原則的に外科的手術により欠損孔を閉鎖する．肺高血圧症が可逆的であり，心不全や不整脈が生じる前に手術を行うことが望ましい．すなわち，診断時にQp/Qsが2以上では手術の絶対的適応であり，1.5～2の場合も一般的には手術が勧められる．心房中隔欠損症の周術期リスクは1％未満とされるため，小欠損孔の症例に対しても奇異性塞栓症の防止を考慮し，手術の説明を促すべきとの意見もある．一方，高度の肺高血圧症を合併する例や右→左短絡例は術後の心拍出量低下，肺高血圧，右心不全の進行が予想され，手術は禁忌である．閉鎖デバイスを用いたカテーテル治療も試みられているが，脱落などの問題があり本邦ではいまだ使用できず，さらなる改良が期待される．

2）肺高血圧症合併例に対する治療

高度の肺高血圧症を合併している場合には手術は禁忌であり，ほかの肺高血圧症と同様に酸素療法と抗凝固薬，抗血小板薬，肺血管拡張薬が投与される．肺血管拡張薬としてはプロスタサイクリンが用いられるほか，エンドセリン受容体拮抗薬，ホスフォジエステラーゼ5型阻害薬が試みられている．

● 問題の解説および解答

本症例は心房中隔欠損症の高齢患者である．症状は最近になるまで乏しかったが，本症の診断時にはすでに高度の肺高血圧が進行していた．短絡は左→右が優位でQp/Qsは3.1と肺血流量の増大した肺高血圧ではあるが，高齢者であるため肺血管病変の進行が推測される．このような高齢者症例の手術成績は若年者と異

なり，必ずしも肺高血圧の改善がみられず，術後にも心不全，不整脈の管理が必要となることが多いとされる．一方，近年の術中，術後管理はすべての手術成績を向上させている．右→左短絡ではない心房中隔欠損症例に対しては年齢を考慮しつつ手術の適応を積極的に考えることが必要である．

問題 1

多くの心房中隔欠損症患者において症状は乏しいが，女性では妊娠後期に循環血液量の増加に伴って心不全症状が発現することがある．加齢に伴い，心不全や不整脈による症状がみられる．肺高血圧症が進行すると呼吸困難，体うっ血症状は著明となる．本症の検査所見は，基本病態である右室・右房の容量負荷および右心不全にもとづく．聴診におけるⅡ音の固定性分裂，三尖弁や肺動脈弁の逆流性雑音，胸部X線における右室・右房の拡大と肺血流量増大所見，心電図における不完全右脚ブロック様所見を含む右室・右房負荷所見は本症の基本病態を反映する．

問題 2

心臓超音波検査は基本病態である右室・右房の拡大および欠損孔の位置，大きさの評価，合併症である三尖弁，肺動脈弁閉鎖不全症ならびに僧帽弁閉鎖不全症の評価，そして肺体血流比（Qp/Qs），肺動脈圧を計測し重症度評価を行う．

問題 3

心房中隔欠損症の鑑別診断としては右室・右房の拡大をきたす心疾患が重要であり，Epstein奇形など高度三尖弁逆流を生じる心疾患，右室心筋症，肺性心や肺動脈性肺高血圧症などがあげられる．本症では通常右室の壁運動は正常で右室の壁肥大をきたすことは少なく，三尖弁の形態異常はみられない．部分肺静脈還流異常症は，血行動態が本症と酷似しているとともに静脈洞欠損型心房中隔欠損症に合併することがあり注意を要する．

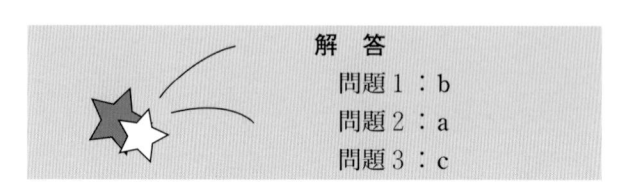

解 答
問題1：b
問題2：a
問題3：c

［川合 宏哉／横山 光宏］

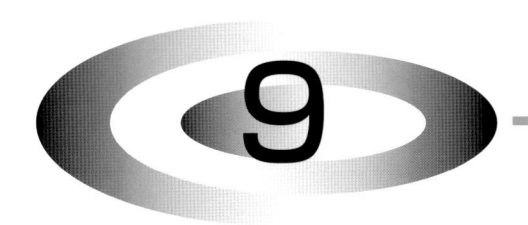

疾患 9 急性心筋梗塞か？胸痛および心電図異常のため緊急冠動脈造影を施行した高齢女性

問題編

症例呈示

症例：80歳　女性
主訴：前胸部圧迫感
家族歴：特記事項なし
既往歴：70歳　高脂血症，79歳　大腸ポリープ，喫煙歴（−），飲酒歴（−）
現病歴：14年前より高血圧症のため治療を受け，心房細動を指摘されている．入院2日前に夫が脳梗塞で倒れ精神的にショックを受けた．入院前日の午後9時頃，食後に休憩していたところ，突然に前胸部圧迫感が出現した．狭心症を疑い，夫が処方されていたニトロペンを舌下したところ症状が少し軽快したため就寝した．しかし，早朝になっても軽度の前胸部圧迫感が持続するため救急車で来院，急性冠症候群を疑われて入院となった．

＜入院時身体所見＞
身長154cm，体重52kg，体温36.6℃，意識清明，脈拍100/min，不整，血圧172/90 mmHg，皮膚に貧血，黄疸，浮腫なく，表在リンパ節触知せず．眼瞼結膜貧血（−），眼球結膜黄疸（−），頸静脈怒張（−），甲状腺腫大（−），心臓の聴診で第Ⅲ音とLevine 3/6度全収縮期雑音を聴取，呼吸音正常，腹部および神経学的所見に異常を認めない．

＜入院時検査所見＞
尿検査：異常なし
末梢血一般検査成績：WBC 11,740/μl, RBC 497×10^4/μl, Hb 15.5g/dl, Ht 45.6％, Plt 281×10^3/μl.
生化学検査成績：TP 7.8g/dl, Alb 3.9g/dl, BUN 17mg/dl, Crnn 0.8mg/dl, Na 142 mEq/l, K 4.4mEq/l, Cl 104mEq/l, T.Bil 0.7mg/dl, GOT 55U/l, GPT 18U/l, LDH 356 U/l, ALP 256 U/l, Amy 64U/l, T.Cho 235mg/dl, TG 204mg/dl, CK 316U/l, CK-MB

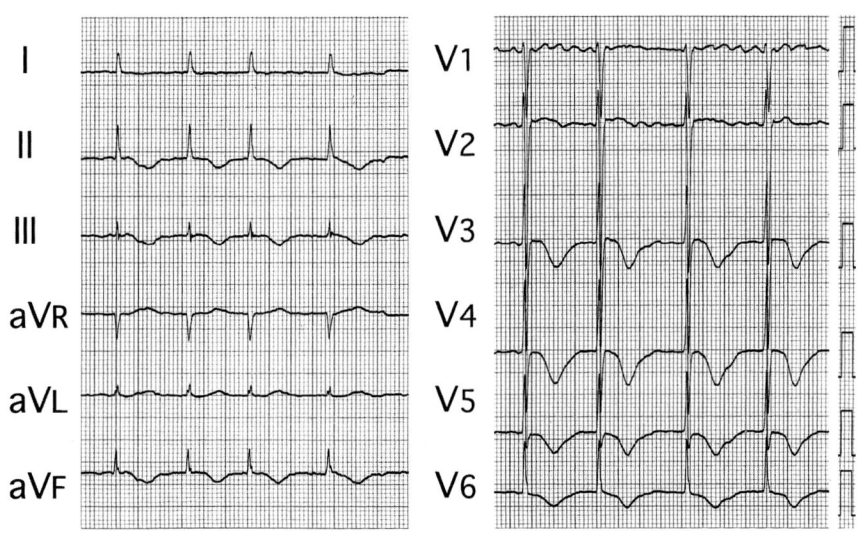

図1　入院時の心電図検査

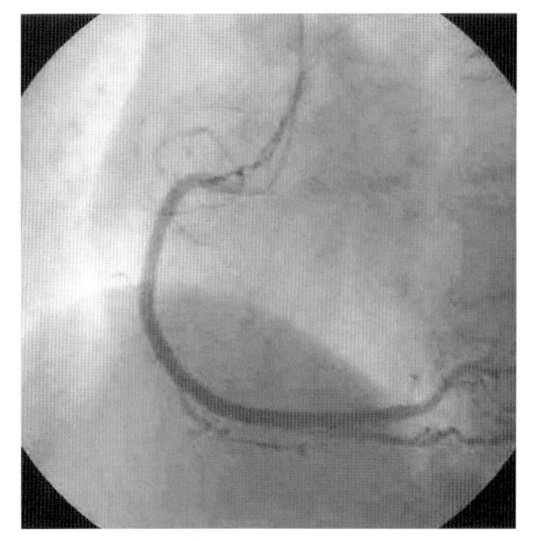

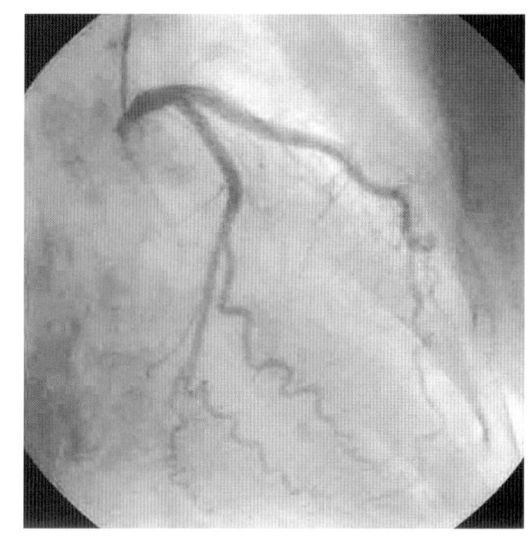

98　Ⅱ. 疾患編

A：右冠動脈　　　　　　　　　　　　　B：左冠動脈

図2　冠動脈造影検査

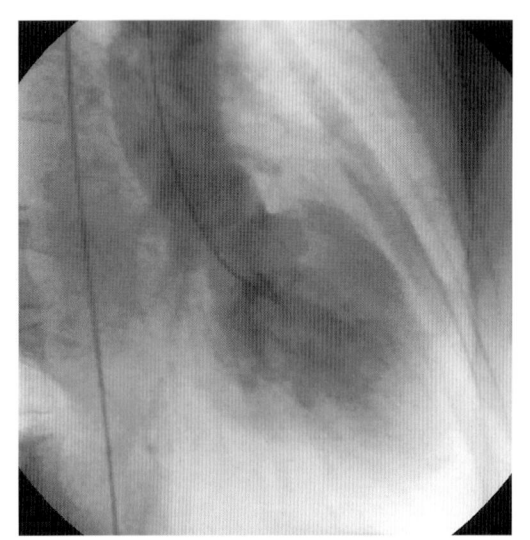

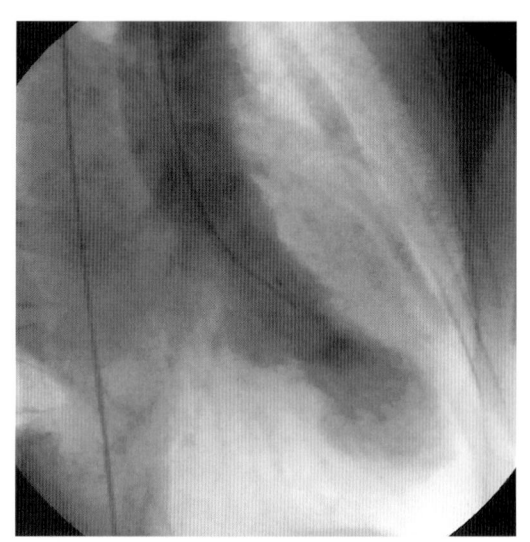

A：拡張終期　　　　　　　　　　　　　B：収縮終期

図3　左室造影検査

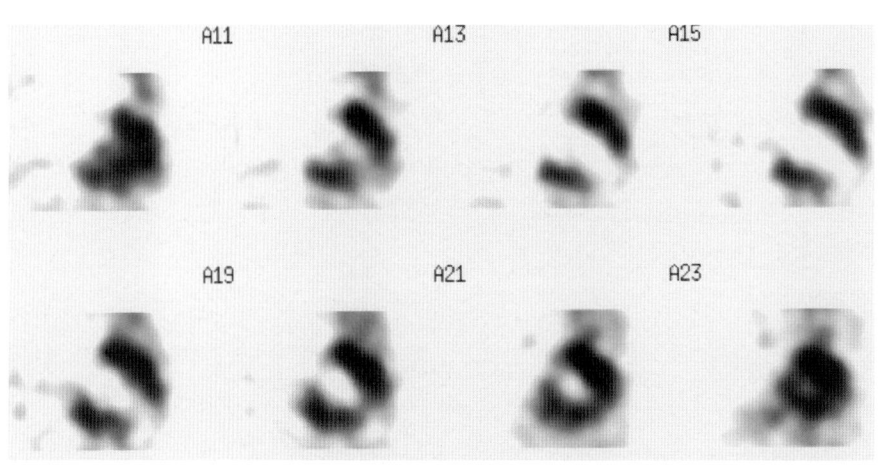

図4　急性期の^{123}I-MIBG心筋シンチグラム

26U/l, CRP 0.21mg/dl, Troponin-T（＋）
胸部X線検査：心胸郭比60％，左房拡大（＋）．
心臓超音波検査：心尖部の無収縮および3/4度の僧帽弁逆流を認めた．入院時の心電図検査（図1），冠動脈造影検査（図2，A：右冠動脈，B：左冠動脈）および左室造影検査（図3，A：拡張終期，B：収縮終期），急性期の[123]I-MIBG心筋シンチグラム（図4，垂直長軸断層像）の結果を示す．

設　問

問題1　本疾患について正しいのはどれか？
（1）高齢者に多い．
（2）女性に多い．
（3）冠動脈に狭窄を認めない．
（4）心筋シンチグラムは正常である．
（5）予後が不良である．

a（1），（2），（3）　　b（1），（2），（5）
c（1），（4），（5）　　d（2），（3），（4）
e（3），（4），（5）

問題2　この症例の治療に適切と考えられる治療薬はどれか？
（1）カテコールアミン
（2）Ca拮抗薬
（3）ワルファリン
（4）β遮断薬
（5）PDE Ⅲ阻害薬

a（1），（2），（3）　　b（1），（2），（5）
c（1），（4），（5）　　d（2），（3），（4）
e（3），（4），（5）

解　説　編

たこつぼ心筋症について

1．総　論

たこつぼ心筋障害（心筋症）は，1990年に佐藤らにより初めて報告[1]された．とくに，本邦においてはその後多くの症例報告や研究がされるようになり，循環器内科医の興味の対象となっている．たこつぼ心筋症の名称は，急性期の左室造影で左心室が心尖部のバルーン状拡張のために蛸漁に用いる壺のような形態を示すことに由来する．英文誌に投稿された論文おいても"takotsubo"（または"tako-tsubo"）cardiomyopathyや，ampulla cardiomyopathyの表現が用いられている．本症の特徴は，transient left ventricular apical ballooning without coronary artery stenosisと表現[2]されるように，心尖部の壁運動異常が急性期後には回復すること，冠動脈造影に異常がないことがあげられる．現在，成因に関して微小循環障害説，カテコールアミン説，多枝攣縮説などの議論があるが，解明はされていない．なお，本症に関しては優れた総説集[3]があるので参照されたい．

2．解　説
1）疾患概念

本症は，急性冠症候群・急性心筋梗塞に類似するが，これらとは異なる病態を指摘することができる．すなわち，本症の特徴は，①突然の胸痛・胸部症状で発症し，心電図変化（ST上昇・異常Q波・T波逆転など）を伴う．②血清心筋逸脱酵素の上昇はないか，あっても軽微である．③冠動脈造影で閉塞や狭窄を認めない．④急性期に左室心尖部が膨隆し心基部が過収縮する特異な形態（たこつぼ様）の壁運動異常を呈し，急性期後には正常化する．⑤しばしば，医療行為を含めた身体的・精神的苦痛ないし緊張が発症の誘因となるなどである[4]．本症の発生頻度は急性心筋梗塞の1～2％であり，頻度は高くないが，急性心筋梗塞との鑑別が重要である．予後は一般に良好であるが，まれに心破裂や死亡例の報告もある．

2）病　因

発症の原因として，冠動脈多枝攣縮，冠動脈微小循環障害，カテコールアミン心筋障害などが考えられているが，いまだ解明されていない．また，おのおのの要因が互いに関連している可能性も指摘されている．

（1）冠動脈多枝攣縮説：佐藤らは，本症の急性期に冠動脈攣縮の誘発試験を行うと，多くの症例で多枝攣縮が証明されたと報告し，それによる stunned myocardium に本症の成因を求めている[1,5]．

（2）冠動脈微小循環障害説：Kurisu らは[201]Tlおよび[123]I-BMIPPの心筋シンチグラムの結果，心尖部の集積低下が[201]Tl，[123]I-BMIPPの順に回復することから，perfusion と metabolism との解離として多枝微小循環障害を推定している[6]．また，微小循環障害の原因に

microvascular spasm を求める見方もある[7]．

（3）交感神経の過剰反応・カテコールアミン心筋障害説：本症では精神的あるいは身体的ストレスが誘因となることが多いため，本症の原因を交感神経の過剰反応やカテコールアミンの増加による心筋障害とする考えがある[8]．

（4）心筋炎説：本症を特異な左心室形態をとる心筋炎とする報告もあるが，発症様式や病理組織学的検討から否定的と考えられている．むしろ，本症の鑑別診断のひとつとして急性心筋炎が位置すると思われる．

3）症候・診断

たこつぼ心筋障害（心筋症）の診断には，特徴的な一過性左室壁運動異常と正常冠動脈所見が必須である．実際の臨床現場では，急性心筋梗塞を疑われ緊急入院し，冠動脈造影検査および左室造影検査により初めて診断されることが多い．また，冠動脈造影を行う前に特徴的な問診内容（高齢女性で精神的ストレスが先行），心エコー所見から本症を疑うことができる場合もある．

現在，河合ら（たこつぼ心筋症（心筋障害）調査研究グループ）により，たこつぼ心筋障害（たこつぼ心筋症）診断の手引き（第2案）（表1）が検討されている[9]．

（1）**臨床症状** 発症の誘因としてしばしば近親の死亡や事故などの精神的ストレスや，手術などの医療行為が認められる．土橋らによると，急性期の症状・徴候として胸痛・胸部不快感などの胸部症状（67％）の頻度が最も高く，心電図異常（20％），呼吸困難（7％），血圧低下・ショック（5％）の順である[2]．胸痛は急性心筋梗塞と同様に強く持続するものから比較的軽いものまでさまざまである．心筋逸脱酵素である血清CK上昇は約半数症例にみられその程度は軽度である．また，血清トロポニンT上昇はより高頻度（72％）に認められている．

（2）**心電図所見** 急性期には急性心筋梗塞に類似したST上昇を高頻度（90％）に認める[4]．また，ST低下や異常Q波（27％）もみられる．心室頻拍や心室細動など重篤な不整脈を合併することもある．比較的特徴的な所見は，亜急性期にみられる巨大陰性T波とQT延長である（図1）[10]．心電図は一連の経時的変化を経て数カ月以内に正常化する．

（3）**左室造影検査** 急性期に左室心尖部を中心に#2〜#4の広範囲なakinesis-dyskinesisと心基部（#1, #5）のhyperkinesisを認め，収縮終期にたこつぼ様形態を呈する（図3）．通常，左室機能は心電図の回復に先行して数週から数カ月以内に正常化する．

（4）**心エコー図** 急性期，左室造影と同様に左室心尖部を中心に広範囲なakinesis-dyskinesisを認める．問診，心電図所見，血液検査などから本症を疑い，心エコー図で特徴的な壁運動異常を確認すれば冠動脈造影や左室造影は必須ではないとの意見もある．

（5）**冠動脈造影検査** 冠動脈造影で器質的有意狭窄または攣縮を認めないことが本症診断基準のひとつである（図2，表1）．

（6）**心臓核医学検査** 本症では心臓核医学検査の異常が特徴的で血流画像，脂肪酸代謝画像，交感神経画像のすべてにおいて心尖部の集積低下が認められる．脂肪酸代謝画像の方が血流画像よりも範囲が広く血流・代謝ミスマッチがあるとする報告がある．Owaらは^{201}Tl，^{123}I-BMIPP，^{123}I-MIBGの3核種を急性期から観察し，いずれも心尖部の集積低下が認められ，なかでも^{123}I-MIBGが心尖部集積低下の程度が最も高度で遷延したと報告している[11]（図4）．

（追記：本症診断の手引き（改訂3案）には，診断の参考事項に「心臓核医学検査において異常所見を認める例がある．」との項目が追加された．）

（7）**心筋生検所見** 特異的な所見には乏しいが，間質の線維増生や軽度の細胞浸潤がみられることがあり，河合らの報告[12]ではカテコールアミン心筋症やストレス心筋症[13]に類似するものがある．

4）治療

たこつぼ心筋障害（心筋症）の病因が不明であるので原因的治療法はない．本症は急性期の心筋ポンプ失調と不整脈をのりきれば予後は比較的良好であるため，本症の治療はこれらの対症療法が主体となる．ある意味では自然回復までの一時的サポートということができる[14]．

軽症で血行動態に破綻のない場合には経過観察のみで十分なこともある．重症の心不全や心原性ショックに陥った場合には，病態に応じて利尿薬，血管拡張薬，心房性ナトリウム利尿ペプチド，カテコールアミン，PDE阻害薬などを投与し，必要があれば大動脈内バルーンパンピング（IABP）や経皮的心肺補助装置（PCPS）を使用する．薬剤抵抗性の致死性不整脈に対しては直流除細動を行う．また，心室内血栓の予防のためにヘパリンまたはワルファリンの投与が必要である．

本症に特異な病態として，心基部の過収縮に伴う機能的左室流出路狭窄がある．Kyumaらは apical ballooningの増悪因子として圧較差を生じる機能的流出路狭窄を考え，β遮断薬を投与したところ，左室内圧較差や壁運動異常，ST上昇などの心電図変化が軽減したとしている[15]．本症の成因に交感神経の過剰反応やカテコールアミンの影響が否定できずβ遮断薬による治療は理にかなったものといえるかもしれない．

表1 たこつぼ心筋障害（たこつぼ心筋症）診断の手引き（第2案）

> **I. 定　　義**
>
> 　　　たこつぼ心筋障害（たこつぼ心筋症）：takotsubo (ampulla) cardiomyopathyとは，急性発症の原因不明の左心室心尖部バルーン状拡張（無収縮）を呈する症例をさす．本症では左心室にあたかも「たこつぼ」様の形態をとる．心尖部の無収縮は，数週から1カ月以内に，大部分の症例において，ほぼ正常化する．
> 　　　心室収縮異常は主に左心室に生じるが，右心室にも認められる例がある．心室流出路機能性狭窄（圧較差，血流速度亢進，心雑音）も観察される．
>
> > （注）ほかの原因，たとえば，脳血管障害患者が，本疾患と同様の心室収縮異常を呈する場合には「脳血管障害に合併したたこつぼ心筋障害」として，特発性と区別して扱う．
>
> **II. 除外項目**
>
> 　　　たこつぼ心筋障害（たこつぼ心筋症）の診断にあたっては，以下の病変，疾患による異常を除外しなければならない．
> 　　　a）冠状動脈の器質的有意狭窄または攣縮．とくに左心室心尖部を含めて広範に灌流する左前下行枝病変による急性心筋梗塞（冠状動脈造影は，急性期の造影が望ましいが，慢性期に行い有意狭窄病変がないか，心室収縮異常形態に関与する病変がないことを確認することが必要である）．
> 　　　b）脳血管障害，c）褐色細胞腫，d）ウイルス性もしくは特発性心筋炎．
>
> > （注）冠状動脈病変の除外には冠状動脈造影が必須である．脳血管障害，褐色細胞腫などでたこつぼ様の心筋障害を合併することがある．
>
> **III. 診断の参考事項**
> 　1）症状：急性冠症候群に類似の胸痛，呼吸困難．症状なく発症することもある．
> 　2）契機：精神的ストレス，身体的侵襲．明らかな契機なしに発症することもある．
> 　3）高齢者ことに女性多い傾向が知られる．
> 　4）心室造影または心エコー図における心尖部バルーン状拡張とそのすみやかな改善．
> 　5）心電図：発症直後はST上昇がみられることがある．その後，典型例では，広範な誘導でT波が陰転し，次第に陰性部分が深くなり，QT延長を伴う．この変化は徐々に回復するが，陰性T波は数カ月続くことがある．急性期に異常Q波やQRS電位差の変化を認めることもある．
> 　6）検査項目：典型例においては，心筋逸脱酵素値上昇は中程度以下にとどまる．
> 　7）予後：大部分がすみやかに回復するが，肺水腫やほかの後遺症を呈する例，死亡例がある．

（河合祥雄，2004[9]）より引用）．

5）予　　後

　たこつぼ心筋障害（心筋症）の予後は一般に良好であるが，まれに心破裂や死亡例の報告がある[16]．Tsuchihashi らの88例の検討によると院内合併症としては，肺うっ血（22％），心原性ショック（15％）がみられカテコールアミン使用例が17％であった．院内死亡は1例であった[2]．また，退院時のNYHAクラスはほとんどがクラスIであり，退院後の再発例は2例（2％），退院後の死亡例は1例（1％）のみであった．

3．類縁疾患
脳血管障害に伴う心筋障害

　くも膜下出血，脳出血，頭部外傷などの疾患でST上昇から陰性T波にいたる心電図変化と一過性の壁運動異常をきたすことが知られている．褐色細胞腫やGuillain-Barré症候群でも同様である．成因にはカテコールアミンによる心筋障害や交感神経の過緊張などが示唆されている[17)18]．

4．患者の生活指導，その他（インフォームドコンセント）

　たこつぼ心筋障害（心筋症）では精神的ストレスあるいは医療行為などの身体的侵襲が誘因となることも多い．再発例の報告もあるため，これらのストレスをできるだけ避けることが必要と考えられる．

● 問題の解説および解答

問題　1
　解説は本文参照

問題　2
　呈示症例は重症の心不全やショック状態には陥っておらず，(1) カテコールアミンと (5) PDE III阻害薬は必要ではない．血圧が高い傾向があり，また，本症の病因に冠動脈攣縮や微小循環障害も考えられるため，(2) Ca拮抗薬は有用と考えられる．(3) ワルファリン，(4) β遮断薬については本文参照．

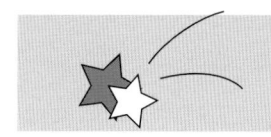

解　答
問題1：a
問題2：d

レベルアップをめざす方へ

たこつぼ心筋障害と左室流出路閉塞

　Villareal RP らは左室流出路ないし中部閉塞に伴って心尖部に壁運動低下を生じ，たこつぼ心筋症を呈すると報告している[19]．従来，たこつぼ心筋障害は虚血その他何らかの心筋障害の主座が心尖部にあり，二次的に心基部が過収縮するとの考えが一般的である．彼らの報告は，いわゆる「たまごが先か，ニワトリが先か」ではないが，たこつぼ心筋障害の発症機序として「心尖部障害が先か心基部過収縮が先か」の問いを投げかけていて興味深い．

たこつぼ心筋症の実験モデル

　Ueyama らはストレスを与えたラットを用いてたこつぼ心筋症の実験モデルを作製し，その発症機序を虚血再灌流や圧負荷に依らない cardiac adrenoceptors の活性化としている[20]．

●文　献●

1) 佐藤　光, 立石博信, 内田俊明, ほか：多枝 spasm により特異な左室造影像「ツボ型」を示した stunned myocardium. 臨床から見た心筋細胞障害, 虚血から心不全まで（児玉和久, ほか編）. pp56-64, 東京, 科学評論社, 1990.
2) Tsuchihashi K, Ueshima K, Uchida T, et al：Transient left ventricular apical ballooning without coronary artery stenosis：a novel heart syndrome mimicking acute myocardial infarction. J Am Coll Cardiol 38：11-18, 2001.
3) 友池仁暢編：特集：たこつぼ心筋障害-概念から治療まで－Heart View 8：2004.
4) 土橋和文, 長谷　守：たこつぼ心筋障害の臨床像. Heart View 8：31-38, 2004.
5) 土手慶五, 佐藤　光, 立石博信, ほか：冠動脈の瀰慢性攣縮により広範な心筋 stunning を呈した5例. J Cardiol 21：203-214, 1991.
6) Kurisu S, Inoue I, Kawagoe T, et al：Myocardial perfusion and fatty acid metabolism in patients with Tako-Tsubo-like left ventricular dysfunction. J Am Coll Cardiol 41：743-748, 2003.
7) 石田良雄, 福地一樹, 宮崎俊一, ほか：たこつぼ心筋症における冠循環異常. Heart View 8：25-29, 2004.
8) Abe Y, Kondo M, Matsuoka R, et al：Assessment of clinical features in transient left ventricular apical ballooning. J Am Coll Cardiol 41：737-742, 2003.
9) 河合祥雄：たこつぼ心筋障害（たこつぼ心筋症）診断の手引き（第2案）作成過程. 心臓 36：466-468, 2004.
10) Matsuoka K, Okubo S, Fujii E, et al：Evaluation of the arrhythmogenecity of stress-induced "takotsubo cardiomyopathy" from the time course of the 12-lead surface electrocardiogram. Am J Cardiol 92：230-233, 2003.
11) Owa M, Aizawa K, Urasawa N, et al：Emotional stress-induced 'ampulla cardiomyopathy' -Discrepancy between the metabolic and sympathetic innervation imaging performed during the recovery course-. Jpn Circ J 65：349-352, 2001.
12) 河合祥雄, 山田京志, 鈴木宏昌："たこつぼ心筋障害"の病理. Heart View 8：39-46, 2004.
13) Cebelin MS, Hirsch CS：Human stress cardiomyopathy：Myocardial lesions in victims of homicidal assaults without internal injuries. Human Pathol 11：123-132, 1980.
14) 斎藤雅彦, 上嶋健治："たこつぼ心筋障害"急性期治療の考え方. Heart View 8：68-72, 2004.
15) Kyuma M, Tsuchihashi K, Shinshi Y, et al：Effect of intravenous Propranolol on left ventricular apical ballooning without coronary artery stenosis (Ampulla cardiomyopathy)-Three cases-. Circ J 66：1181-1184, 2002.
16) 河合祥雄：たこつぼ型心筋障害, またはたこつぼ（Ampulla or Amphora）心筋症. 本邦学会報告例の検討. 呼と循 48：1237-1248, 2000.
17) Kono T, Morita H, Kuroiwa T, et al：Left ventricular wall motion abnormalities in patients with subarachnoid hemorrhage：neurogenic stunned myocardium. J Am Coll Cardiol 24：636-640, 1994.
18) Masuda T, Sato K, Izumi T：Subarachnoid hemorrhage and myocardial damage-from clinical study to animal experiment. 心臓 30：21-34, 1998.
19) Villareal RP, Achari A, Wilansky S, et al：Anteroapical stunning and left ventricular outflow tract obstruction. Mayo Clin Proc 76：79-83, 2001.
20) Ueyama T, Kasamatsu K, Hano T, et al：Emotional stress induced transient left ventricular hypocontraction in the rat via activation of cardiac adrenoceptors. A possible animal model of 'Tako-Tsubo' cardiomyopathy. Circ J 66：712-713, 2002.

［寺崎　文生／北浦　泰］

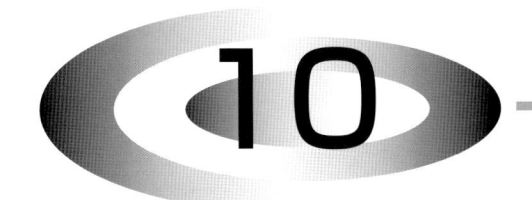

疾患 10 出産直後から息切れ 足のむくみが…！？

問題編

症例呈示

症　例：24歳　女性
主　訴：起座呼吸
家族歴：特記事項なし
既往歴：特記事項なし
嗜好歴：20本/日5年間，機会飲酒
現病歴：生来健康で大病はなく，定期的に内服する薬剤はない．1995年9月27日に妊娠（初回）の診断を受けた．妊娠35週より下腿浮腫が出現し，妊娠中毒症と診断されたが，1996年5月20日に合併症なく，正常男児を経腟分娩できた．しかしながら，分娩当日より動悸，息切れおよび全身倦怠感が出現するようになり，5月26日には夜間に起座呼吸となった．当科救急外来を受診され，胸部単純X線写真にて心陰影の拡大，肺うっ血および両側胸水の貯留を認め，急性肺水腫の診断にて緊急入院となった．

初診時現症：身長157cm，体重79kg，体温36.5℃，呼吸数28/分，血圧118/80mmHg，脈拍140/分整，意識清明，眼瞼結膜　貧血なし，眼球結膜　黄疸なし，呼吸音　両下肺に捻髪音あり，心音　I・II音正常，III音聴取，心雑音なし，肝　右季肋部2横指触知，脾・腎触知なし，下腿浮腫あり，神経学的異常所見なし

＜初診時検査値＞
検尿：蛋白（＋），尿糖（－），潜血反応（－）
末梢血：WBC 13,900 /mL, RBC 485×10⁴/mL, Hb 12.8 g/dL, Ht 41.1％, Plt 15.0×10⁴/mL
生化学：TP 5.1 g/dL, Alb 2.4 g/dL, GOT 448 IU/L, GPT 297 IU/L, LDH 1739 IU/L, ALP 152 IU/L, g-GTP 7 IU/L, CK 36 IU/L, CK-MB 2.7 IU/L, BUN 30.4 mg/dL, Crea 0.9 mg/dL, Na 139 mEq/L, K 4.5 mEq/L, CL101 mEq/L, Amy 99 IU/L, T.Cho 290 mg/dL, TroponinT 0.1 ng/mL以下
血清：CRP 2.1 mg/dL, ANP 334 pg/mL, BNP 1200 pg/mL
凝固検査：PT 55％, APTT 26.4sec, Fibrinogen 217mg/dL, AT-III 93％, FDP 775ng/mL, TAT 17.9ng/mL
動脈血液ガス分析：pH 7.472, PaO₂ 93.8 mmHg, PaCO₂ 32.8 mmHg, HCO₃⁻ 23.7 mmoL/L, B.E. 1.2 mmoL/L, SaO₂ 97.5％（FiO₂ 100％ face mask）

当科入院時と心不全改善時の胸部単純X線写真，心エコーをそれぞれ図1a，bに示す．入院時の心エコーで左室駆出率は32％と低下し，左室心尖部には血栓像を認めた．入院後は安静，減塩の上，酸素吸入をおこない，静注利尿剤に加え，ニトログリセリンおよびドパミンやドブタミンの持続静注を行った．しかしながら，反応は不十分であり，人心房性利尿ペプチド（hANP）やPDE III阻害剤（ミルリノン）の持続静注も併用したところ，十分な利尿が得られ，心不全は改善した．

約1カ月後に心拡大は改善，左室駆出率は50％まで回復し，ワーファリンによる抗凝固療法により血栓像は消失した．

血清のウイルス抗体価はペア血清にて4倍以上の有意な上昇を認めなかった．

設問

問題1　本症例で考えられる疾患はどれか？
（1）拡張型心筋症
（2）肥大型心筋症
（3）急性心筋梗塞

104 II. 疾患編

a

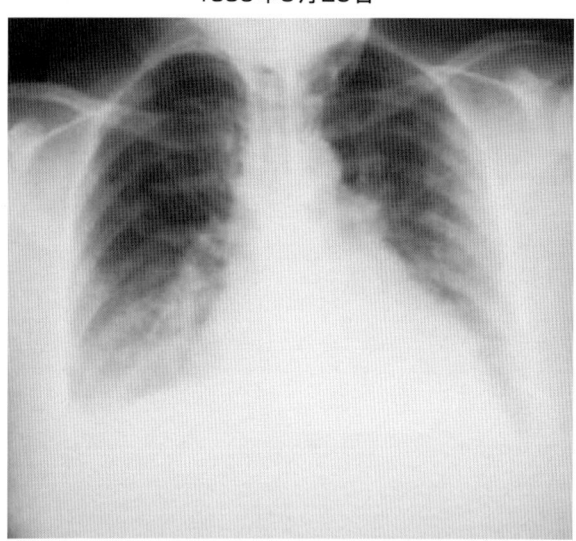

1996年5月26日　　　　　　　　　1996年6月24日

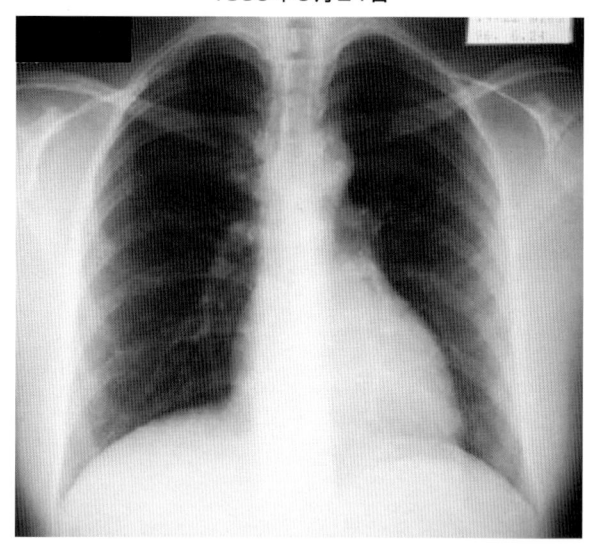

b

1996年5月26日
LVDd 58mm, LVDs 49mm, EF32%

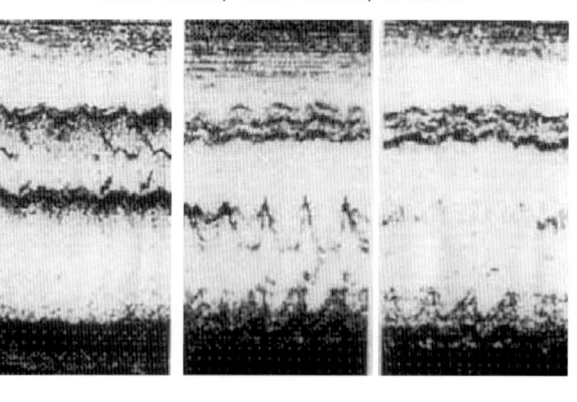

1996年6月24日
LVDd 51mm, LVDs 38mm, EF50%

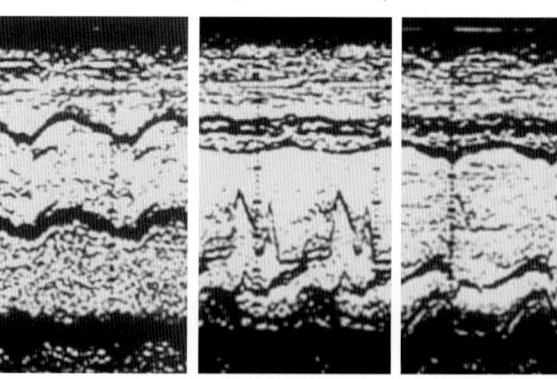

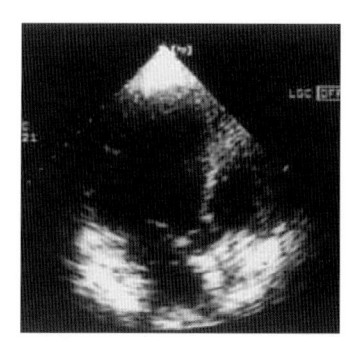

血栓

図1　当科入院時と心不全改善時の胸部単純X線写真(a)，心エコー(b)

（4）薬剤性心筋症
（5）産褥性心筋症
 a（1），（2）　b（1），（5）　c（2），（3）
 d（3），（4）　e（4），（5）

問題2 この症例において基礎心疾患の危険因子と考えられるものはどれか？
（1）若年
（2）妊娠中毒症
（3）喫煙
（4）肥満
（5）単胎妊娠
 a（1），（2），（3）　b（1），（2），（5）
 c（1），（4），（5）　d（2），（3），（4）
 e（3），（4），（5）

問題3 本疾患において正しいのはどれか
（1）血栓塞栓症を合併しやすい．
（2）再発の可能性があり，避妊をすすめるべきである．
（3）6カ月以内に心拡大が改善した例の予後は良好である．
（4）再妊娠での再発は少なく，妊娠は許可してよい．
（5）高齢出産では発症頻度が低下する．
 a（1），（2），（3）　b（1），（2），（5）
 c（1），（4），（5）　d（2），（3），（4）
 e（3），（4），（5）

解　説　編

産褥性心筋症の概説（総論）

　産褥性心筋症は明らかな心疾患の既往のない健康女性が，妊娠・分娩を契機に原因不明の心不全を生じる疾患である．病態は拡張型心筋症に類似するが，明確な診断基準は確立されていない[1]．Hullらによってtoxic postpartal heart diseaseとして報告され[2]，Meadowsが臨床経過や心筋病理所見を分析してから産褥性心筋症の概念が知られるようになった[3]．米国では黒色人種に多く，その発症率は1,300～4,000分娩に1回とされている[3,4]．わが国では馬杉の報告[5]をはじめとしていくつか報告されているが，比較的まれな疾患とされている．原因は明らかでなく，妊娠・分娩を契機に発症し，多くの症例で比較的速やかに心機能の回復が得られていることから妊娠に関連していると考えられている．

主要疾患の解説

1．疾患概念
　分娩後発症例のみを対象として分娩後心筋症とよばれる場合もあるが，妊娠後期発症も含み産褥性心筋症とよばれることが多く，発症時期については報告者によって差異がある．分娩前後に発症したうっ血型心筋症で特発性心筋症のなかでも特異型として扱われ，産褥期に初発する心不全の3分の2，女子のうっ血型心筋症の15～30％とされる[6]．

2．病　因
　原因は明らかでないが，妊娠・分娩を契機に発症する．15～30％の症例に妊娠中毒症を合併するとされ，家族性発症例も報告されている[7]．多くの症例は比較的すみやかに心機能の回復が得られており，再妊娠で再発する例があることから妊娠が発症に関連していると考えられている．妊娠中毒症，遷延分娩，出産に伴う出血，栄養障害，ウイルス感染，胎児・胎盤に対する免疫反応，プロゲステロンによる心筋障害等に関連するとされる説があるが，一致した見解はない．妊娠前の無自覚の心疾患を完全に否定することは非常に困難で，妊娠前から潜在的に心疾患が存在し，本症の発症に妊娠・分娩が増悪因子となっている可能性は否めない．また妊娠に伴う生理的な循環血液量の増加や高心拍出量，分娩後の子宮収縮や胎盤娩出に伴う末梢血管抵抗の増大も病因に関与している可能性もある．海外では経産婦に多いが，本邦では初産婦にも多いとされる[8]．本症の危険因子として高齢出産，妊娠中毒症，多胎妊娠，栄養障害，肥満，喫煙，アルコール中毒などが考えられているが，複数の因子が絡み合っている可能性もある．

3．症　候
　産褥性心筋症に特異的な臨床所見はなく，うっ血性心不全の諸症状を示す．労作時息切れが多く，咳嗽，

下腿浮腫，胸痛，動悸などを訴え，夜間発作性呼吸困難が初発症状として多い．動脈塞栓症や肺血栓塞栓症を合併することもあり，その症状が全面に出ることがある．理学的には心・肺雑音や奔馬調律が聴取されたり，頸静脈怒張や顔面・四肢浮腫など両心不全の所見が認められる．妊産婦には妊娠に伴う浮腫，体重増加，労作時息切れが出現することがあり，心不全症状との鑑別が困難なことがある．また軽度の症状では受診せず，軽症の産褥性心筋症が発見されていない例が存在する可能性も考えられる．

4．診　　断

産褥期以前に心疾患の既往，症状や理学的所見が認められず，分娩後期から産後に発症した原因不明の心筋症を本症とする．原因不明な疾患であり，ほかの心筋症を除外することにより診断されるが，特異的な臨床検査所見はなく，鑑別は困難である．理学検査所見は拡張型心筋症と類似するが，厚生省の特発性心筋症診断の手引きにおいて産褥性心筋症は二次性心筋症として拡張型心筋症と明確に分類されている[9]．

胸部単純X線写真では妊娠に伴う肺動脈の拡張，横隔膜挙上により心胸郭比が拡大してみえ，心不全の判定が困難である場合があり，注意を要する．心電図では洞性頻脈，非特異的ST-T変化，伝導障害，頻脈性不整脈が報告され，ほとんどの症例で異常所見を認める[7]．心エコーでは心房・心室腔の拡大，左室壁運動の低下，僧帽弁・三尖弁・肺動脈弁の逆流，心腔内血栓，心嚢液貯留などが認められ，拡張型心筋症と類似する．本症では心機能の回復が得られる例が多いが，回復の得られない症例もあり，その場合は拡張型心筋症との鑑別が非常に困難となる．心エコー検査は診断に有用で，非侵襲的にくり返しおこなえることから危険因子を有する妊産婦にはおこなわれるべきである．血行動態は肺動脈圧・肺動脈楔入圧の増加，心拍出量の低下が認められるが，高心拍出量を示す例もある．

5．治　　療

原因不明な疾患であり，根本的な治療法はなく，通常のうっ血性心不全の治療に準じる．早期に心不全を改善させることは予後と関連している．心機能が回復できた例は拡張型心筋症以上に予後改善が期待でき，早期の適切な治療が望まれる．栄養障害は発症素因とも考えられ，栄養やビタミン剤の補給も重要である．急性期は安静，減塩，酸素吸入のうえ，必要があれば静注利尿薬，血管拡張薬，強心剤を使用し，内服利尿薬，ACE阻害剤やアンギオテンシンⅡ受容体拮抗薬などのレニン・アンギオテンシン系阻害剤に置換していく．レニン・アンギオテンシン系阻害剤は胎盤や授乳からも移行することから児の糸球体形成不全や腎機能障害を引き起こす可能性があり，その使用には注意を要する．重症心不全で早期に改善が得られない例は死亡率が高く，あらゆる治療手段に反応しない症例には心移植を検討する必要がある．

6．合併症の治療

心腔内血栓や血栓塞栓症の合併が多く，抗凝固療法が勧められる．また血栓塞栓症を発症し，血栓溶解療法が必要となることもある．

7．予　　後

臨床経過はさまざまであるが，50〜60％の症例が産後6カ月以内に完全またはほぼ完全に心機能の回復が得られる．6カ月以内に心拡大が改善した例の予後は良好であるが，慢性的な経過をたどり，臨床症状が増悪する例もある．心拡大が持続した症例は再発率や死亡率も高いとされ，予後は不良である[10]．また左室収縮末期容積が拡大している症例は予後不良とする報告もある[11]．低心機能例では再発率が高いが，心機能が回復した例でも再妊娠で再発する例があり，本症罹患後は避妊を勧めるべきである．

● 問題の解説および解答

34歳，妊娠中毒症を合併した初回妊娠で正常経腟分娩できたが，産褥期に初めて心不全を発症した例である．今までに心疾患を指摘されたことはなく，心不全の治療にて早期に心機能は回復しており，産褥性心筋症と考えられる．

問題　1

産褥性心筋症はほかの心疾患を除外することにより診断されるが，特異的な臨床・検査所見はない．二次性心筋症として拡張型心筋症とは一線を画しているが，鑑別は容易でない．産褥性心筋症の多くは比較的すみやかに心機能の回復が得られており，きわめて難治性である拡張型心筋症との重要な鑑別点である．本症例は心エコーから心肥大がないことは明らかで肥大型心筋症は否定的である．また，胸痛の病歴や心筋逸脱酵素の上昇がないことから心筋梗塞も否定される．定期的に内服する薬剤や化学療法の既往はなく，薬剤性心筋症も否定される．

問題　2

産褥性心筋症は多胎妊娠，子癇前症を伴った場合に

発症率が高く，30歳以上の妊娠例に多い．15～30％の症例に妊娠中毒症を合併するとされる．危険因子として高齢出産，妊娠中毒症，多胎妊娠，栄養障害，肥満，喫煙，アルコール中毒などが考えられている．

問題 3
産褥性心筋症では血栓塞栓症を合併することが多い．妊娠中は血液凝固能を活性化させるエストロゲンが上昇することも関連していると考えられる．6カ月以内に心拡大が改善した例の予後は良好とされ，再妊娠での再発が多く，本症罹患後は避妊を勧めることは重要である．高齢出産では発症頻度が増加する．

レベルアップをめざす方へ

産褥性心筋症例で心筋生検が施行された例は心筋炎の所見を示すことが多く[12]，心筋生検で炎症所見のある症例にプレドニゾロン，アザチオプリンなどの免疫抑制剤が有効であった報告がある[13]．また免疫グロブリン製剤が効果を示した報告もあり[14]，発症や回復様式からも産褥性心筋症と心筋炎との関連性が考えられている．

近年，拡張型心筋症において抗心筋抗体の関与についての報告されているが[15]，本症において子宮筋と心筋との交叉免疫，胎児物質による抗心筋抗体産生による母体心筋の障害が起こる免疫学的機序説がある[16)17)]．産褥性心筋症は拡張型心筋症の一型とされる説もあり，今後の研究が望まれる．

●文　献●

1) Pearson GD, Veille JC, Rahimtoola S, et al：Peripartum cardiomyopathy；National Heart, Lung, and Blood Institute and Office of Rare Diseases (National Institutes of Health) workshop recommendations and review．JAMA 283：1183-1188, 2000.
2) Hull E, Hafkesbring E：Toxic postpartal heart disease．New orleans Med Sci J 89：550-557, 1937.
3) Meadows WR：Idiopathic myocardial failure in the last trimester of pregnancy and the puerperium．Circulation 15：903-914, 1957.
4) Homans DC：Peripartum cardiomyopathy．N Engl J Med 312：1432-1437, 1985.
5) 馬杉復三：妊娠に固有する特発性心筋不全症に就いて．日病理会誌 28：254-259, 1938.
6) Whitehead SJ, Berg CJ, Chang J：Pregnancy-related mortality due to cardiomyopathy：United States, 1991-1997．Obstet Gynecol 102：1326-1331, 2003.
7) Burch GE, Giles TD, Tsui CY：Postpartal cardiomyopathy．Cardiovasc Clin 4：270-282, 1972.
8) 猪尾力：産褥性心筋症．特発性心筋症のすべて．187-195, 1978.
9) 河合忠一：特発性心筋症診断の手引．厚生省特定疾患特発性心筋症調査研究班，昭和60年研究報告集 13-15, 1986.
10) Demakis JG, Rahimtoola SH, Sutton GC, et al：Natural course of peripartum cardiomyopathy．Circulation 44：1053-1061, 1971.
11) O'Connell JB, Costanzo-Nordin MR, Subramanian R, et al：Peripartum cardiomyopathy：clinical, hemodynamic, histologic and prognostic characteristics.
J Am Coll Cardiol 8：52-56, 1986.
12) Felker GM, Jaeger CJ, Klodas E, et al：Myocarditis and long-term survival in peripartum cardiomyopathy．Am Heart J 140：785-791, 2000.
13) Melvin KR, Richardson PJ, Olsen EG, et al：Peripartum cardiomyopathy due to myocarditis．N Engl J Med 307：731-734, 1982.
14) Bozkurt B, Villanueva FS, Holubkov R, et al：Intravenous immune globulin in the therapy of peripartum cardiomyopathy．J Am Coll Cardiol 34：177-180, 1999.
15) Felix SB, Staudt A, Landsberger M, et al：Removal of cardiodepressant antibodies in dilated cardiomyopathy by immunoadsorption．J Am Coll Cardiol 39：646-652, 2002.
16) Becker FF, Taube H：Myocarditis of obscure etiology associated with pregnancy．Nord Hyg Tidsskr 266：62-67, 1962.
17) Yagoro A, Tada H, Hidaka Y, et al：Postpartum onset of acute heart failure possibly due to postpartum autoimmune myocarditis．A report of three cases．J Intern Med 245：199-203, 1999.

［田原　宣広／今　泉　　勉］

疾患 11

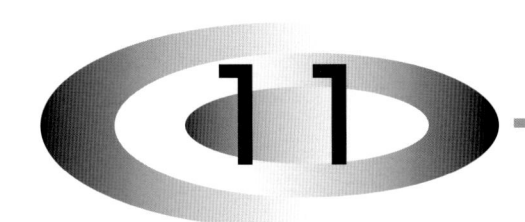

以前から糖尿病 難聴があり過労感が続いた後に息切れをきたした!?

問題編

症例と設問

症　例：60歳，女性
主　訴：呼吸困難
家族歴：母 心疾患で死亡（詳細不明），息子（27歳）難聴，境界型糖尿病
既往歴：23歳 糖尿病，34歳 感音性難聴，51歳 肥大型心筋症
現病歴：23歳に糖尿病と診断され30歳代からインスリン治療を行っている．30歳頃から耳が遠くなり10年前から補聴器を使用している．51歳頃から労作時の息切れを感じるようになり肥大型心筋症と診断され加療されていた．数日前から呼吸困難が増悪し意識混濁も加わり緊急入院した．

＜入院時現症＞
身長143cm，体重28kg，BMI 13.7 kg/m²，意識レベル低下（大きな呼びかけには応答），血圧92/60 mmHg，脈拍112/分，整，眼瞼結膜 貧血なし，眼球結膜黄疸なし，手指振戦なし，IV音聴取，胸骨左縁第4肋間 Levine II/VI収縮期駆出性心雑音，全肺野に湿性ラ音を聴取，肝腫大なし，軽度の下腿浮腫あり

問題1 ただちに行うべき検査はどれか？
（1）血糖値
（2）血液ガス分析
（3）心筋逸脱酵素
（4）脳型ナトリウム利尿ペプチド（BNP）
（5）血中アンモニア値
　　a（1），（2），（3）　　b（1），（2），（5）
　　c（1），（4），（5）　　d（2），（3），（4）
　　e（3），（4），（5）

＜入院時検査成績＞
血算正常，AST 46 /ml，ALT 52 /ml，LDH 364 U/l，T-Bil 0.7 mg/dl，BUN 19 mg/dl，Cr 0.6 mg/dl，Na 143 mmol/l，K 4.4 mmol/l，Cl 106 mmol/l，CK 217 U/l，CRP 0.2 g/dl，FBS 198 mg/dl，HbA1c 7.1％，TC 154 mg/dl，TG 69 mg/dl，HDL-C 49 mg/dl，BNP 478（＞18.8）pg/ml　pH 7.266，pO₂ 54.1 mmHg，pCO₂ 47.2 mmHg，HCO3 21.0 mmol/l，BE －7.1 mmol/l，尿糖（2＋），尿蛋白（－），尿ケトン体（－）
胸部レントゲン：左第4弓の突出．心胸郭比56.2％．両側胸水と肺うっ血を認めた．

問題2 図1は今回入院時および4年前の心電図である．正しいものを選べ．
（1）4年前のV₄₋₆の陰性T波の消失は心室リモデリングの改善を示す．
（2）心室内伝導障害が進行している．
（3）左心室肥大は4年前に比べて減少している可能性がある．
（4）左房負荷が継続している．
（5）心筋虚血が増悪している．
　　a（1），（2），（3）　　b（1），（2），（5）
　　c（1），（4），（5）　　d（2），（3），（4）
　　e（3），（4），（5）

問題3 図2は今回入院時および4年前の断層心エコー図である．正しいものを選べ．
（1）4年前には左室収縮低下は認められなかった．
（2）非対称性左室肥大が進行している．
（3）左室拡大が出現している．
（4）心嚢液貯留が認められる．
（5）僧帽弁逆流は考えにくい．

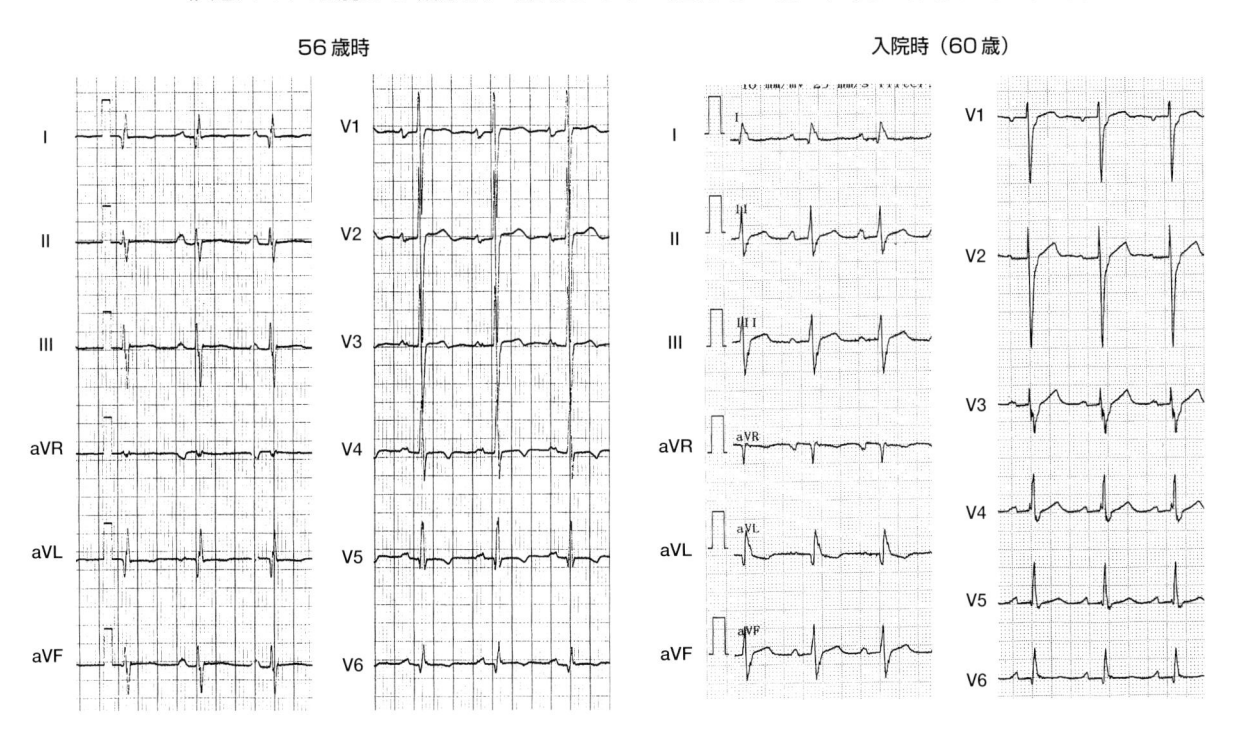

疾患 11. 以前から糖尿病　難聴があり　過労感が続いた後に息切れをきたした！？　109

56歳時　　　　　　　　　　　　　　　　　　入院時（60歳）

図1　心電図

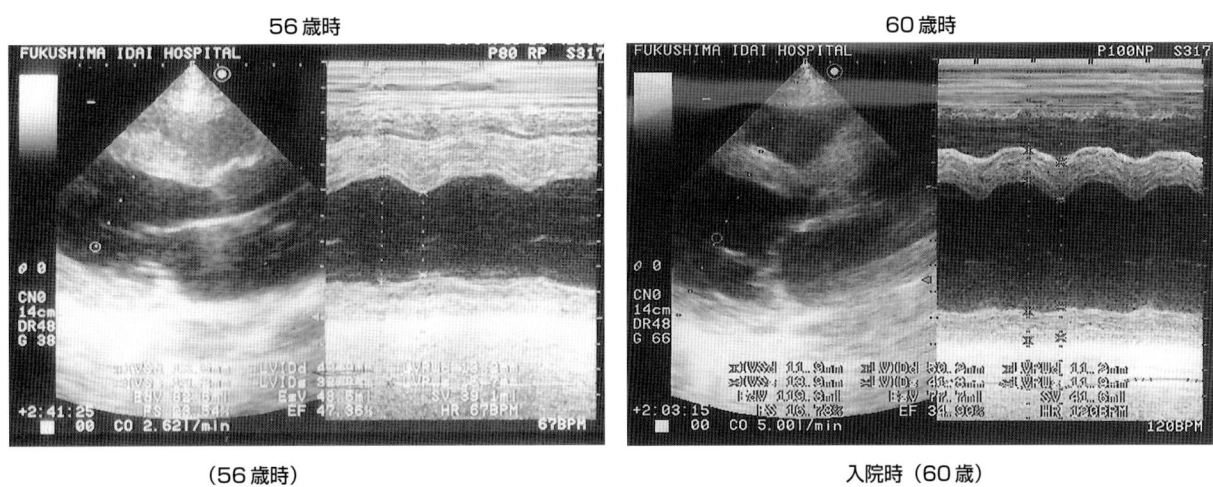

56歳時　　　　　　　　　　　　　　　　　　60歳時

（56歳時）
心室中隔厚（mm）19
左室拡張末期径 43
左室収縮末期径 35
左室後壁厚 13
左房径 43
左室駆出率（％）40
左室短縮率（％）20

入院時（60歳）
心室中隔厚（mm）13
左室拡張末期径 50
左室収縮末期径 42
左室後壁厚 11
左房径 50
左室駆出率（％）35
左室短縮率（％）17

図2　断層心エコー図

a(1) b(2) c(3) d(4) e(5)

入院後，慢性心不全の急性増悪に対して，水分塩分制限，安静，酸素，HANP，フロセミド投与を行いすみやかに呼吸困難は改善した．さらに慢性心不全の改善を図るため AT_1 受容体拮抗薬ロサルタンと β 遮断薬カルベジロールの投与を開始した．併せて糖尿病のコントロールを実施した．心不全が代償されたのち施行した冠動脈造影では有意狭窄病変を認めなかったが，左室造影ではびまん性に収縮低下を認め，左室駆出率（LVEF）は45%，心係数は $1.93\ l/min/m^2$ と低下していた．

問題4 家族歴を調べたところ図3のごとくであった．正しいものを選べ．
(1) 母系遺伝が考えられる．
(2) 本遺伝子異常では脳筋症を呈する場合がある．
(3) 本症の疾患遺伝子は同定されていない．
(4) 肥大型心筋症の所見を呈することはまれである．

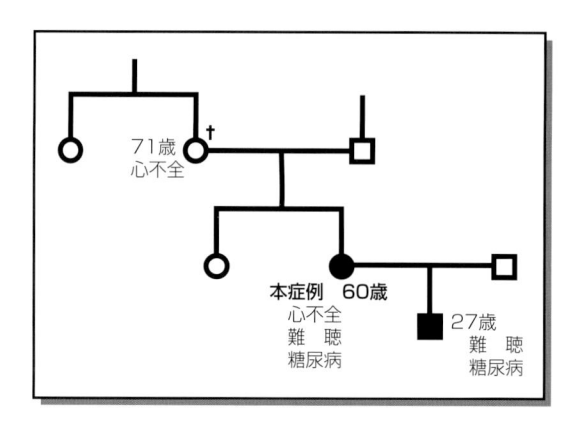

図3 家族歴

る．
(5) 本邦の糖尿病患者の1%に本遺伝子異常が認められる．

a(1), (2), (3)　　b(1), (2), (5)
c(1), (4), (5)　　d(2), (3), (4)
e(3), (4), (5)

解説編

ミトコンドリア心筋症について

1. 疾患概念・症状

ミトコンドリアは細胞内小器官のひとつで細胞に必要なエネルギー（ATP）を電子伝達系における酸化的リン酸化により産生している．ミトコンドリアは1細胞あたり数千個の固有のDNAを有しており，ヒトの場合，おのおののミトコンドリアには16,569塩基対から成る環状のDNAがあり，2つのリボソームRNAと22のトランスファーRNAをコードする遺伝子を含んでいる．

ミトコンドリア病はミトコンドリア機能異常が原因で発症する全身性疾患と定義される．本症例のようにミトコンドリアDNAの異常（置換，欠失，重複，欠乏）が原因である場合が多いが，核にコードされミトコンドリアに局在する蛋白の核遺伝子の変異によっても発症しうる．核遺伝子異常の場合は父親由来の異常も関与しうるがミトコンドリア遺伝子の変異による疾患では母系遺伝を示す．これはミトコンドリアDNAが受精の際，卵細胞から次世代に受け継がれるためである．ミトコンドリア病では各臓器での変異ミトコンドリアDNAの蓄積のパターンが個人により異なるため，脳筋症，糖尿病，感音性難聴，心筋症，心刺激伝導障害などの多彩な臨床症状が出現する[1〜4]．この理由は核DNAと異なりミトコンドリアDNAの変異は個々の細胞において正常DNAと変異DNAが混在する形で各臓器において異なる速度で進行するためでヘテロプラスミーとよばれる．したがって多彩な症状がすべて同時にあらわれるわけではない．

現在まで心筋症をきたすミトコンドリアDNA変異は十数種類が報告されているが最も頻度が高く臨床的に重要なものはミトコンドリアDNAの3243番目の塩基であるAdenineがGuanineへの変異で[3〜6]本症例でも確認された．この変異ではロイシン・トランスファーRNA（tRNA）の機能異常から翻訳障害が生じ，ミトコンドリア内での電子伝達障害が生じ細胞機能不全になると考えられている．

初発症状は多くが30歳頃，糖尿病で気づかれるが感音性難聴が90%の頻度で合併する．ミトコンドリア由来のATPに対するエネルギー依存性の高い膵 β 細胞や内耳聴神経細胞が最も傷害を受けやすいためと推定される．心筋症は糖尿病，難聴に遅れて40〜50歳代で指摘されることが多い．労作時息切れや呼吸困難などの左心不全症状にて発見される場合もあるが，無症状で循環器検診の心電図異常などで発見されるこ

ともありうる．病初期に左室肥大が認められ特発性肥大型心筋症様の特徴を示すことが多い[7)8)]．

2．診　　断

ミトコンドリア心筋症の確定診断はミトコンドリア機能異常の原因となっている遺伝子変異の同定による．ミトコンドリアDNA3243変異に関しては現在，本邦での外注検査が可能であるので臨床徴候や家族歴から異常が疑われる場合には同意を得て本人，家族を含めて検索することが望ましい．本症の患者は小柄でやせている場合が多い．血液検査では血清乳酸，ピルビン酸値が上昇することが知られているが上昇を認めなくとも本疾患を否定は出来ない．

心病変は初期に肥大を示すことが多いが，次第に菲薄化し収縮能の低下を来たし肥大型心筋症の拡張相に類似してくる．洞機能不全，（房室）伝導障害などの電気的障害も心筋の変性脱落に伴って観察される例もある．断層心エコー，^{123}I-MIBGシンチグラフィーは心機能や心筋障害の局在の判定に有用で非侵襲的な観察が可能である．冠動脈は通常，冒されないが，糖尿病性血管障害の合併を監視し管理することになる．心内膜心筋生検では心筋肥大，変性の所見を認めるが特異的ではない．Gomoriトリクローム染色でragged-red fiberが認められることがある．電顕による観察が有用でミトコンドリアの巨大化，膨化，クリスタの消失，類結晶状封入体などの所見を認める．ミトコンドリア変異を伴う糖尿病では末梢神経障害，網膜症，腎症の進行が早い例が多いとされる．

3．治　　療

ミトコンドリア心筋症では糖尿病はすでにインスリン加療を必要とする状態に陥っている場合が多く血糖コントロールのほか，全身合併症の管理が必要である．また，難聴がかなり進行し補聴器を要する場合が多い．本症に対する根治的な治療はなく，コエンザイムQ$_{10}$の投与などが試みられてきたが効果は確立していない．標準的な心不全や不整脈治療のガイドラインに従って管理を行うこととなる．ただし，本症の心不全増悪時には容易に乳酸値が上昇し代謝性アシドーシスをきたすことが多いので血液ガス分析を行い，低酸素血症の改善と同時にアシドーシスの補正に注意する必要がある．

◎ 問題の解説および解答

問題　1

意識障害をきたす程度の呼吸困難では左心不全による肺うっ血に伴う低酸素血症や呼吸性アシドーシスを血液ガス分析により速やかに判断する必要がある．また，病歴から糖尿病に対する30年間のインスリン治療を受けており心不全悪化により摂食が不良になっていながら常用量のインスリンを自己注射していた可能性もあり低血糖の有無はやはり迅速に検索すべきである．冠動脈疾患の既往はないが長年の糖尿病歴と年齢からは急性心筋梗塞による急性心不全の可能性は否定できず，血中心筋逸脱酵素を測定する必要がある．糖尿病では胸痛を伴わずに心不全の増悪が主徴となる急性心筋梗塞がしばしばある．この場合，併せて12誘導心電図を必ず施行しST-T変化やQ波の有無を観察しなければならない．BNPは心不全の液性マーカーとして重症度の把握に有用性があるが迅速性では心エコーなどによる心機能評価が優先されよう．血中アンモニアは肝性脳症を疑う場合に測定する．

問題　2

陰性T波の消失のみで左室リモデリングの変化を判定することは困難である．QRS時間は4年前は0.08秒であったが今回は0.12秒と延長し心室内伝導障害が出現している．固有心筋の傷害の進行が疑われる．V$_{1-3}$誘導のR波高増大は肥大型心筋症での心室中隔肥大で，しばしば観察されるが，4年後には減少しており心室中隔肥大が軽減している可能性がある．ただし，心室内伝導障害も加わってきているため心電図だけで判断せず心エコーなどのほかの所見も考慮する必要がある．左房負荷で認められるV$_1$誘導での陰性P波は4年前も今回も認められる．心筋虚血を疑うST部分の偏位やQ波の出現は認められず心筋虚血に関しては判定できない．

問題　3

左室収縮能の指標である左室駆出率および左室短縮率は56歳時から低下している．肥大型心筋症に認められる非対称性中隔肥大（ASH：asymmetric septal hypertrophy）は56歳時には（心室中隔／左室後壁：18/12＝1.5），今回は（心室中隔／左室後壁：13/11＝1.2）であり現在は軽減していると判断される．一方，左室拡張末期径は拡大傾向を認め，肥大型心筋症にしばしば認められる拡張相への移行と考えられる．左室収縮能の低下とともに心リモデリングは進行していると考えられる．心囊液貯留を疑うecho free spaceは認められない．左房径は増大してきており僧帽弁逆流が生じている可能性がある．

問題 4

本症例の家系では母親を通じた発症が観察され伴性劣性遺伝病やミトコンドリア遺伝子異常による疾患が考えられる．前者では男性のみが発症し女性は遺伝子キャリアとして発病を免れる．本家系では女性にも発病が認められておりミトコンドリア遺伝子異常による遺伝病が疑われる．心筋症，難聴，糖尿病を呈するミトコンドリア遺伝病で臨床的に最も頻度が高いのはA3243G変異であるが，この変異では脳筋症の臨床徴候を呈する場合もある．これはミトコンドリア遺伝子異常の臓器毎の蓄積が個々の家系で異なるためと推定される．3243変異では肥大型心筋症の所見を呈することが多い．これは異常ミトコンドリアの増殖や膨化が関与しているためと推定されている．本症例のように病期が進行すると心筋細胞の変性壊死，組織線維化が起こり肥大所見は消失する．左室の拡張は特発性心筋症に比べて軽度にとどまる場合が多い．本邦の糖尿病患者の1％にミトコンドリア遺伝子3243変異が認められたと報告されている．患者の90％に難聴が認められており，耳の遠い糖尿病患者で本異常を検索し家族歴を詳しく聴取する必要がある．

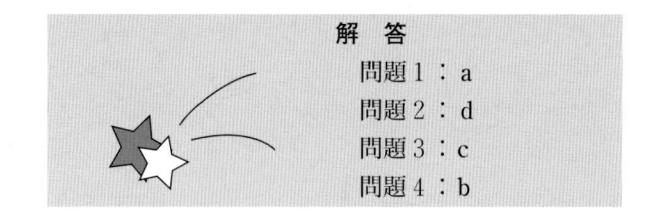

解 答
問題1：a
問題2：d
問題3：c
問題4：b

レベルアップをめざす方へ

ミトコンドリア機能と心障害

従来からミトコンドリアの機能はATPの産生にあることは知られてきたが近年，細胞内カルシウムイオン濃度の調節やアポトーシス関連因子の局在部位としても注目されている．すなわち，細胞のエネルギー代謝のみでなくシグナル伝達，細胞死に直接影響する小器官として，細胞の恒常性の維持に機能している可能性が大きい．心筋細胞はミトコンドリア機能の破綻に感受性が高く，これまでに作製されたミトコンドリア病のモデルマウスが病的心肥大[9]や拡張型心筋症[10,11]を示すことが報告されている．これらのモデルは核でコードされるミトコンドリア局在蛋白の欠損マウスであったが，最近，初めてミトコンドリアDNAの欠失変異マウスが作製された[12]．本モデルでも心伝導障害が確認されている．ミトコンドリア機能の破綻が心筋症の原因の大きな要因となりうることを念頭に原因が未だ不明である特発性心筋症の病因の解明を今後，進める必要がある．

ミトコンドリア病研究の最新の動向

近年，ミトコンドリア遺伝子異常として頻度の高いDNA 3243変異において生じる異常ロイシンtRNAではタウリンによる修飾が欠損していることが明らかになった[13]．とくにMELAS (mitochondrial myopathy, encephalopathy, lactic acidosis, and stroke-like episode) 患者ではUUGコドンの翻訳能が低下し，ミトコンドリア呼吸鎖複合体Iの低下を生じると報告されている．多くの遺伝病が蛋白質の機能異常(酵素触媒能，レセプター結合能，シグナル伝達能など)に起因するのに対して，RNA修飾異常による翻訳の障害に基づく疾患はまれで注目を集めている．

●文　献●

1) Reardon W, Ross RDM, Sweeney MG, et al：Diabetes mellitus associated with a pathogenic point mutation in mitochondrial DNA. Lancet 340：1376-1379, 1992.
2) Ballinger SW, Shoffner JM, Hedaya EV, et al：Maternally transmitted diabetes and deafness associated with a 10.4 kb mitochondrial DNA deletion. Nat Genet 1：11-15, 1992.
3) Zeviani M, Gellera C, Antozzi C, et al：Maternally inherited myopathy and cardiomyopathy：association with mutation in mitochondrial DNA tRNA(Leu)(UUR). Lancet 338：143-147, 1991.
4) Anan R, Nakagawa M, Miyata M, et al：Cardiac involvement in mitochondrial diseases. A study on 17 patients with documented mitochondrial DNA defects. Circulation 91：955-961, 1995.
5) Kadowaki T, Kadowaki H, Mori Y, et al：A subtype of diabetes mellitus associated with a mutation of mitochondrial DNA. N Engl J Med 330：962-968, 1994.
6) 大林利博, 伊藤隆之：日本臨牀 60：535-539, 2002.

7) Yoshida R, Ishida Y, Hozumi T, et al：Congestive heart failure in mitochondrial diabetes mellitus. Lancet 344：1375, 1994.
8) Ueno H, Shiotani H：Cardiac abnormalities in diabetic patients with mutation in the mitochondrial tRNA (Leu (UUR)) gene. Jpn Circ J 63：877-880, 1999.
9) Graham BH, Waymire KG, Cottrell B, et al：A mouse model for mitochondrial myopathy and cardiomyopathy resulting from a deficiency in the heart/muscle isoform of the adenine nucleotide translocator. Nat Genet 16：226-234, 1997.
10) Li Y, Huang TT, Carlson EJ, et al：Dilated cardiomyopathy and neonatal lethality in mutant mice lacking manganese superoxide dismutase. Nat Genet 11：376-381, 1995.
11) Wang J, Wilhelmsson H, Graff C, et al：Dilated cardiomyopathy and atrioventricular conduction blocks induced by heart-specific inactivation of mitochondrial DNA gene expression. Nat Genet 21：133-137, 1999.
12) Inoue K, Nakada K, Ogura A, et al：Generation of mice with mitochondrial dysfunction by introducing mouse mtDNA carrying a deletion into zygotes. Nat Genet 26：176-181, 2000.
13) Yasukawa T, Suzuki T, Ueda T, et al：Modification defect at anticodon wobble nucleotide of mitochondrial tRNAs (Leu) (UUR) with pathogenic mutations of mitochondrial myopathy, encephalopathy, lactic acidosis, and stroke-like episodes. J Biol Chem 275：4251-4257, 2000.

［石川　和信／丸山　幸夫］

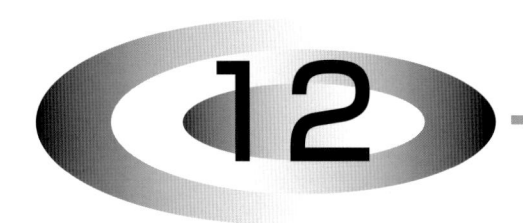

疾患 12　全身性硬化症にて加療中 最近全身倦怠と呼吸困難を自覚!?

問題編

症例呈示

症例：70歳　女性
主訴：呼吸困難
家族歴：特記事項なし
既往歴：特記事項なし
現病歴：約20年前より手のこわばり，レイノー現象あり全身性硬化症（SSc）と診断され内服加療を受けていた．約10年前に間質性肺繊維症（IP）認め，3年前より労作時呼吸困難増悪のため在宅酸素療法（HOT）を導入された．昨年2月の右心カテーテル検査にて平均肺動脈圧（mPAP）35mmHg．12月頃より労作時呼吸困難増悪認め，本年2月胸部レントゲン上心拡大認めたため当院紹介入院となる．

入院時現症：身長149cm，体重44.2kg，体温36.5℃，血圧114/70mmHg，脈拍70/min 整，意識清明，仮面様顔貌，眼瞼結膜 貧血認めず，眼球結膜 黄疸なし，表在リンパ節触知せず，頸部に毛細血管拡張あり，努力性呼吸，心音：清，呼吸音：下肺野に乾性断続性ラ音，肝脾腫：触知せず，腹部：異常所見なし，下腿：浮腫（++），両手指に小潰瘍，疼痛あり．

＜入院時検査所見＞
検尿：蛋白（−），糖（−），潜血（−），細菌（−），蛋白定量：感度以下

末血：WBC 6820/μl（Neu 78.0%，Lym 16.9%，Mo 4.1%，Eo 0.6%，Ba 0.4%），RBC 461x10^4/μl，Hb 14.2g/dl，Hct 42.0%，Plt 26.3x10^4/μl

生化学：Na 133mEq/l，K 4.2mEq/l，Cl 108mEq/l，BUN 26mg/dl，Cr 0.9mg/dl，UA 4.3mg/dl，AST 29 U/l，ALT 34U/l，γGTP 131U/l，ALP 250U/l，LDH 315U/l，TP 6.5g/dl，Alb 3.4g/dl，CRP 2.6mg/dl，

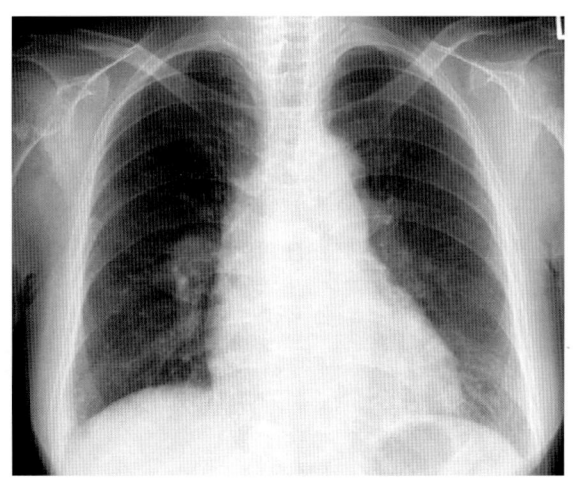

図1　2003年10月23日

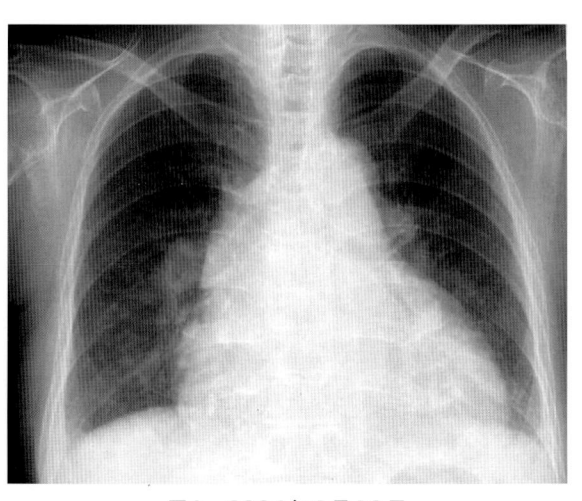

図2　2004年2月10日

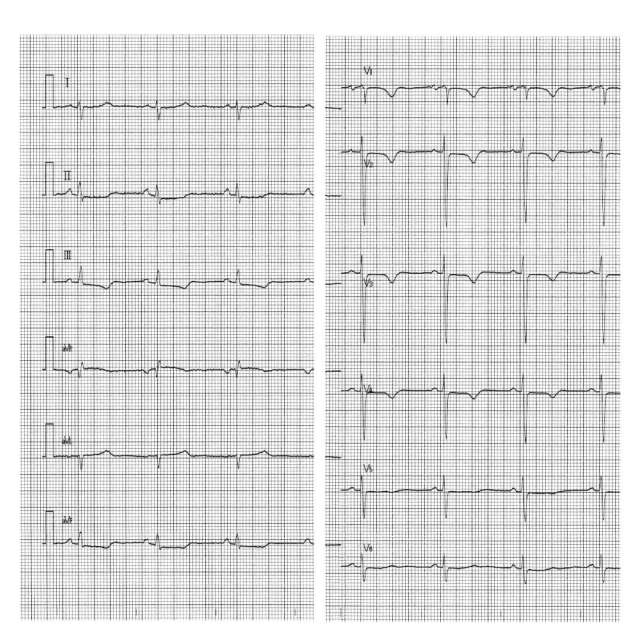

図3　入院時心電図

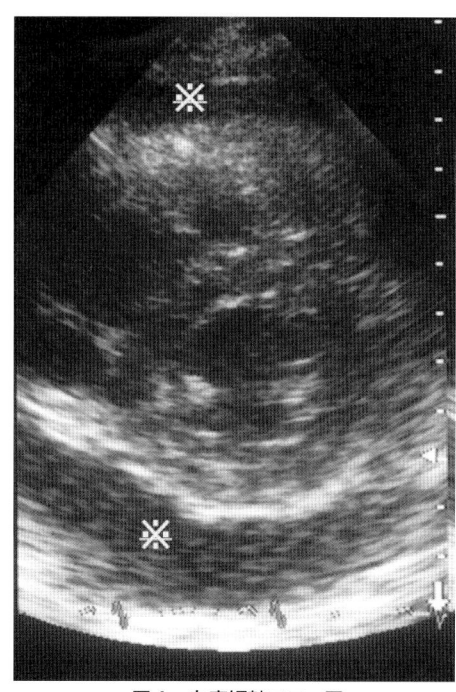

図4　左室短軸エコー図
左室後壁および右室前面に心膜液の貯留を認める（※）.

T-Chol 139mg/dl, TG 69mg/dl, BNP 715pg/ml, ANP 217pg/ml

血液ガス（O₂ 2l/min, nasal）：pH 7.45, pO₂：64.7 torr, pCO₂：26.7 torr, HCO₃：18.3, ABE －4.0, SaO₂：94.2％

胸部レントゲンの経過を図1, 図2に示す.
入院時の心電図を図3に示す.

設　問

問題1　診断に最も必要な検査の組み合わせはどれか.
（1）呼吸機能検査
（2）胸部CT検査
（3）心臓超音波検査
（4）右心カテーテル検査
（5）左心カテーテル検査
　　a（1）,（2）　　b（2）,（3）
　　c（3）,（4）　　d（4）,（5）
　　e（1）,（5）

上記検査にて大量の心膜液の貯留が認められた（図4）. ただちに心膜穿刺を行ったところ, 以下の性状を示した.

心膜液の性状：黄色, 混濁, LDH 231U/l, glucose 86mg/dl, TP 4.7g/dl, ADA 9.5U/l

一般細菌：陰性, 抗酸菌　陰性, 結核菌PCR（－）, 細胞診 Class II

問題2　最も疑うべき診断の組み合わせはどれか.
（1）心不全
（2）悪性腫瘍性心膜炎
（3）感染性心膜炎
（4）膠原病性心膜炎
（5）肺高血圧症の増悪
　　a（1）,（2）　　b（1）,（3）
　　c（1）,（4）　　d（3）,（5）
　　e（4）,（5）

問題3　有用であると考えられる治療法の組み合わせはどれか.
（1）抗生物質
（2）強心剤
（3）利尿薬
（4）副腎皮質ホルモン剤
（5）抗血小板剤
　　a（1）,（2）,（3）　　b（2）,（3）,（4）
　　c（3）,（4）,（5）　　d（1）,（4）,（5）
　　e（1）,（2）,（5）

解　説　編

心膜炎について

1．疾患概念

自覚症状および臨床検査，さらには心臓超音波検査で心膜液貯留の所見をみれば診断は比較的容易である．重要なことは臨床検査および心膜穿刺より得た穿刺液の化学的性状，細菌学的，細胞学的検査により鑑別診断を行うことである．

心膜液貯留をきたす疾患として，以下をまず鑑別する必要がある．

1）感染性心膜炎：ウイルス性としてはコクサッキー，エコー，インフルエンザ，ヘルペスなどが知られ，しばしば心筋炎を合併する．結核性もまず考える必要があるが，最近ではまれである．細菌性としては肺炎球菌，ブドウ球菌，連鎖球菌などがあるが，胸膜や肺からの連続病変，あるいは胸部外科手術，外傷などに引き続き生じる．

2）膠原病性：全身性エリテマトーデス，関節リウマチ，全身性硬化症などに合併しやすい．

3）特発性：原因としてはウイルスが考えられる

4）悪性腫瘍性：大部分が乳癌，肺癌からの転移性である．リンパ腫，白血病，メラノーマなどもある．血性滲出液の場合に疑う．

5）甲状腺機能低下症（粘液水腫）

6）尿毒症性：腎不全末期に約半数に見られる．

7）薬剤性：Procainamide，Hydralazine，Isoniazid，Diphenylhydantoinなどによるループス症候群による．Anthracyclineなどの抗癌剤によっても生じる．

8）心筋梗塞後症候群（Dressler症候群）

9）心臓・大血管の心膜腔への破裂

10）その他（外傷性，医原性，放射線照射など）

2．治療のための診断と検査

外傷などに基づく急激な心膜液貯留の臨床的特徴として，動脈圧低下，静脈圧上昇，心音微弱化が3徴としてあげられている．しかしながら，本症例のような緩徐な貯留の場合この3徴は必ずしも認められず，むしろ頻脈や呼吸困難などの非特異的症状が先行することが多い．うっ血の徴候として頸動脈怒張はほぼ必発で，肝腫大，浮腫を伴う．また，血圧は非代償性に陥るまで正常に保たれる．

1）胸部レントゲン検査：成人では心膜液の貯留が250 ml以下では変化はみられないが，大量（300～500 ml以上）になると，心陰影は左右に拡大し各弓の凹凸が少なく氷のう状を示す．

2）心電図：急性心膜炎では特徴的にほぼ全誘導でSTの上昇をみるが，鏡像的変化を認めない点，ST上昇が凹型の上昇を示す点で心筋梗塞と区別される．心膜液の貯留に伴い，QRS波は低電位となり，電気的交互脈がみられることがあるが，これは心臓が1拍ごとの振子運動（下記参照）のためである．

3）心臓超音波検査：最も診断的価値が高い検査で，まったく症状のないsilent pericardial effusionが偶然みつかることも多い．断層心エコー検査では，少量の心膜液でもecho-free spaceとして描出することが可能であり，ほかの疾患との鑑別にも有用である．心膜液が250 ml以上でecho-free spaceは心臓の周囲に全周性に観察され，さらに高度になると心臓の振子運動がみられる．

4）CT検査：心膜液の検出，その存在部位と量の診断，CT値より血性，非血性の推測が可能である．

3．治　　療

治療方針決定のために行った心膜穿刺の結果に基づき，原因疾患に応じて抗生物質，抗結核薬，抗腫瘍薬，ステロイドなどを用いる．特発性心膜炎やDressler症候群ではステロイドが著効を示すことがある．血行動態が良好で心タンポナーデの所見がなければ，治療目的での心膜液排除を緊急に行う必要はない．

急性心膜炎の場合は，発熱や胸痛が消退するまでは入院・安静とし，胸痛に対して非ステロイド消炎鎮痛薬を用いる．

問題の解説および解答

問題　1

当初，原疾患に伴うIPの増悪，肺高血圧症の悪化を疑っていたが，入院直後の心臓超音波検査にて全周性に心膜液の貯留が認められ，呼吸困難の原因として心膜炎をまず考えた．心膜液は，Mモードにて前後方でそれぞれ15～20 mm幅，心臓の振子運動および右心室による左心室の圧ぱいを伴っていた（図4）．引き続き，右心カテーテル検査および心膜穿刺を行った．

心臓超音波検査：LVDd/Ds 33/32 mm，RVDd 38 mm，

EF 64％，IVC 16mm，TR 3-4/4（PG 70-80mmHg）
右心カテーテル検査：RA（A/V/M）17/13/12，RV（S/D/E）84/12/17，PA（S/D/M）89/36/55，PCW 12

問題 2

　心膜液の性状が滲出性であり，また感染性および悪性腫瘍性は否定的で，血液検査所見ならびに甲状腺および腎機能を検討のうえ，SScに伴う活動性の心膜炎と判断した．

　血液検査：ANAQL 1280，抗SS-A抗体　陽性，抗セントロメア抗体　陽性，抗Scl-70　陰性，その他自己抗体　陰性，TSH 14.0 μIU/ml，FT4 0.9ng/dl FT3 1.9ng/dl

　本症例は入院当初はSScと診断されていたが，抗セントロメア抗体　陽性　より限局型（limited scleroderma）CREST症候群と診断した．

　心膜穿刺に際して400mlの心膜液を採取したところ，自覚症状の改善および胸部レントゲン上の心胸郭比（CTR）も65.6％から55％に，血液ガス（O₂ 2l/min, nasal）も：pH 7.44, pO₂：91.7torr, pCO₂：29.3torr, HCO₃：19.7, ABE－2.8, SaO₂：95.6％に改善した．また，右心カテーテル検査にてmPAP 55mmHgと昨年2月に比べ肺高血圧症の悪化が認められた．

問題 3

　SScに伴う活動性の心膜炎の診断のもと，プレドニン30 mg/日の内服を開始した．CRPも陰性となり，以後CTRの拡大もなく心エコーにて心膜液の増加も認められなかった．1ヵ月間継続投与したのちにプレドニンの減量を行い，症状の悪化を認めず退院となった．

　また，肺高血圧症に対して利尿薬，beroprost sodiumを開始した．退院前にはBNP 173pg/mlにまで改善した．さらに，退院前に行ったカテーテル検査において肺高血圧症の改善を認めた．

　右心カテーテル検査：RA（A/V/M）5/2/1，RV（S/D/E）74/7/7，PA（S/D/M）69/24/40，PCW 2

　肺合併症はSScにおける主な死因であり，約35％に肺高血圧が認められる．通常無症状であるが，肺機能検査により肺活量あるいは拡散能の顕著な低下が認められる．初期症状としては，咳，および胸痛を伴わない労作時呼吸困難がある．とくにIPが顕著でない弧発性の肺高血圧症はCREST症候群と関連がある．

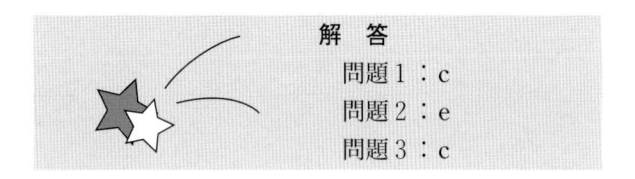

解　答
問題1：c
問題2：e
問題3：c

レベルアップをめざす方へ

膠原病に伴う心血管病変

　膠原病のなかでも全身性エリテマトーデス（SLE）は最も心病変を合併しやすく，SSc，結節性多発動脈炎が続き，関節リウマチではまれである．SLEでは弁膜症を初めとして心膜，心筋，冠動脈を含む"pancarditis"をきたし，さまざまな心合併症をきたす．そのなかでもとくに心外膜炎は半数近くの患者に認められる．典型的な臨床像を示し，胸骨下心臓周囲の痛みを訴え，心膜摩擦音を聴取することもある．滲出液は少量から中等量で，心膜液にLE細胞が検出されることがあるが，心タンポナーデをきたすことはまれである．

　結節性多発動脈炎では冠動脈が侵されることが多く，心筋梗塞に進展することもある．関節リウマチでは心病変を合併することはまれであるが，非特異的なfibrofibrinous 心外膜炎を約30％に合併するといわれている．最近のトピックスとしては，米国女性を対象とした前向き研究において，関節リウマチ患者において心筋梗塞の発症リスクが対象者と比べ有意に高いという興味深い結果が報告されている[3]．

SScに伴う心病変

　SSc性心疾患は，直接心臓に病変が及ぶ一時的なものと，肺病変や腎病変に伴う二次的なものに分けることができる．SSc性心疾患の臨床像は非常に多彩で，潜在性に進行し労作時の呼吸困難，動悸，胸部不快感などの症状で発見され，顕性の心疾患の合併は予後不良である．本症例は限局型皮膚全身性硬化症（CREST症候群）と考えられるが，びまん性皮膚全身性硬化症においては心筋，冠血管および心膜病変の合併は一般的である．冠動脈のれん縮に起因する再灌流傷害の結果として，冠動脈の支配領域

とは無関係な心筋全体におよぶ斑状の繊維化を生じる．また，レイノー現象の寒冷誘発試験中にタリウム心筋シンチグラフィーにて灌流障害の増加や，左室収縮力の低下が観察されることも報告されている．初期には心電図で伝導障害を認め，心エコー検査で拡張障害が認められるが，晩期には左室収縮障害をきたすようになる．初期の無症候性 SSc 患者の 30〜40％に大小の心膜液貯留を認めるが，臨床症状を伴うものや心タンポナーデをきたすものはまれである．興味深い事象として，肺動脈のレイノー現象が SSc で観察される肺高血圧症の原因になっているとも考えられている．

●文　献●

1) Bernadine PH, Schlant RC, Gonzalez EB：The Heart and Connective Tissue Disease. Hurst's THE HEART Eight Edition, pp1921-1935, McGraw-Hill Inc, 1994.
2) Clements PJ：Systemic sclerosis and related syndromes. リウマチ入門 第12版「日本語版」pp414-431, アメリカ関節炎財団 日本リウマチ学会, 2001.
3) Solomon DH, Karlson EW, Rimm EB, et al：Cardiovascular morbidity and mortality in women diagnosed with rheumatoid arthritis. Circulation 107：1303-1307, 2003.

［瀧原　圭子］

疾患 13　2年前より原因不明の心不全を指摘されている !?

問題編

症例呈示

症　例：59歳　男性
主　訴：浮腫，呼吸困難
家族歴：特記事項なし
既往歴：45歳より高血圧を指摘されたが，放置していた．
現病歴：2001年10月胸痛と息切れを主訴に他院に入院し，心臓カテーテル検査を受けた．冠動脈造影では有意狭窄はなく，左室収縮も正常であったが，中等度の左室肥大を認めた．このため，高血圧とそれによる心肥大と診断され，降圧剤の投与を受けていた．しかし2002年になり下肢の浮腫を認めるようになった．心不全と診断され，利尿剤の投与を受け軽快したが，その後も下肢の浮腫はくり返し出現し，そのたびに心不全として利尿剤の投与を受けていた．心エコーでは心肥大はあるが，左室収縮は正常範囲に保たれているといわれていた．2004年6月下肢の浮腫と呼吸困難を主訴に当院救急外来を受診した．

＜検査所見＞
末血：WBC 8,300×10　RBC 482　HB 15.3　Ht 45.8
生化：AST 25 IU/l, ALT 19 IU/l, ALP 141 IU/l, LAP 43U, LDH 666IU/l, GGT 10 IU/l, T-Bil 0.5mg/dl, TP 5.3b/dl, Alb 2.6g/dl, CHE 2040IU/l, BUN 18mg/dl, Cr 0.9mg/dl, UA 5.6mg/dl　T-Chol 220mg/dl, TG

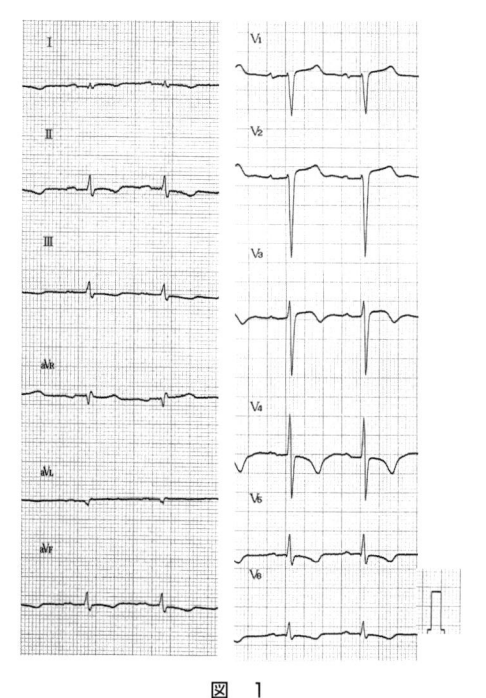

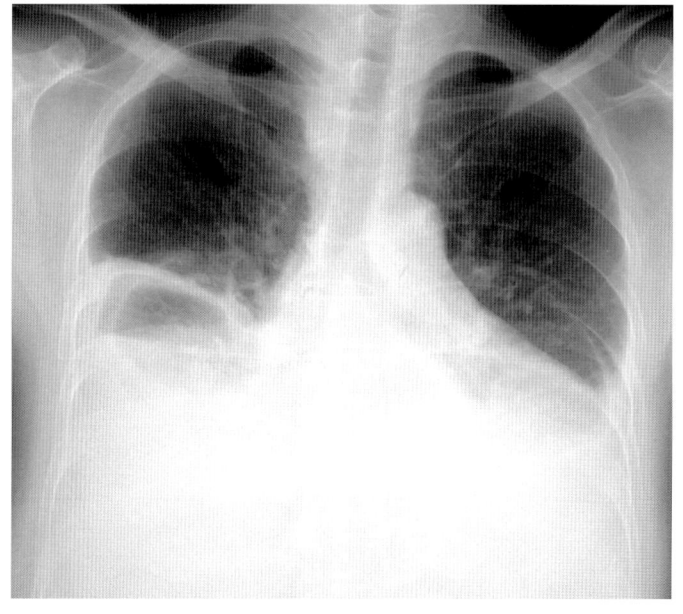

図　1

図　2

120 Ⅱ. 疾 患 編

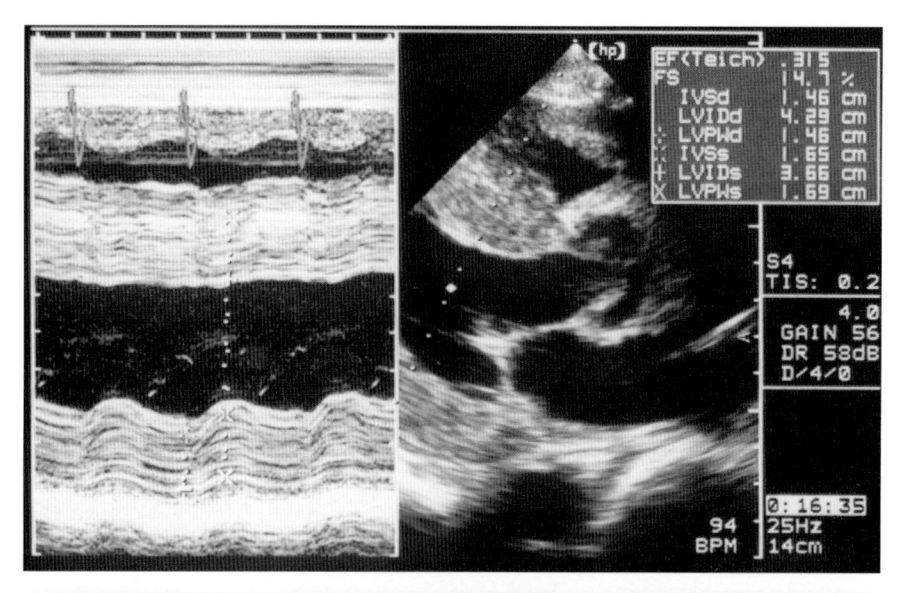

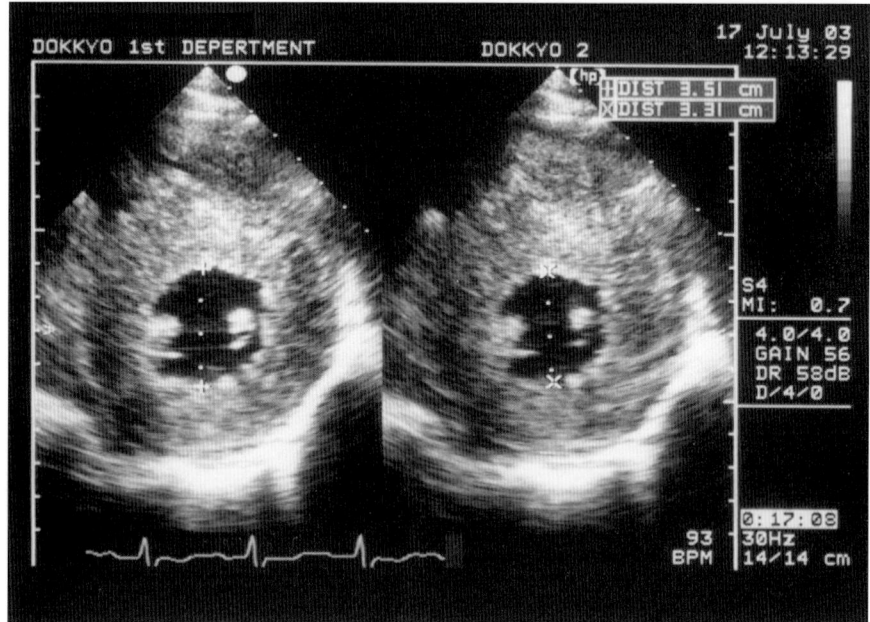

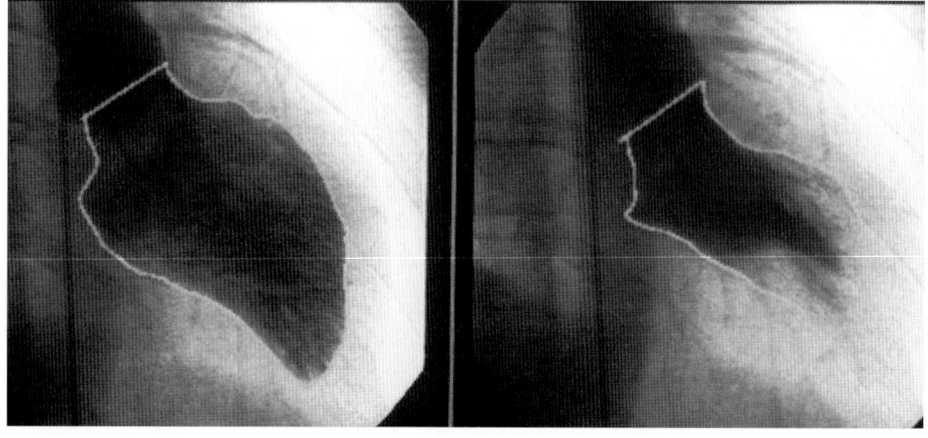

図　3

図　4

118mg/dl, HDL 50mg/dl, BS 115mg/dl
血清：CRP 0.5 mg/dl

胸部X線と心電図，心臓超音波検査，また入院中に行った心臓カテーテル検査の結果を示す．冠動脈造影は呈示しないが，有意狭窄はなかった．

設問

問題1　検査所見で正しいものはどれか
（1）肺水腫である．
（2）低電位である．
（3）心筋のエコー輝度が増加がみられる．
（4）ASHがみられる．
（5）心嚢液貯留がみられる．
　　a．（1），（2）　　b．（1），（5）
　　c．（2），（3）　　d．（3），（4）
　　e．（4），（5）

問題2　カテーテル検査から認められる所見はどれか．
（1）右房波で深い急峻なy下降がみられる．
（2）dip & plateauがみられる．
（3）巨大v波がみられる．
（4）左室の収縮低下を認める．
（5）僧帽弁閉鎖不全症をみとめる．
　　a．（1），（2）　　b．（1），（5）
　　c．（2），（3）　　d．（3），（4）
　　e．（4），（5）

問題3　診断として正しいものはどれか．
　a．収縮性心膜炎
　b．肥大型心筋症
　c．心サルコイドーシス
　d．心アミロイドーシス
　e．陳旧性心筋梗塞

解　説　編

1．疾患概念

アミロイドーシスは線維構造をもつアミロイドが全身臓器に沈着し，障害を引き起こす疾患群である．全身性アミロイドーシスは下記の5つに主に分類される．

1）免疫細胞性アミロイドーシス（ALアミロイドーシス）

原発性および骨髄腫に伴い，免疫グロブリンのlight chain由来で，λ鎖とκ鎖由来とがある．

2）反応性AAアミロイドーシス

急性期タンパクのserum amyloidに由来するAmyloid Aタンパクが沈着する．慢性関節リウマチに続発する．

3）家族性アミロイドーシス

遺伝子の異常で起こる．ニューロパチーを起こす．

4）透析アミロイドーシス

透析患者の骨，靭帯，関節にβ_2ミクログロブリン由来のアミロイドが沈着し，手根管症候群を起こす．

5）老人性TTRアミロイドーシス

トランスサイレチンが沈着する．

上記のなかで心臓への沈着の頻度が高いのは1）と3）であるが，3）自体の頻度はまれである．心アミロイドーシスは男性のほうが女性より多く，35歳以下はまれである[1]．アミロイドは心筋線維の間に沈着する．そのため，心室は厚く，硬く，拘束型心筋症を引き起こす．

2．臨床症状

1）拘束型心筋症

右心不全が主であり，発作性夜間呼吸困難や起座呼吸を伴わない，末梢の浮腫を示す．

2）心　不　全

アミロイドの心房への沈着から左房収縮が低下するため左房からの流入が減少し，心不全の要因となる．正常の冠動脈造影にもかかわらず，狭心症が出現することもある．収縮障害がおこると心不全が出現する．

3）起立性低血圧

約10％にみられる．自律神経や血管へのアミロイドの沈着が主な原因であるが，腎アミロイドーシスによるネフローゼによることもある．

4）不　整　脈

心室性不整脈，心房性不整脈，伝導障害があり，突然死や，失神の原因となる．

3．臨床所見

弁にアミロイドが沈着して肥厚し，心雑音を聴取することがあるが機能障害をおこすことは少ない．右心不全から頸静脈怒張，肝腫大，末梢の浮腫がみられる．また脈圧が小さい．

4. 検査所見

1）胸部X線
拘束型心筋症では心胸比は正常であるが，収縮障害を伴うと心拡大を示し，左心不全の出現で肺うっ血がみられる．

2）心電図（図5）
しばしば正常であるが，低電位とV1, V2におけるR波の減高，消失ならびに下壁誘導におけるQ波の出現を示し，心筋梗塞との鑑別が重要である．不整脈としては心房細動の頻度が高い．心室性不整脈，房室伝導障害もみられ，突然死の原因となる．洞不全症候群のみられることもある．

3）心エコー
心室壁の肥厚，心室腔の狭小化，心房の拡大がみられる．エコー輝度の増加したgranular sparkling textureは特徴的である．ドップラーで拡張障害が著明である．弁にアミロイドが沈着し，肥厚することがあるが，動きは障害されることは少ない．心嚢液によるecho free spaceがみられることもある．

4）核医学検査
99mTcピロリン酸シンチで陽性像がみられる[2)3)]．インジウムでラベルした抗ミオシン抗体で検出できる．123I MIBGではdenervationが検出される[4)]．

5）心臓カテーテル検査
拘束型で，収縮障害がみられなければ，左室収縮は正常に保たれており，心肥大が著明で，左室内腔の狭小化がみられる．収縮障害が出現すると駆出率の低下，左室の拡大がみられるようになる．右室圧波形でdip & plateauおよび右房波形で深い急峻なy下降がみられる．これは収縮性心膜炎でもみられ，鑑別が必要である．血行動態では左室と右室の拡張期圧の違いがみられ，収縮性心膜炎との鑑別となる．

5. 診断

ゴールデンスタンダードは腹部脂肪組織の吸引や，直腸，歯肉，骨髄，肝臓，腎臓，心筋の生検により得られた組織のコンゴーレッド染色である．免疫組織化学染色によりアミロイドの同定ができ，アミロイドーシスのタイプの診断ができる．

生検以外では心電図のlow voltageと心エコーの左室中隔の肥厚，granular sparkling texureが診断的価値が高い[5)]．

6. 治療

心アミロイドーシスの予後は非常に悪い．診断がついてからの平均余命は6カ月未満であり，5年生存率は10％未満である[6)]．

治療は心不全に対する対症療法が主体となるが，アミロイドーシスの心不全おいて，ジギタリスはアミロイドと結合し，ジギタリスの効果を増強させ中毒を起こしやすくなる[7)]．またニフェジピンもアミロイドと結合し，陰性変力作用で心不全を悪化させる可能性があり[7)8)]，また利尿剤や血管拡張剤もhypovolemiaに注意して使用する必要がある[9)]．

また房室ブロックにたいしてはペースメーカーの適応となる場合がある．

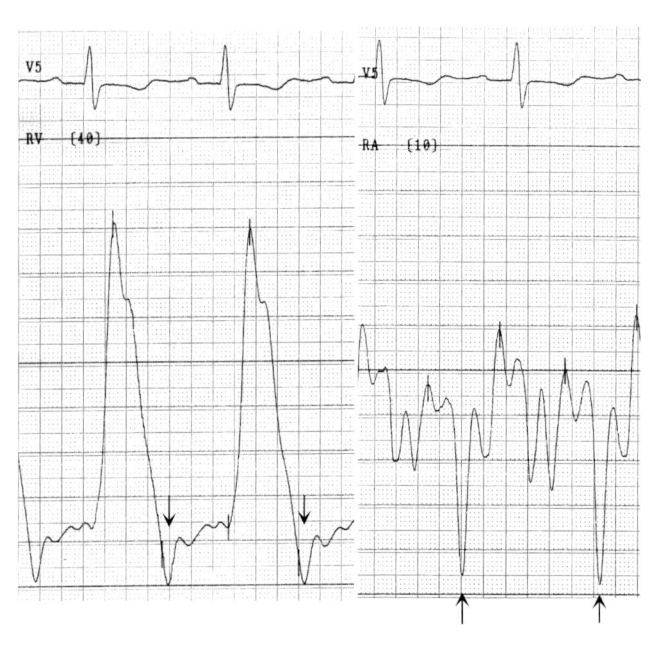

図 5

化学療法としてはMelphalanとPredonisoneの間欠的投与が行われる．

問題の解説および解答

問題 1
肺野のうっ血は認めず，右心不全による胸水貯留が著明である．肢誘導で低電位を認める．心筋のエコー輝度の増強が著明でgranular sparklingは心アミロイドーシスの特徴である．中隔，および後壁ともに肥厚が著明である．

問題 2
右室圧波形に矢印で示したdipとその後に続くplateauおよび右房波形では矢印で示されたように深い急峻なy下降を認める．入院直後の心エコーでは収縮低下がみられるが，心不全軽快後の左室造影では収縮能は保たれている．

問題 3
問題1および2の所見より，心アミロイドーシスが強く疑われる．

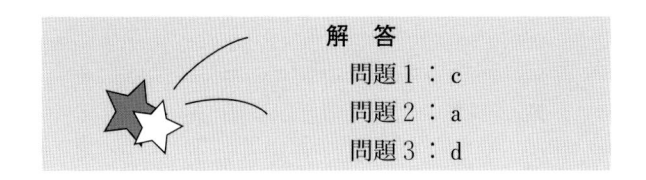

解　答
問題1：c
問題2：a
問題3：d

レベルアップをめざす方へ

化学療法としてはMelphalanとPredonisoneの間欠的投与が行われる[10)11)]．より積極的治療としてはMelphalanの高用量の静注と骨髄移植であり，寛解の報告もある[12)]．しかし病変の進行した多くの症例はこの治療法には耐えられない．またPredonisoneの副作用により心不全の悪化のため，Predonisoneを使用できないような症例には低用量の持続的経口投与も行われている．これにより13人中6人に1年以上の生存がみられ，うち3人に血液学的に寛解がえられたという報告もある[13)]．

アミロイドーシスは予後不良の全身疾患で，移植された臓器にも，またアミロイドが沈着するため，心臓移植の適応には異議のあるところであるが，心臓移植を行った5人のうち2人が生存し，それぞれ60，41カ月生存しているという報告もある[14)]．しかし，Donorの数少ない日本で，アミロイドーシスの症例を心移植の適応とするのは難しいと思われる．

● 文　献 ●

1) Gertz MA, Kyle RA, Thibodeau SN：Familial amyloidosis：A study of 52 North American-born patients examined during a 30-year period. Mayo Clin Proc 67：428, 1992.
2) Simons M, Isner JM：Assessment of relative sensitivities of noninvasive tests for cardiac amyloidosis in documented cardiac amyloidosis. Am J Cardiol 69：425, 1992.
3) Tanaka M, Hongo M, Kinoshita O, et al：Iodine-123 metaiodobenzylguanidine scintigraphic assessment of myocardial sympathetic innervation in patients with familial amyloid polyneuropathy. J Am Coll Cardiol 29：168, 1997.
4) Hongo M, Urushibata K, Kai Ryuichi, et al：Iodine-123 metaiodobenzylguanidine scintigraphic analysis of myocardial sympathetic innervation in patients with AL (primary) amyloidosis. Am Heart J 144：122, 2002.
5) Rahman JE, Helou EF, Gelzer-Bell R, et al：Noninvasive diagnosis of biopsy-proven cardiac amyloidosis. J Am Coll Cardiol 43：410, 2004.
6) Falk RH, Skinner M：The systemic amyloidosis：an overview. Adv Intern Med 45：107, 2000.
7) Spyrou N, Foale R：Restrictive cardiomyopathies. Curr Opin Cardiol 9：344, 1994.
8) Pollak A, Falk RH：Left ventricular systolic dysfunction precipitated by verapamil in cardiac amyloidosis. Chest 104：618, 1993.
9) Kushwaha SS, Fallon JT, Fuster V：Restrictive cardiomyopathy. N Engl J Med 336：267, 1997.
10) Skinner M, Anderson J, simms R, et al：Treatment of 100 patients with primary amyloidosis：a randomized trial of melphalan, prednispne, and colchicine versus colchicine only. Am J Med 100：290, 1996.
11) Kyle RA, Gertz MA, Greipp PR, et al：A trial of three regimens for primary amyloidosis：colchicine alone, meiphalan and prednisone, and melphalan, prednisone and colchicine. N Engl J Med 336：1202, 1997.
12) Sanchorawala V, Wright D, Seldin D, et al：An overview of the use of high-dose melphalan with autologous stem cell transplantation for the treatment of AL amyloidosis. Bone Marrow Transplantation 28：637, 2001.
13) Sanchorawala V, Wright DG, Seldin DC, et al：Low-dose continuous oral melphalan for the treatment of primary systemic (AL) amyloidosis. British J Haematology 117：886, 2002.

14) Alloni A, Pellegrini C, Ragni T, et al：Heart transplantation in patients with amyloidosis：single-center experience. Transplantation Proceedings 36：643, 2004.

［堀川　良史／豊田　茂］

疾患 14 発熱あり 胸水貯留し好酸球が増えた！？

問題編

症例呈示

症　例：23歳，男性
主　訴：労作時息切れ
家族歴：特記事項なし
既往歴：特記事項なし，アレルギー（薬剤）なし，喘息なし

現病歴：1年半ほど前から労作時の息切れや発熱，咳そうを覚えるようになったが放置していた．半年前から息切れが徐々に強くなり，体重減少も認めたため近医を受診した．下腿浮腫と胸部レントゲンにて胸水貯留と心拡大が認められたため，利尿剤やジギタリス剤の投与を受けた．また白血球数 25,800/μl，うち好酸球82％と増加していた．プレドニン30mgが開始されたが好酸球増多は改善しないため，精査加療を目的に紹介された．

現　症：身長178cm，体重80.4Kg，体温36.0℃，血圧124/70mmHg，脈拍100/分・整，眼瞼結膜に貧血なし，眼球結膜に黄疸なし，表在リンパ節触知せず，乾性咳そうあり，呼吸音清明，心音胸骨左縁第4肋間に拡張期雑音（Levine II/VI）および心尖部に収縮期雑音（Levine II/VI）を聴取 肝臓触知せず 脾臓を左肋弓下3横指触知 腹部圧痛なし，腸雑音異常なし，下肢浮腫軽度，関節痛なし，明らかな皮疹なし

＜検査所見＞
WBC60200/μl（promyelo 2％，myelo 5％，meta 4％，neutro30％，mono 4％，lymph 9％，eosino46％）RBC 358x10 4/μl，Hb 11.3g/dl，Ht35.0％，Reti28％，PLt16.8x10 4/μl GOT 25U/l，GPT 41u/l LDH 899U/l ALP 102U/l，γ-GTP 117U/l，T-Bil 1.9mg/dl，D-Bil 0.9mg/dl，BUN 31mg/dl，Cr 0.9mg/dl，UA 3.7mg/dl，Fe 108μg/dl，TIBC 278μg/dl，CRP <0.09mg/dl，フェリチン 339n g/dl，IgG 2190mg/dl，IgA 229mg/dl，IgM 276mg/dl，IgE 170IU/ml，Vit．B12>2000pg/ml（249～938），IL-2R 14200U/ml（220～530），NAP score 82（200～300）

胸部X線（図1）
心電図所見（図2）
心エコー所見（図3）

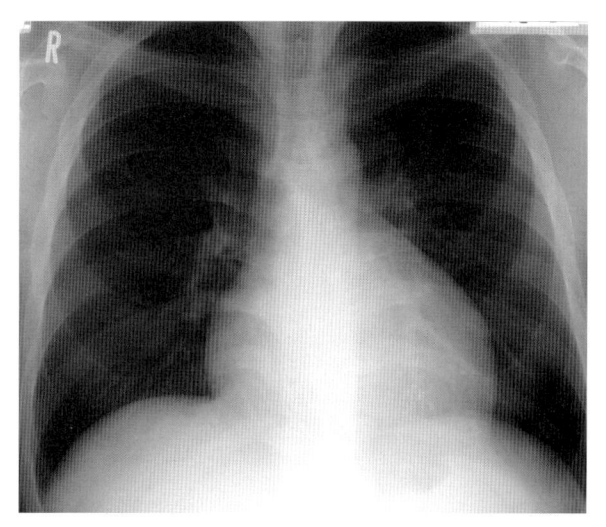

図1　胸部X線
CTR57％　右2号，左2～4号拡大　肺動脈拡大

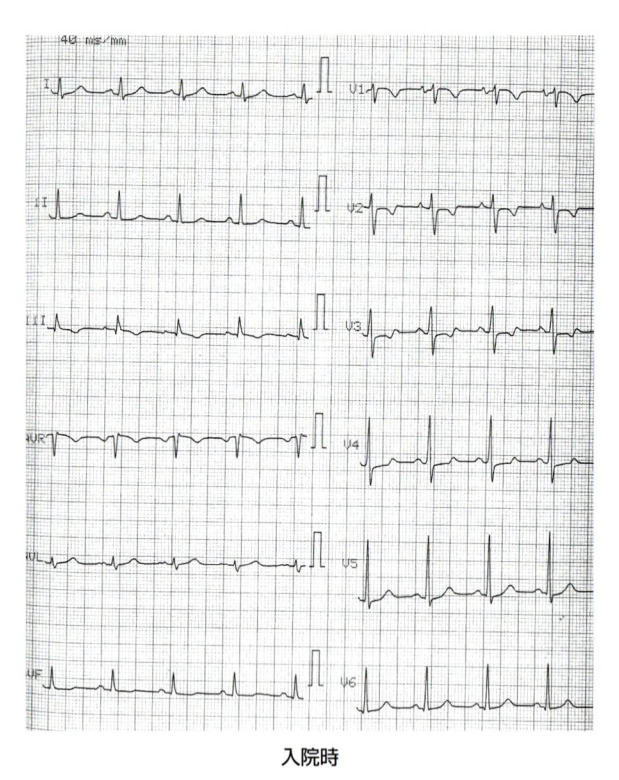

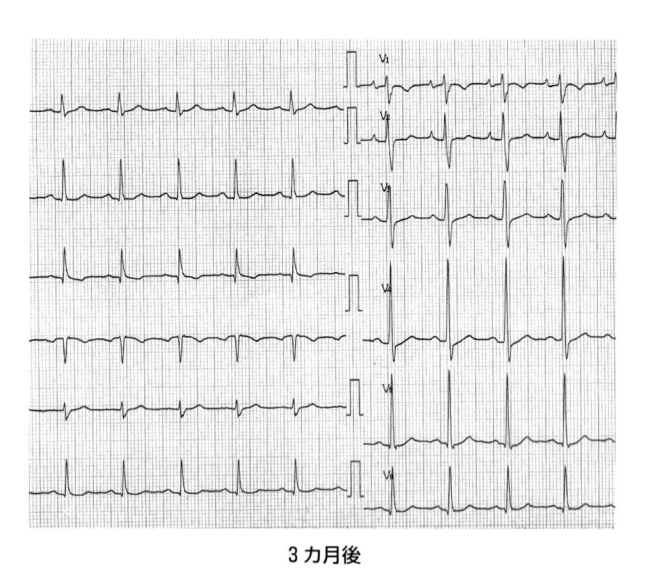

図2　心電図

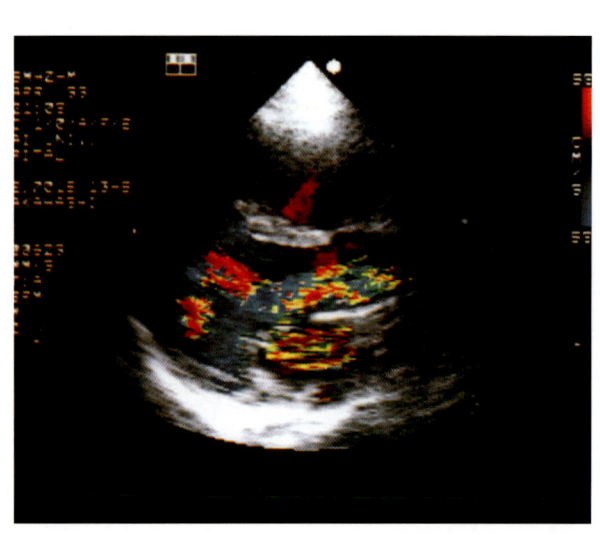

入院時 ／ 3カ月後

図3　心エコー
計測値：LA 40mm, Ao 30mm, IVS 11mm, PW 11mm,
　　　　LVDd 55mm, LVDs38mm EF58％, FS31％
所　見：1．右房，右室の拡大
　　　　2．心筋内エコー輝度の不均一
　　　　3．中等度三尖弁閉鎖不全，大動脈閉鎖不全，
　　　　　 僧帽弁閉鎖不全
　　　　4．少量の心のう液貯留

設　問

問題1　考えられる心疾患は何か
 a．サルコイドーシス
 b．好酸球増多性心疾患
 c．リウマチ熱
 d．感染性心内膜炎
 e．ウイルス性心筋炎

問題2　心筋生検で予想される所見は何か
 (1) サルコイド結節
 (2) アミロイド沈着
 (3) 心内膜壁在血栓
 (4) 好酸球脱顆粒
 (5) リンパ球浸潤

 a (1), (2)　　b (2), (3)
 c (3), (4)　　d (4), (5)
 e (1), (5)

問題3　好酸球増多の原因診断に最も必要と考えられる検査は何か
  a. 虫卵検査
  b. 自己抗体検査
  c. 肺機能検査
  d. Gaシンチ
  e. 骨髄穿刺

解　説　編

好酸球増多性心疾患について

1. 疾患概念

好酸球増多症を伴った原因不明の心疾患を包括して好酸球増多性心疾患とよぶ．好酸球の顆粒内には複数の細胞毒性物質（eosinophil cationic protein，major basic protein，eosinophil protein-X，eosinophil peroxidase）が存在する．本疾患では心病変組織中にこれら細胞毒性物質が認められる一方，心病変部位や末梢血では脱顆粒した好酸球が認められる．したがって好酸性顆粒が大量に放出されることにより心病変が形成されると考えられる．Loeffler心内膜炎，好酸球増多症をともなう心内膜炎や心外膜炎，心内膜心筋線維症，熱帯性心内膜心筋疾患などが本疾患概念に含まれる．

2. 疫　学（表1，2）

本邦での岳らの報告では男女比は2.2対1で，年齢は1〜83歳で平均年齢44歳であった[1]．本邦では過半数が特発性好酸球増多症（idiopathic hypereosinophilic syndrome：HES）[2]を基礎疾患とする．逆にHESの95％に心臓への浸潤があるとの報告もある．予後は基礎疾患に左右されるが，死亡率37％である．

3. 病 理 像

病期は1）急性壊死期，2）血栓形成期，3）瘢痕期と分けられ，病理所見はそれぞれ心内膜心筋炎，心内膜病変への血栓形成，瘢痕治癒と血栓の器質化による心内膜心筋線維化と変化していく．心病変の進展に伴って心組織内の好酸球は逆に減少，消失する．心内膜および心内膜下の線維化が弁尖に及ぶと変形や癒着を生じ閉鎖不全を引き起こす．心病変は巣状に散在し，部位によって新旧の病変が混在するため，診断の決め手となる心内膜心筋生検でも好酸球浸潤を証明できないことも少なくない．

4. 臨 床 像

心病変の部位や進展に伴って，大きく4つの病型に分けることができる．これらの病型は移行，重複することも多い．

1）心炎型（心内膜炎・心筋炎・心外膜炎）；急性の炎症や壊死性変化が心内膜，心筋，心外膜に起こる．発熱や胸痛，急性心不全症状が出現し，炎症反応や心筋逸脱酵素の上昇を認めることもある．心電図には異常Q波 ST上昇や低下，陰性T波，ブロックなど多彩な変化が短期間に出現する．心内血栓の形成や塞栓症の合併にも注意が必要である．

2）拡張型；主として心筋に変性が起こり，収縮障害をきたし，拡張型心筋症様の病態を示す．心不全症候を呈し，心エコーで心室の拡張と駆出率の低下を認める．

3）拘束型；心筋の変性が軽度で，心内膜から心内膜下心筋に線維化が起こると，拡張障害が主となる．心不全症状はあるが，心エコーでは心室の拡張はなく収縮障害も軽度である．拡張末期圧が左右で異なって

表1　好酸球増多性心疾患の心電図所見 (n=61)

陰性T波	48%	左心性P	10%
ST低下	43%	心房粗・細動	10%
ST上昇	20%	R波減高	10%
洞性頻脈	20%	心室性期外収縮	8%
左室肥大	15%	右脚ブロック	8%
異常Q波	13%	房室ブロック	11%
低電位	11%	心室内変更伝導	2%

(Take M, et al, 1990[1] より引用)

表2　好酸球増多性心疾患の心エコー所見 (n=31)

心膜液貯留	48%	右房拡大	3%
左室拡大	23%	左室内異常エコー	19%
右室拡大	13%	右室内異常エコー	6%
左房拡大	19%	非対称性左室肥大	10%

(Take M, et al, 1990[1] より引用)

4）不整脈・伝導障害型；心機能には問題ないか障害が軽度であるが，伝導障害や心房粗細動などの不整脈をきたす．心内膜や心筋の病変が限局しているためと考えられる．

5．診　断

心筋生検にて心筋内好酸球浸潤と脱顆粒像が証明されれば，確定診断となるが，実際には好酸球浸潤を証明できることは多くない．むしろ非特異的心内膜心筋炎，壁在血栓，心筋変性や線維化の所見が得られることが多い．鑑別疾患には，冠動脈疾患，リウマチ熱，感染性心内膜炎，ウイルス性心筋炎，特発性心筋症，収縮性心膜炎などがあげられる．好酸球増加の原因検索のため，アレルギーや寄生虫などの検査も必要である．表3に主な好酸球増多の原因を示す．寄生虫，薬物アレルギー，気管支喘息，花粉症，アトピーなどで90％以上は説明可能とされる．

表3　好酸球増加の原因と分類

❶ アレルギー性疾患
　気管支喘息，アレルギー性鼻炎，アレルギー性気管支肺アスペルギルス症，Loeffler症候群，薬物アレルギー，食物アレルギー
❷ 寄生虫感染症
　フィラリア症，日本住血吸虫，エキノコッカス症，回虫症，肺吸虫症，顎口虫症
❸ 皮膚疾患
　アトピー性皮膚炎，蕁麻疹，天疱瘡，類天疱瘡，疱疹状皮膚炎，T細胞リンパ腫
❹ 結合織疾患
　血管炎，eosinophilia with fascitis，関節リウマチ
❺ 腫　瘍
　悪性リンパ腫，白血病，固形腫瘍
❻ 免疫不全
　Wiscott-Aldrich症候群，高 IgE症候群，選択的IgA欠損症
❼ 本態性好酸球増加症候群（HES）

6．治　療

治療は，好酸球をできるだけ減らすことが対症的に行われる．ステロイドは好酸球増多の原疾患によって効果が異なり，Loeffler症候群などアレルギー疾患では有効とされるが，HESでは効果は期待できないとされる．メチルプレドニン1,000mgのパルス療法後，プレドニン1mg/kgの内服，症状をみながら漸減する．心不全に対しては利尿剤，ジギタリス剤，ACE阻害薬などの通常の治療を行う．心内血栓が疑われる場合にはワーファリンによる抗凝固療法を行う．弁膜症に対しては外科的治療が必要となることもある．

● 問題の解説および解答

問題　1

この症例では1年以上に及ぶ経過の長さと著しい末梢血の好酸球増多があり，好酸球増多の原因は特定できないがステロイドに抵抗性の疾患が考えられる．胸部X線では心腔の拡大あるいは心のう液貯留が疑われる．入院時の心電図ではV2-5でSTの低下，V2-3のT波の陰転化があり3カ月後には回復している．軽度であるがQRSの幅も広めで心室内の変更伝導を疑わせる．心エコーは四腔の拡大，左室肥厚，心筋エコーの輝度異常，さらに弁膜異常や心のう液貯留があり，心臓の障害は心内膜（弁膜），心筋，心外膜さらに左右の心房心室と広範囲に及んでいる．以上より，好酸球増多性心疾患が考えられる．心筋エコーの輝度異常は心筋内への好酸球浸潤を疑わせる．好酸球増多症は末梢血の好酸球数が700/μl以上に増加することであるが，とくに著明な好酸球の増多はLoeffler症候群やLoeffler心内膜炎，白血病，本態性好酸球増加症候群（HES）で認められる．本症例では好酸球増多の原因としてHESが最も疑われる（表4）．Loeffler症候群と異なり，ステロイドの反応性は低い．治療は，ハイドロキシウレアやサイクロスポリン，インターフェロンα，多剤併用による化学療法など腫瘍性疾患と同様の治療が必要となる．予後が悪いことも多く骨髄移植も早期に考慮される．

表4　HESの診断基準（Chusidら）

❶ 1500/μl以上の好酸球増加が6カ月以上持続，もしくは好酸球増加で6カ月以内に死亡
❷ 寄生虫，アレルギーその他の好酸球増加をきたす明らかな基礎疾患がない
❸ 好酸球浸潤による臓器障害の症候（肝脾腫，器質性心雑音，うっ血性心不全，び慢性もしくは限局性の中枢神経障害，肺線維症，発熱，体重減少，貧血など）がある

(Chusid MJ, et al, 1975[3])より引用)

問題　2

心筋生検は確定診断のため有用である．心筋内の好酸球浸潤と脱顆粒像を証明できれば好酸球増多性心疾患の決定的な診断根拠となる．本症例で疑われるHESでは心臓と中枢神経への浸潤が高率に認められ，とくに重症化しやすいとされ，骨髄への浸潤は全例に認められる（表4）．心臓では心筋内栄養血管の血栓形成から心筋の線維化や拘束性変化をきたし，Loeffler心内膜炎とよく似たfibroblastic parietal endocarditisを生じる．

問題 3

ここにあげた検査はいずれも診断のために必要な検査であるが，好酸球増多の原因検索には骨髄穿刺が最も有用と考えられる．HESの診断には骨髄の好酸球浸潤の証明が必要である．また血液悪性疾患の否定も必要である．寄生虫，膠原病や喘息，リンパ腫の除外診断は必要であるが，本症例では可能性は低いものと考えられる．

解　答
問題1：b
問題2：c
問題3：e

レベルアップをめざす方へ

　HESは，除外診断に基づく症候群であるため病因や病態が一様ではなく，白血病や骨髄増殖性疾患，MDSなどとの移行例，好酸球のクローン性増殖があるものも含まれる．最近では腫瘍性の好酸球増多症はHESから除外すべきと考えられているが，実際にはクロナリティーは証明できないことが多い．最近チロシンキナーゼの特異的阻害剤であるメシル酸イマニチブ（開発コード名STI571）がHESに有効であったという報告がなされた[5]．Coolらはこの臨床報告を確証し，さらにHESの16例中9例に第4番染色体長腕の領域（q12）の一部が欠損していることを発見，遺伝子の断片が融合してできた新規の遺伝子から産生される，恒常的に活性のあるFIP1L1-PDGFRαチロシンキナーゼが病態に関与していると報告した[6]．

●文　献●

1) Take M, et al：The Japanese survey of eosinophilic heart disease．Cardiomyopathy Update 3 (ed by Olsen EGJ, Sekiguchi M)，Restrictive Cardiomyptayhy and Arrhythmias, p75．Univ Tokyo Press, Tokyo, 1990．
2) Fauci AS, et al：The Idiopathic hypereosinophilic syndrome．Annals of Internal Medicine 97：78-92，1982．
3) Chusid MJ, et al：The hypereosinophilic syndrome．Analysis of fourteen cases with review of the literature．Medicine 54：1-27，1975．
4) Peter F, et al：The idiopathic hypereosinophilic syndrome．Blood 83：2759-2779，1994．
5) Paradanani A, et al：Imatinib therapy for hypereosinophilic syndrome and other eosinophilic disorders．Blood 101：3391-3397，2003．
6) Cools J, et al：A tyrosone kinase created by fusion of PDGFRA and FIP1L1 Genes as a Theraputic Target of Imatinib in Idiopathic Hypereosinophilic Syndrome．N Engl J med 348：1201-1214，2003．

[石元　篤雄／土居　義典]

疾患 15 かぜ症状と発熱の後全身がだるい！？

問題編

症例呈示

症　例：22歳　男性
主　訴：全身倦怠感，咳，喀痰
家族歴：突然死（叔父，曾祖父）
既往歴：特記事項なし
現病歴：生来健康であったが，咳が出現ししだいに悪化した．数日して咳が増強，喀痰が1日数100mlにおよび38〜39℃の発熱も加わった．その後，起坐呼吸が出現し，うっ血性心不全のため入院となった．

初診時現症：脈拍120/分整，血圧96/64 mmHg，体温36.5度，心音，III音（＋），IV音（＋），雑音（−），右側胸部に湿性ラ音を聴取した．

検査所見：外来で行った胸部X線像を図1，心電図を図2に示す．

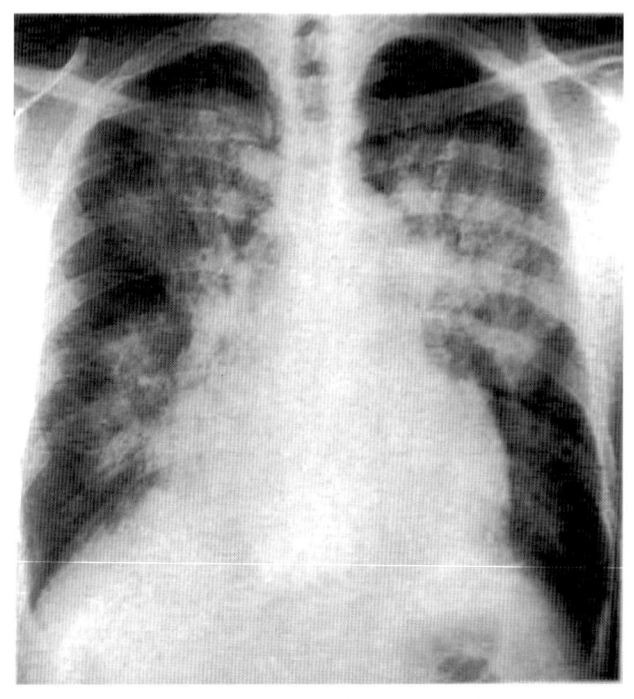

図1　入院時胸部X線
心拡大と肺うっ血（butterfly shadow）を認める．
心胸郭比：56％

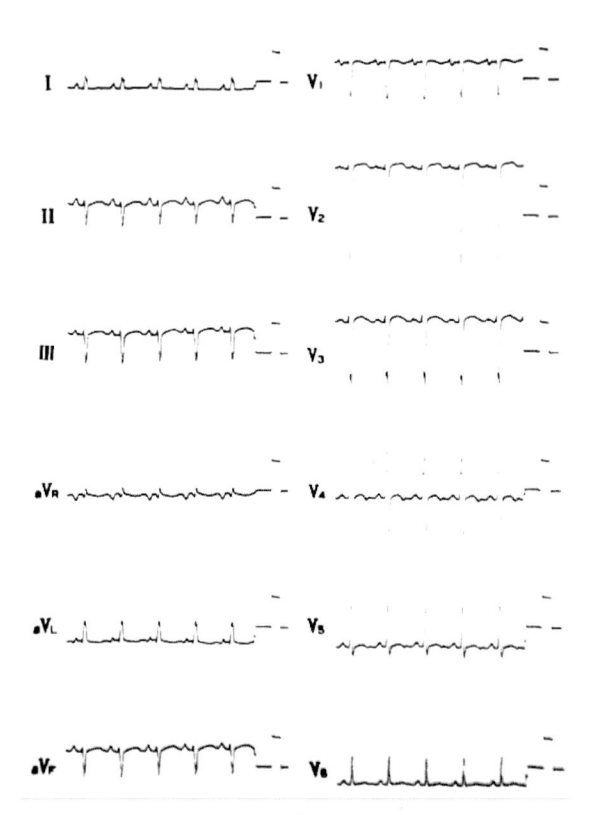

図2　入院時心電図
洞性頻脈と左軸偏位を認める

WBC 11,900 /l, Hb 14.6 g/dl, GOT 57 UI/l, GPT 75 IU/l, LDH 530 IU/l, CPK 75 IU/l, CRP 1.4 mg/dl, ESR 55 mm/hr.

心エコー図では，左室拡張末期径63mm，収縮末期径55mmと拡大し，またびまん性に壁運動低下を示し，左室駆出率は28％と低下していた．ウイルス抗体価の有意な上昇は認められなかったが，白血球数の増加，赤沈値の促進など炎症所見や感冒様症状にひき続くうっ血性心不全の出現から急性心筋炎が疑われたため，入院1週間後に心臓カテーテル検査を施行した．

設問

問題1 心筋炎をきたすウイルスで頻度の高いものはどれか？
（1）コクサッキーBウイルス
（2）アデノウイルス
（3）ヘルペスウイルス
（4）B型肝炎ウイルス
（5）C型肝炎ウイルス
　　a（1），（2），（3）　　b（1），（2），（5）
　　c（1），（4），（5）　　d（2），（3），（4）
　　e（3），（4），（5）

問題2 ウイルス性心筋炎の病因の確定診断に有用なものはどれか？
（1）心筋からのPCR法によるウイルスゲノムの検出
（2）抗ウイルス抗体価の測定
（3）咽頭からのウイルス分離
（4）心筋からのウイルス分離
（5）心膜液からのウイルス分離
　　a（1），（2），（3）　　b（1），（2），（5）
　　c（1），（4），（5）　　d（2），（3），（4）
　　e（3），（4），（5）

問題3 心筋炎の確定診断に最も有効なものはどれか？
a．心電図
b．心エコー図
c．タリウム心筋シンチグラフィ
d．心血管造影
e．心筋生検

問題4 ウイルス感染が原因となる疾患はどれか？
（1）心サルコイドーシス
（2）拡張型心筋症
（3）肥大型心筋症
（4）不整脈原性右室心筋症
（5）拘束型心筋症
　　a（1），（2），（3）　　b（1），（2），（5）
　　c（1），（4），（5）　　d（2），（3），（4）
　　e（3），（4），（5）

問題5 ウイルス性心筋炎による心不全に有効と考えられる薬剤はどれか？
（1）ステロイド
（2）ジギタリス
（3）ACE阻害薬
（4）アンジオテンシンII受容体拮抗薬
（5）β遮断薬
　　a（1），（2），（3）　　b（1），（2），（5）
　　c（1），（4），（5）　　d（2），（3），（4）
　　e（3），（4），（5）

心内膜心筋生検では，炎症細胞浸潤と心筋細胞変性を認め，急性心筋炎の診断が確定した．利尿薬などの投与により心不全症状は改善した．その後経過良好であったが，約5カ月後にうっ血性心不全の悪化のため再入院となった．その約1カ月後，GOT 5,000 IU/l以上，GPT 3,784 IU/l，LDH 10,000 IU/l以上と肝酵素の著しい上昇を認めた．胆道系酵素の上昇はなく，T-bil 3.6 mg/dlと黄疸も軽度であった．A型およびB型肝炎ウイルスの抗原，抗体は陰性であった．肝酵素はすみやかに正常化したが，その後，全身状態は再び悪化し，約1カ月後，心不全，肝不全および肺炎による呼吸不全のために死亡した．

剖検では，左心室の中等度拡大と右心室の軽度拡大を認め，心重量も420gと増加していた．また，左心房内に器質化した血栓を認めた．組織学的には，左心室の心内膜下にびまん性の線維化を認めたが，炎症細胞浸潤はなく，拡張型心筋症と診断された．本症例の心筋からC型肝炎ウイルス（HCV）ゲノムが検出され，本症例はHCVにより心筋炎から拡張型心筋症類似の病変へと進展したと考えられた．

解説編

● 心筋炎について

1. 疾患概念・病因

心筋の炎症，心筋炎は，多種のウイルス感染によって起こる[1]．RNAウイルスが多く，コクサッキーウイルスは，最も頻度の高い原因と考えられてきたが，近年，アデノウイルス，HCV，パルボウイルスが注目されている．

2. 症候

ウイルス性心筋炎の臨床症状は，無症状のものから急死するものまできわめて変化に富むが，特異的所見に乏しい．頻度の高い症状は易疲労，呼吸困難，胸痛，動悸である．全身症状や発熱の程度に比べ頻脈の程度が強いことが多い．胸痛は狭心痛に類似する場合もある．コクサッキーBウイルス感染の場合は，上気道感染症状や消化器症状を初発することが多く，心異常は通常7〜10日後に出現する．発熱，筋肉痛，頭痛など全身症状が強く前面に出ている場合は，心異常が見逃されることも多い．HCVによる場合は，当初から慢性の経過をとることが多い．

頻脈は高頻度にみられ，心筋炎を疑うきっかけになる．呼吸困難，肺うっ血をきたす場合はウイルス性肺炎と誤診されることもある．心拡大，脈圧の減少，血圧低下，僧帽弁閉鎖不全（房室弁輪の拡大による），I音の減弱，頸静脈怒張，心房性または心室性ギャロップ，交互脈，肝腫大，浮腫などがみられる．胸膜摩擦音がしばしばみられる．上室性または心室性不整脈は高頻度にみられ，伝導障害もよくみられる．肺塞栓，全身性塞栓症をきたしたり，ショックに陥る例もある．心筋炎の臨床所見は，全身感染症の回復期にさらに顕著となる．急性期には全身症状が前面に出るため，回復期になって初めて心異常に気づくこともある．ウイルス感染症で全身症状が明らかでない場合，心筋炎による不整脈，伝導障害，心不全は虚血性心疾患と誤ることもまれではない．

3. 診断

胸部X線で心陰影は心室腔の拡大または心膜液貯留により拡大する．心内腔のかなり拡大した場合でも，胸部X線上の心陰影は正常範囲であることもあり注意を要する．肺の間質性浮腫，上大静脈，奇静脈の怒張をみることもある．

心電図変化は最も高頻度にみられ診断に有用であるが，心筋炎に特異的な所見はなく，非特異的なST-T変化のみであることが多い．経過を追ってくり返し心電図をとることが重要である．一過性の第2度または第3度の房室ブロックや，洞性頻脈，心房性および心室性不整脈がみられることが多い．

通常，軽度ないし中程度の白血球の増加，赤沈値の亢進，軽度ないし中程度の血清酵素値（AST，LDH，CPK），血中心筋トロポニンの上昇がしばしばみられる．経過を追った検査は，心筋炎の悪化または軽快を判定するのに有用である．

心エコー図は急性期でも容易に実施でき，また重症患者にも行うことができ，心室腔の計測や左室機能の評価に有用である．心膜液の存在の有無の診断ができ，弁膜症などほかの心疾患を除外するのにも役立つ検査法である．

心筋生検による病理組織診断が心筋炎の唯一の確定診断法である．リンパ球浸潤は拡張型心筋症でも認められるので，炎症性細胞浸潤を伴う心筋細胞壊死および変性も含められている．

ポリメラーゼ連鎖反応（PCR）により，心筋生検標本からウイルスゲノム検出を試みる．常在ウイルスを検出した場合，結果は慎重に検討する必要がある．

ウイルス学的検査：心筋，心膜液からのウイルス分離が最も確度の高い診断となるが，分離はごく初期にしか成功しないことが多い．

血清学的（抗ウイルス抗体）検査は，原則として急性期と回復期のペア血清で，抗体価の有意な上昇（通常4倍以上）をもって病原診断をするが，間接的な証拠にすぎない．

4. 治療

左心不全がある場合は，利尿薬およびACE阻害薬を投与する．重症心不全となり低拍出心でショックに陥った場合，イノバン，ドブトレックス，カルトニック，コアテックなど強心薬を用いる．低拍出状態から回復しなければ，大動脈内バルーンパンピング，経皮的心肺補助装置を用いる．

心室性不整脈や房室ブロックの突然の出現は生命にかかわることもあり，少なくとも急性期はICU，CCUでの管理や心電図モニターなどにより，これらの不整脈の注意深い監視が必要である．完全房室ブロックで

は一時的ページングを行う．

心筋炎では，血栓塞栓症が合併する危険があるため，うっ血性心不全を呈する場合は十分な抗凝固療法を行う必要がある．予後の予測が困難であるので，心筋炎が疑われたら専門医に紹介するべきである．

大規模臨床試験の結果，心筋炎に対する免疫抑制療法は有効でないことが明らかにされた．インターフェロン（αまたはβ）はHCV感染に有効であり，ウイルス性心筋炎の治療に応用できる可能性がある．

5．予　　後

急激に進行する劇症型心筋炎の予後は悪い．急性心筋炎の多くは予後は比較的良好であるが，少数例では慢性化し，進行性で，一部には拡張型心筋症類似の病像へと進展することがあり，注意深く経過観察する．

6．患者の生活指導・その他

急激に進行する場合があり，初期の安静の重要性からもできるだけ早期に入院する．発症後6カ月～1年は激しい運動を避ける．重症不整脈，心不全，血栓塞栓症など，緊急の処置を要することも少なくない．突然の不整脈，伝導障害，心不全の発症や，感冒様症状に続く心異常をみた場合，ただちに専門医を紹介する．初期の心筋生検法は病因診断，予後判定に最も重要な検査法である．虚血性心疾患との鑑別が最も重要なポイントである．

問題の解説および解答

問題　1

ウイルス性心筋炎の原因ウイルスはRNAウイルスが多く，ピコルナウイルス群のなかでもエンテロウイルス，とくにコクサッキーウイルスは，ウイルス性心筋炎をきたす最も頻度の高い原因と考えられてきた．近年，ポリメラーゼ連鎖反応（PCR）法により，生検組織中でのウイルス遺伝子を調べた結果，小児の急性心筋炎ではコクサッキーウイルスなどのエンテロウイルスとの関連が示唆されたが，成人の拡張型心筋症では関連性は低いとされている[1]．最近の著者らの研究により，心筋炎および心筋症の原因としてHCVとの関連が明らかになりつつある．近年，アデノウイルスやパルボウイルスの重要性が指摘されている．

問題　2

前出，診断の項参照

問題　3

心電図，心エコー図所見は心筋炎に特異的ではない．急性心筋炎は心筋梗塞と鑑別の必要なこともあり，心筋シンチグラフィ，心血管造影が有用であるが，確定診断には心筋生検が必要である．

問題　4

急性ウイルス性心筋炎では一過性に心室中隔の肥厚がみられることがあり，肥大型心筋症との鑑別が必要となることもある．C型肝炎ウイルスは，心筋炎，拡張型心筋症，肥大型心筋症，不整脈原性右室心筋症の病因として重要であることが示唆されている．

問題　5

慢性活動性心筋炎に対するプレドニン，シクロスポリンによる免疫抑制療法や免疫グロブリン投与が試みられることがあるが，大規模臨床試験の結果，これらの療法による心機能や長期予後の改善効果は対照群と差がないことが明らかにされている．ACE阻害薬，アンジオテンシンII受容体拮抗薬，β遮断薬は病因にかかわらず心不全の長期予後を改善し，実験的研究によってもウイルス性心筋炎を改善することが示されている．ジキタリスは不整脈を悪化することがあり注意を要し，また，実験的研究では炎症性サイトカイン産生を増強しウイルス性心筋炎を悪化する．

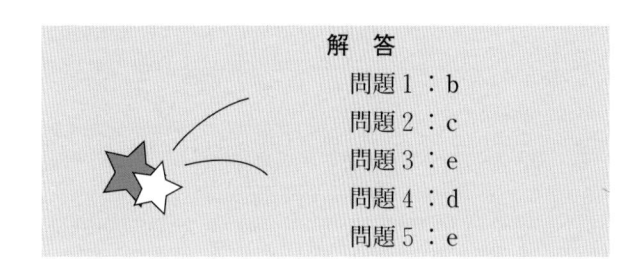

解　答
問題1：b
問題2：c
問題3：e
問題4：d
問題5：e

レベルアップをめざす方へ

HCVによる心筋炎，心筋症

近年，心筋炎，心筋症の病因としてHCVの重要性が示唆されている[2)～5)]．

筆者らは，拡張型心筋症患者の生検および剖検標本を用いてウイルスゲノム検出を試みた結果，拡張型心筋症の6例（19％）においてHCV RNAを検出し，1例（3.2％）においてエンテロウイルス

RNAを検出したが，ほかのウイルスゲノムはすべて陰性であった[4]．また，1991～2001年に京都大学循環病態学を受診した191例の拡張型心筋症中，血中HCV抗体は9.9％に認め，同年齢のわが国における献血者のHCV抗体陽性率2.4％に比しても高頻度であった．近年，わが国における心筋症の全国疫学調査が実施されたが，HCV抗体陽性例は拡張型心筋症1,048例中6.7％肥大型心筋症9.5％と対照群よりも有意に多かった[3]．

また，22例の心筋炎または拡張型心筋症の生検標本切片を用いて，世界10施設において盲検的にウイルスゲノムの検索が行われ，エンテロウイルス，アデノウイルス，サイトメガロウイルスなどのウイルスゲノムの検討が行われた．われわれはHCVを担当したが，27％にHCVが検出され，ウイルスゲノムの検出頻度はHCVが最も高かった．また，この検体中には不整脈原性右室心筋症が6例含まれていたが，このうち2例からHCVゲノムが検出され，ARVCの原因としてHCVの重要性が示唆された[6]．

さらに，国立循環器病センターおよび順天堂大学との共同研究として，106例の剖検心を検討した結果，心筋炎では33％，拡張型心筋症から12％，肥大型心筋症から26％と，HCVゲノムを高率に検出した[5]．

また，米国およびカナダでの拡張型心筋症の剖検心からのHCV RNAの検出を行ったところ，ユタ大学では34.8％ときわめて高い陽性率を示した．しかし，同じユタ州でも異なった病院や，カナダの病院からの検体からはまったく検出されず，地域や人種差などにより，HCVによる拡張型心筋症の頻度には大きな差があることが明らかとなった[7]．われわれは特発性心筋症調査研究班の共同研究としてHCV心筋症とヒト主要組織適合抗原（MHC）遺伝子との関連を検討した結果，肥大型心筋症ではDRB1*0303，DRB1*0901，拡張型心筋症ではDRB1*1201と関連し，異なったMHCクラスII抗原と関連することが明らかとなった[8]．これらのMHCクラスII抗原はHCV肝炎に多いタイプとは異なっており，免疫応答性は病型のみならず，HCVによる臓器障害における臓器選択性にも関連している可能性も考えられる．

筆者らは，ウイルス性心筋炎には，インターフェロンや抗ウイルス薬リバビリンが有効であり，両者の併用ではさらに相乗効果があることを初めて動物実験で示した[9]．また，われわれは，筋炎と心筋炎が同時にみられ，PCR法により筋および心筋組織からHCV RNAを検出した症例を報告した．インターフェロンβを最大1日600万単位投与し，血中HCVウイルス量は減少し，筋炎，心筋炎は軽快したが，全身倦怠感のため，12日間でインターフェロン治療を中断するとウイルス量，CK，CK-MB，トロポニンTは再び上昇した[10]．

また，HCV肝炎に合併した心筋炎に対するインターフェロンの効果に関する検討が行われた．24例のHCV肝炎患者のうち，心電図，心エコー図では明らかな異常は認めないが，タリウム心筋シンチグラフィで異常を認めた10例で，インターフェロン投与により7例で改善がみられた[11]．HCVによる心筋疾患は，とくにその初期では抗ウイルス療法が有効であることが示唆され，今後の発展が期待される．

● 文　献 ●

1) 松森昭：心筋炎；内科学第8版（杉本恒明，小俣政男，水野美邦総編集），pp692-695，朝倉書店，2003．
2) Matsumori A : Introductory chapter. in Cardiomyopathies and heart failure. Biomolecular, Infectious and Immune Mechanisms（Matsumori A, ed），pp1-15，Boston，Kluwer Academic Publishers，2003．
3) Matsumori A, Furukawa Y, Hasegawa K, et al : Epidemilogic in Japan-Results from nationwide surveys. Circ J 66：323-336，2002．
4) Matsumori A, Matoba Y, Sasayama S : Dilated cardiomyopathy associated with hepatitis C virus infection. Circulation 92：2519-2525，1995．
5) Matsumori A, Yutani C, Ikeda Y, et al : Hepatitis C virus from the hearts of patients with myocarditis and cardiomyopathy. Lab Invest 80：1137-1142，2000．
6) 松森昭：C型肝炎ウイルスと心筋症．Heart View 8：97-101，2004．
7) Matsumori A : Hepatitis C virus infection and cardiomyopathies. Circ Res 96：pp144-147，2005．
8) Matsumori A, Ohashi N, Ito H, et al : Genes of the major histocompability complex class II influence the phenotype of cardiomyopathies associated with hepatitis C virus infection. in Cardiomyopathies and heart failure（Matsumori A, ed），pp515-521，Boston，Kluwer Academic Publishers，2003．
9) Okada I, Matsumori A, Matoba Y, et al : Combination treatment with ribavirin and interferon for experimental coxsackievirus B3 replication. J Lab Clin Med 120：569-573，1992．

10) Sato Y, Takatsu Y, Yamada T, et al：Treatment with interferon of dilated cardiomyopathy and striated myopathy associated with hepatitis C virus infection based on serial measurements of serum concentrations of cardiac troponnin T. Jpn Circ J 64：321-324, 2000.
11) 島田俊夫ほか：C型肝炎ウイルスによる潜在する心筋障害とそれに及ぼすインターフェロン効果．厚生省特定疾患特発性心筋症調査研究班．平成10年度報告書．pp82-91, 1995.

［松　森　　昭］

疾患 16 若い頃から毎日3〜4合 最近 足にむくみが…!?

問題編

症例呈示

患者：60歳，男性．職業：会社員．
主訴：下肢浮腫，労作時呼吸困難．
既往歴：虫垂炎手術（13歳時）．
家族歴：特記事項なし．
嗜好品：喫煙歴はなく，飲酒歴は日本酒を毎日3〜4合で40年間．
現病歴：生来健康であったが，健診にて心電図異常を指摘されたことがある．3週間ほど前より下肢に浮腫を認め，安静時には問題ないが軽労作時には息切れを感じるようになり，当院外来を受診した．

初診時現症状：身長162cm，体重64kg，血圧132/102mmHg，脈拍98/分・整，意識清明，表在リンパ節触知せず，眼瞼結膜貧血認めず，眼球結膜黄染なし，軽度頸静脈怒張あり，心音・呼吸音は異常なし，腹部は平坦・軟，心窩部に肝3横指触知するも脾は触知せず，その他の腫瘤を触知せず，両下肢前脛骨部に軽度浮腫を認め，神経学的異常所見はなし．
初診時の検査所見を示す．
末梢血液検査：WBC 5,000/μl, RBC 511×10⁴/μl, Hb 16.4g/dl, Ht 46.8%, Plt 15.3×10⁴/μl.
生化学検査：AST 48mg/dl, ALT 67mg/dl, LDH 171mg/dl, ChE 3883mg/dl, T-Bil 1.2mg/dl, ALP 232mg/dl, γGTP 189mg/dl, BUN 12mg/dl, Cr

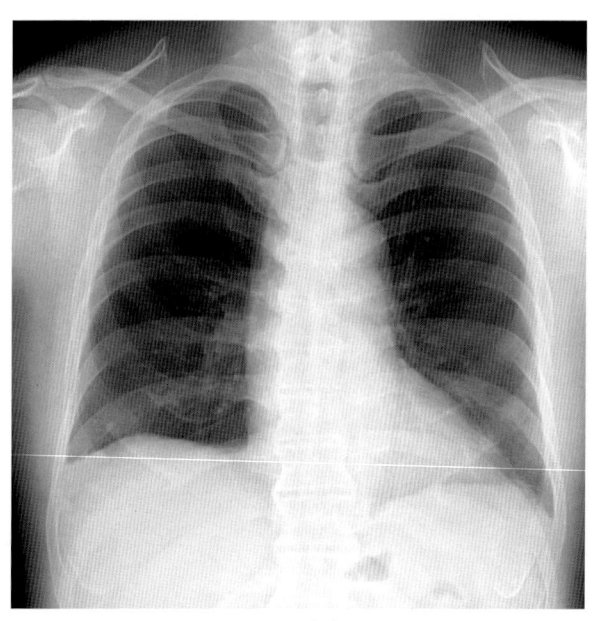

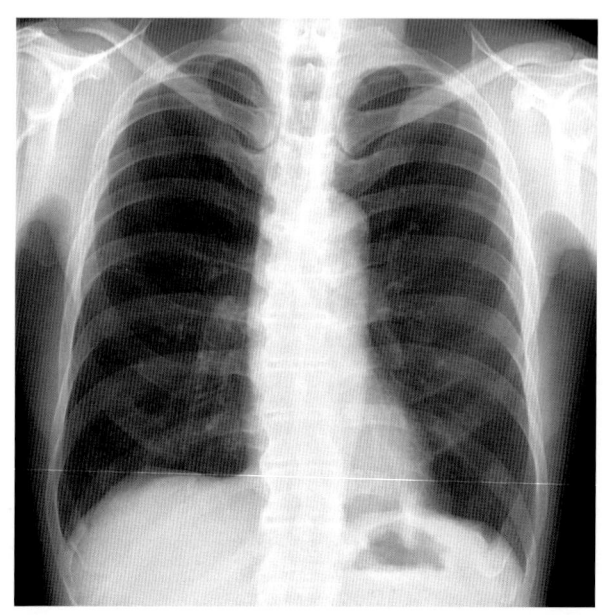

a. 入院時　　　　　　　　　　　　　　　　　　b. 治療後

図1　胸部X線写真経過

0.8mg/dl, UA 5.2mg/dl, Na 141mEq/l, K 3.1 mEq/l, Cl 103 mEq/l, Mg 1.4mg/dl, TC 153mg/dl, TG 67mg/dl, HDL 51mg/dl, CRP 0.1mg/dl, FBS 89mg/dl, HbA1c 5.4％.

胸部X線写真（図1a）：心胸郭比は61％で中等度拡大しており，肺野に明らかなうっ血所見はないが，軽度右側胸水を認めた．

動脈血ガス検査：pH 7.485, PCO$_2$ 34.8mmHg, PO$_2$ 52.4mmHg, HCO$_3$- 26.2mmol/l, SaO$_2$ 89.7％で低酸素血症を認めた．

心電図（図2）：洞調律で心拍数76回/分，左軸偏位とⅢ，aV$_F$，V$_5$～V$_6$で軽度T波平低化所見を認めるが，その他には明らかな異常は認めなかった．

経胸壁心臓超音波検査（図3a）：左室内径拡張期／収縮期 65/59mm，中隔壁厚 8mm，後壁厚 10mm，左室内径駆出率 20.0％，左室内径短縮率 9.3％で，壁運動は著明にびまん性低下を認めた．

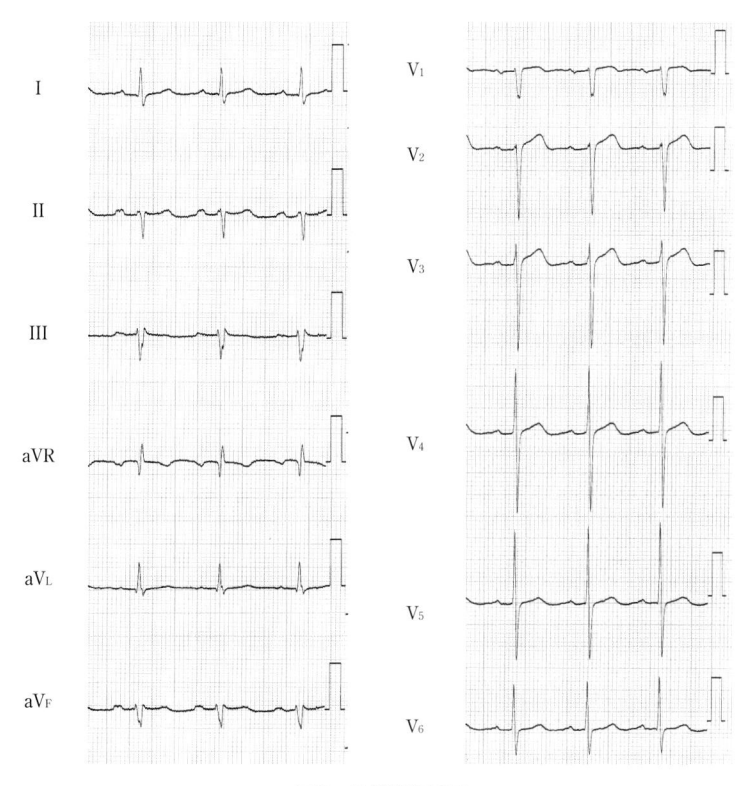

図2 入院時心電図

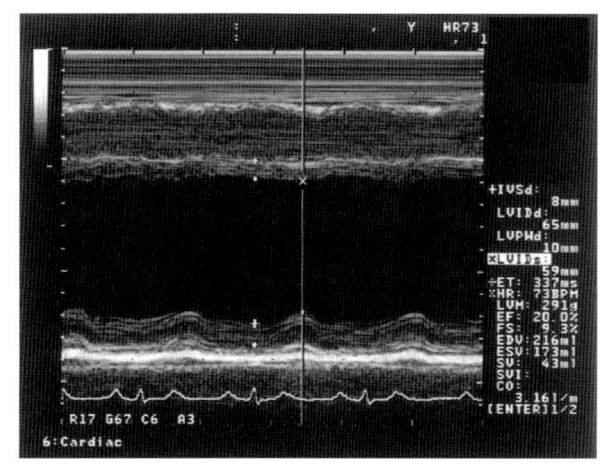

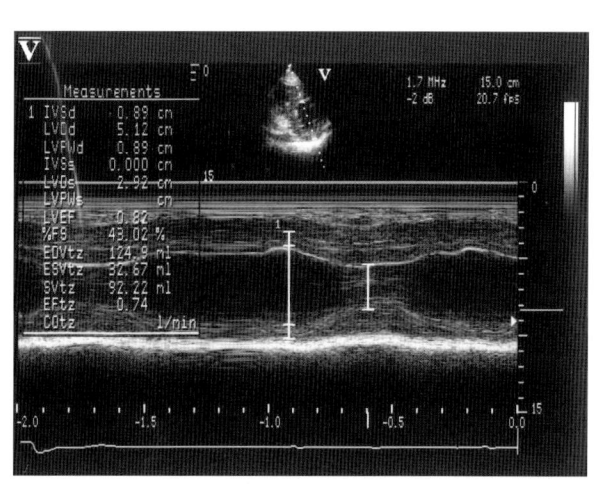

a. 入院時   b. 治療後

図3 心臓超音波検査所見

設問

問題1 この疾患の診断について，重要性の高い検査は？
(1) 運動負荷心電図検査
(2) 血液生化学検査
(3) 心臓カテーテル検査
(4) 心臓超音波検査
(5) ホルター心電図

問題2 二次性心筋症について，心エコー図所見から拡張型心筋症に類似した病態をとるものはどれか？
(1) サルコイドーシス
(2) アルコール
(3) Fabry病
(4) アミロイドーシス
(5) 甲状腺機能亢進症

問題3 この疾患の病態としてあげられるものは？
(1) 徐脈性不整脈
(2) 脈圧上昇
(3) 左室壁運動低下
(4) 突然死
(5) 低拍出量性心不全

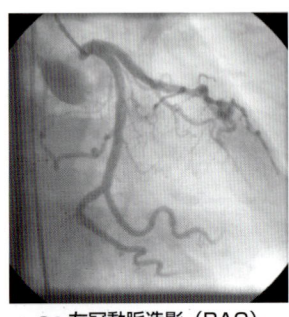

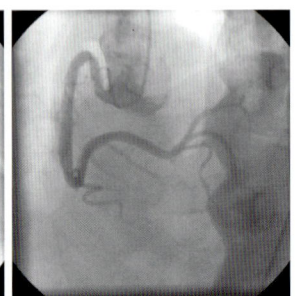

問題4 急性期の治療として優先度が高いものはどれか？
(1) 断酒
(2) 利尿薬
(3) ACE阻害薬
(4) アスピリン製剤
(5) β遮断薬

入院後経過：血液生化学検査では肝機能障害とγGTPの上昇，血中カリウムとマグネシウム濃度の低下を認め，臨床経過と飲酒歴ならびに胸部X線写真と心臓超音波検査からアルコール性心筋症を疑い，点滴による電解質補正を行いながら，ヘパリンと利尿薬投与による心不全治療を開始した．利尿薬に対する反応は良好で，臨床症状はすみやかに軽快し，動脈血ガス所見，血液生化学検査所見と胸部X線所見も改善した．入院中に心臓カテーテル検査（図4）を施行したが，冠動脈造影で有意狭窄は認めず，虚血性心疾患は否定された．左心室造影では，左室駆出率が30％でびまん性に低下し，特に拡張障害所見を強く認め心筋症を疑い，左室内膜下心筋生検を行った．病理組織所見（図5）では，軽度の心筋線維肥大と核の大小不同，心筋線維間に膠原線維の不均等な増生を認めたが，心筋細胞の錯綜配列は認めなかった．とくに心内膜でより強い膠原線維の増生を認め，病理所見では特発性心筋症は否定的で，二次性心筋症の診断であった．入院中の心不全に対する一般的な治療と，完全な断酒により臨床症状は改善した．退院後も内服治療と断酒を継続することができたため，一年後の胸部X線写真（図1 b）では心胸郭比は48％にまでに改善し，心臓超音波検査（図3 b）は，左室内径拡張期／収縮期51/29mm，中隔壁厚9 mm，後壁厚9 mm，左室内径駆出率 74.0％，左室内径短縮率 43.0％と，正常範囲内にまで改善していた．

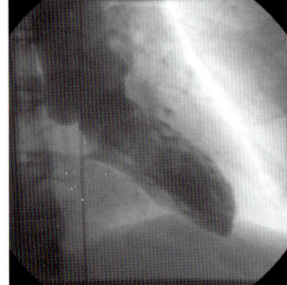

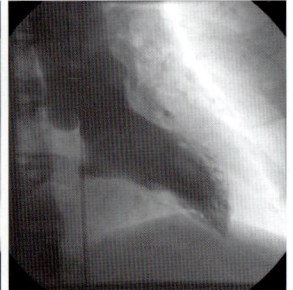

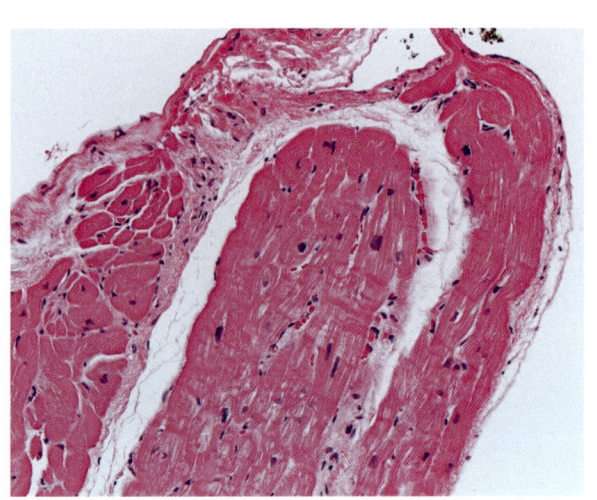

a. 左冠動脈造影（RAO）　b. 右冠動脈造影
c. 拡張期　d. 収縮期

図4 冠動脈造影ならびに左心室影像

図5 左室心内膜下心筋生検像（HE染色，X40）

解 説 編

● アルコール性心筋症について

1．主要疾患の解説

1）疾患概念・病因

わが国では成人になれば，法律上誰でも酒を飲むことが許可される．人類の長い歴史のなかで，日常生活に切り離せない習慣である飲酒は，ときとして身体に害を及ぼす原因となる．長期・大量の飲酒は，肝・胆・膵のいかなる臓器にも障害を及ぼすが，なかには心筋障害を生じ二次性心筋症を呈することがある．大酒家に生じた心筋症で，飲酒以外のほかに病因がないものを，アルコール性心筋症と定義している[1]．原因となるアルコールの飲酒歴は，エタノールに換算して一日当たり100ml程度を，10年以上飲み続けた場合に発症するとされている[1]．しかしながら，動物実験データでは，ラットにアルコールだけを大量・長期に用いても発症しないという報告もあり[2]，病因は十分に解明されている訳ではない．古くはEvans[3]・Burchら[4]が，拡張型心筋症から独立して提唱した概念であり，ときに日常診療のなかで遭遇する病態である．治療に際して成功の鍵は，いかに長期にわたり，患者本人に断酒を実行させるかである．心臓にとどまらずアルコール性臓器障害という，全身疾患の一側面として治療にあたる必要がある．

2）病　態

アルコール性心筋症は二次性心筋症のなかでも，大酒家ということ以外には明らかな原因がなく，長期にわたる大量の飲酒により頻脈性不整脈や心不全症状が出現する．左心室内腔拡大，左室壁運動の低下，うっ血性心不全所見など拡張型心筋症に類似した病態を呈するが，ほかの心筋症とは異なり断酒によってすみやかに改善する．病理所見では，左心室内腔拡大が著明な症例では心重量の増加を認めるが，壁肥厚は軽度のことが多い．組織学的には，心筋細胞の肥大・大小不同・空洞化を認め，心筋細胞周囲の浮腫やびまん性線維症，脂肪滴沈着，リポフスチン沈着等の所見を認め，とくに心内膜下に著しい．肥大型心筋症で認められる心筋錯綜配列は認めない[5]．断酒により組織学的には改善が難しいと考えられていたが，いくつかの症例では飲酒により変性した心筋組織でも，断酒により組織像の改善を認めた報告もある[6]．発症機序に関しては，アルコールそのものによる毒性や，代謝産物であるアセトアルデヒドの影響と考えられているが，結論は出ていない[7]．

3）症候・診断

30～50歳代の男性が圧倒的に多いが，大酒飲みであることが必須条件である．心不全症状は必発ではないが，低拍出量性心不全で緩徐に体動時息切れや動悸を感じるようになり来院するが，なかには著しい呼吸困難や心房粗・細動等の頻脈性不整脈にて，急激に発病することもある．胸部聴診所見ではギャロップリズムと，左室内腔肥大による僧帽弁閉鎖不全の心雑音と，肺野には湿性ラ音を聴取する．身体所見では頸静脈怒張と下肢を中心とした浮腫を認め，胸部X線写真で，高度心拡大と肺うっ血像・胸水貯留を認める．心臓超音波検査では，左室内腔拡大により僧帽弁や三尖弁で逆流を認め，左室壁運動はびまん性に低下し両心房は拡大する．下大静脈も拡張し，うっ血所見を呈する．これらの所見は拡張型心筋症に類似するが，なかには肥大型心筋症や拘束型心筋症に類似し，心室壁の肥厚を認めることもある[8][9]．

4）治療と予後

心不全症状は，断酒と利尿薬・ACE阻害薬・強心薬・血管拡張薬などの一般的な心不全治療にて容易に改善しうるが，左室拡大や左室駆出率低下などの低心機能は数～6カ月程度断酒を継続することで改善する[10][11]．しかしながら，経過中に飲酒を再開した症例は，左室拡大や壁運動低下が改善しなかった[2]．Nicolasら[12]によると，100mgエタノールを10年以上摂取した心筋症患者について，治療後に断酒継続群・エタノール20～60mg摂取群・60～80mg摂取群・80mg以上摂取群の4群に分けて4年に渡り経過をみると，60mgまでの摂取群は十分に改善を認めたとの報告を行っている．無論，断酒継続群が最も改善を呈したが，エタノール用量依存的に改善度は悪化することを示した重要な結果である．

2．その他の疾患（類似疾患）

特定（二次性）心筋症にはアルコール以外に，感染症・内分泌疾患・膠原病・遺伝性などの特定された原因が報告されており，その他には原因不明の拡張型心筋症，肥大型心筋症，拘束型心筋症があげられる[9][13]．とくにアルコール性に関しては，大量飲酒以外の原因がないことが特徴となる．特徴的な臨床・病理所見を呈するものもあるが，病態だけでは鑑別を行うことは

難しい．とくに，拡張型心筋症や，心房細動・動悸症状を伴う甲状腺機能亢進症性心筋症との鑑別は，重要と思われる[1]．

3．患者の生活指導（インフォームドコンセント）

外来での管理・指導は，断酒にて改善するが飲酒の再開にて再び心不全状態に戻ってしまう，という病態の特性上，治療を継続していくうえで非常に重要である．明らかな心機能低下や心不全状態とならないまでも，週末の休日前夜にのみアルコールを大量摂取して，心房細動が出現して動悸を訴える「Holiday heart syndrome」とよばれる現象は[14]，発作性心房細動患者の日常診療のなかでも，ときにみられることであり，本疾患の予備段階と考えられさほど珍しくないことが推察される．治療上最も重要なことは患者本人の自覚と家族の認識であり，いかに大量の飲酒が心機能に悪影響を与えているかを，理解させることある．また，飲酒の再開と共に心機能低下や心不全が再発することも，十分認識させることが必要である．患者本人の協力なしには，よりよい予後はありえないであろう．

● 問題の解説および解答

問題 1

採血所見ではアルコールによる，肝胆道系酵素異常としばしば血中カリウムとマグネシウム濃度の低下を認めることがある．心電図所見でも心房細動や心房粗動，上・心室性期外収縮，心室内伝導障害を認めることが多い．虚血性心筋症を除外するためには，冠動脈病変の否定が必要であり，心筋生検にて特発性拡張型心筋症などの疾患を否定することも重要である．心臓超音波は最も非侵襲的に心機能の正確な評価が可能であり，診断と経過観察には最も簡便な検査である．運動負荷心電図・ホルター心電図は，虚血の有無や頻発する不整脈の診断には有効であるが，診断に結びつく検査としては優先度が低い．

問題 2

拡張型心筋症類似のものには，虚血性心筋症・糖尿病・甲状腺機能亢進症，ヘモクロマトーシス，サルコードーシス，アルコール性心筋症，脚気心，筋ジストロフィーがあるが，対するものとして肥大型心筋症類似の形態をとるものとして，糖原病，ムコ多糖症，Fabry病，中性脂質蓄積症，Friedreich失調症がある．拘束性心筋症類似はアミロイドーシスであり，その他として高血圧症や甲状腺機能低下症，白血病，悪性リンパ腫などがあげられる[9]．

問題 3

アルコール性心筋症においては，低拍出量性心不全であり脈圧の減少と壁運動低下を認め，頻脈性不整脈の合併も多い．これらは突然死の原因にもなり，予後の改善のためには，断酒が必須条件である．

問題 4

治療の大原則は禁酒である．断酒の継続で心不全症状はすみやかに軽快し，心拡大をはじめとする心機能低下所見も次第に改善する．飲酒が再開されると改善した胸部X線の心胸郭比が，容易に再拡大する「アコーディオン現象」[15]がみられる．初期には，心不全の一般的治療を組み合わせ，利尿薬・ACE阻害薬と強心薬の投与は必要である．アスピリン製剤は必須ではないが，心不全治療に際して血栓塞栓症予防としてのヘパリン投与は推奨される．また，β遮断薬はアルコール性心筋症に対しての確立されたエビデンスはない．

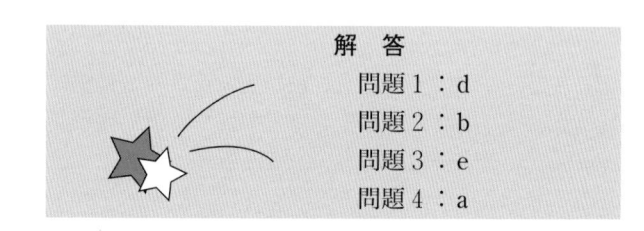

解答
問題1：d
問題2：b
問題3：e
問題4：a

● レベルアップをめざす方へ

頻脈性不整脈に関して：低マグネシウム血症と，加えて低カリウム血症を認めることがあるため，一般的に不整脈は起きやすい状態にあると考えられる．さらに，心電図上QT時間延長をしばしば認めるため，心室頻拍などにも注意が必要である．とくに心房細動は比較的よくみられるが，心房粗動や心室性不整脈が出現し難治性となることもあり，状況に応じてマグネシウム製剤（硫酸マグネシウム）の静注を行うことも必要となる．また，ジギタリス製剤に対する感受性も上昇しているため，本剤の使用にあたっては注意が必要である．

●文　　献●

1) 小出　直：アルコール性心筋症．内科 56：1072-1076，1985．
2) 政二文明ほか：アルコール性心筋障害．臨床科学 28：1217-1221，1992．
3) Evans W：The electrocardiogram of alcoholic cardiomyopathy．Br Heart J 21：445-456，1959．
4) Burch GE，et al：Cardiac insufficiency in chronic alcoholism．Am J Cardiol 6：864-874，1960．
5) 谷村　晃：アルコール性心筋症（Alcoholic Cardiomyopathy）の病理．病理と臨床 1：549-554，1983．
6) 上北和実ほか：断酒により心機能及び心筋組織所見が改善したアルコール性心筋症の1例．呼吸と循環 2：201-205，1997．
7) 真先敏弘ほか：骨格筋症候群　その他の神経筋疾患を含めて．アルコール性心筋症．日本臨牀　別冊骨格筋症候群 下巻：398-400，2001．
8) 竹端　均ほか：特発性心筋症と特定心筋疾患．特定心筋疾患（二次性心筋疾患），特発性心筋症との関連を中心に．アルコール性心疾患．日本臨牀 58：151-156，2000．
9) 斎藤靖浩ほか：超音波検査の技術と臨床．循環器　心血管疾患各論．心筋症（二次性心筋症）．臨床検査 45：1373-1376，2001．
10) 小出　直：内科臨床における心筋障害．アルコール性心筋症，変貌しつつあるその概念．診断と治療 79：2463-2468，1991．
11) 和泉徹ほか：心筋疾患．アルコール性心筋疾患．日本臨牀　別冊循環器症候群III：15-21，1996．
12) Nicolas JM，et al：The effect of controlled drinking in alcoholic cardiomyopathy．Ann Intern Med 136：192-200，2002．
13) 河合忠一：心筋症の概念．病理と臨床 1：528-531，1983．
14) Ettinger PO，et al：Arrhythmias and the "Holiday Heart"：alcohol-associated cardiac rhythm disorders．Am Heart J 95：555-562，1978．
15) Braunwald E：Heart Disease：A textbook of cardiovascular medicine，5th ed（ed by Braunwald E），pp1412-1414，Philadelphia，W B Saunders Company，1997．

［川井　真／望月　正武］

疾患 17

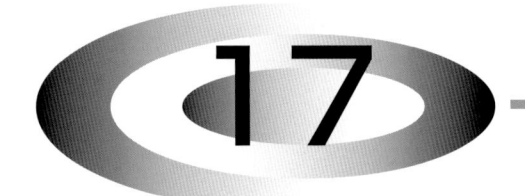

息切れ，手足のチアノーゼが出現 最近インスタント食品ばかり…!?

問題編

● 症例呈示

症例：35歳　男性，無職
主　訴：呼吸困難，下肢チアノーゼ，浮腫
現病歴：平成10年頃より離婚を契機に食事摂取が不規則となっていた．平成12年6月頃より歩行障害が出現し，8月より呼吸困難，下肢のチアノーゼ，浮腫が出現してきたため，救急外来を受診した．
既往歴：特記すべきことなし
喫　煙：20本/日×15年，飲酒　ビール　1L/日
初診時現症：意識清明．血圧　70/40 mmHg　脈拍 96/分（整）　頸静脈怒張　有り
　心　音：I音　正常　II音　正常呼吸性分裂　III音（＋）　IV音（＋）
　心雑音：4LSBにてLevine III/VIの汎収縮期雑音聴取
　肺：肺雑音聴取せず
　下腿浮腫　著明　下肢　深部腱反射　消失
　下肢　筋萎縮あり
初診時，緊急で行った検査所見は以下の通りである．
検査所見：
　末　血：WBC 4700 /μl, RBC 330 x 10⁴ /μl, Hb 11.7 g/dl, Ht 31.9％, Plt 15.0 x 10⁴ /μl
　生化学：TP 5.5 g/dl, Alb 3.3 g/dl, GOT 34 IU/l,

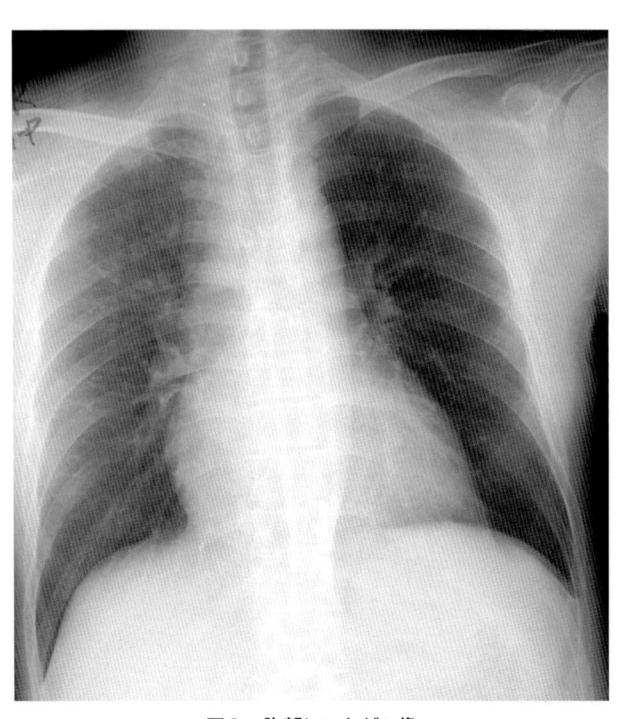

図1　胸部レントゲン像

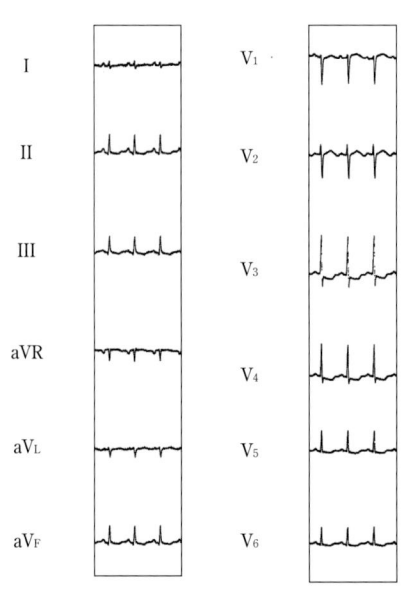

図2　心電図

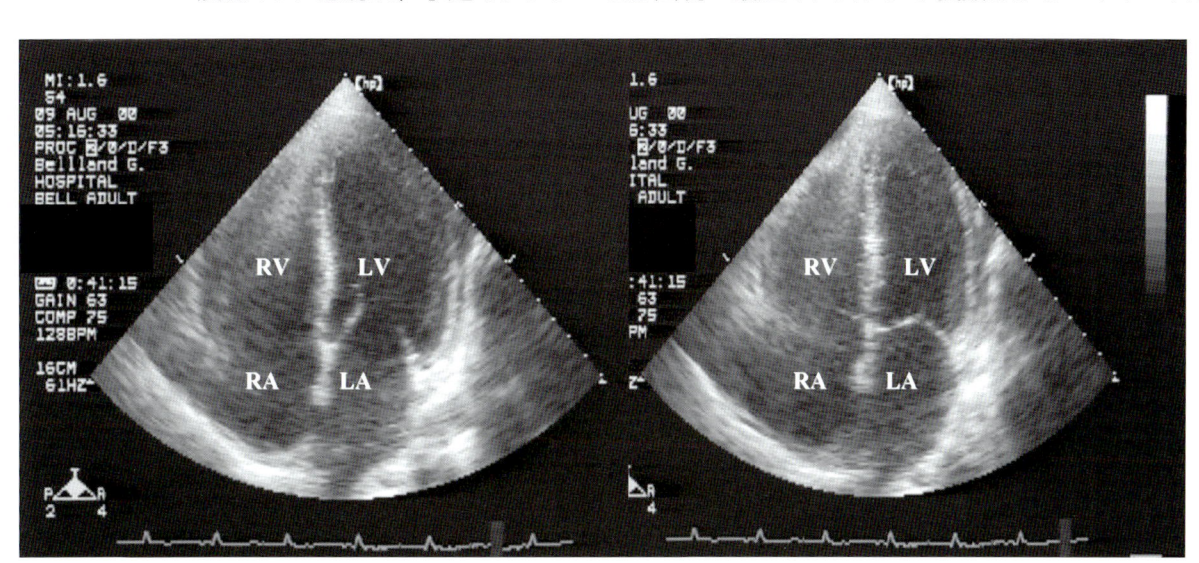

疾患 17. 息切れ，手足のチアノーゼが出現　最近インスタント食品ばかり…！？

図3　断層心エコー図

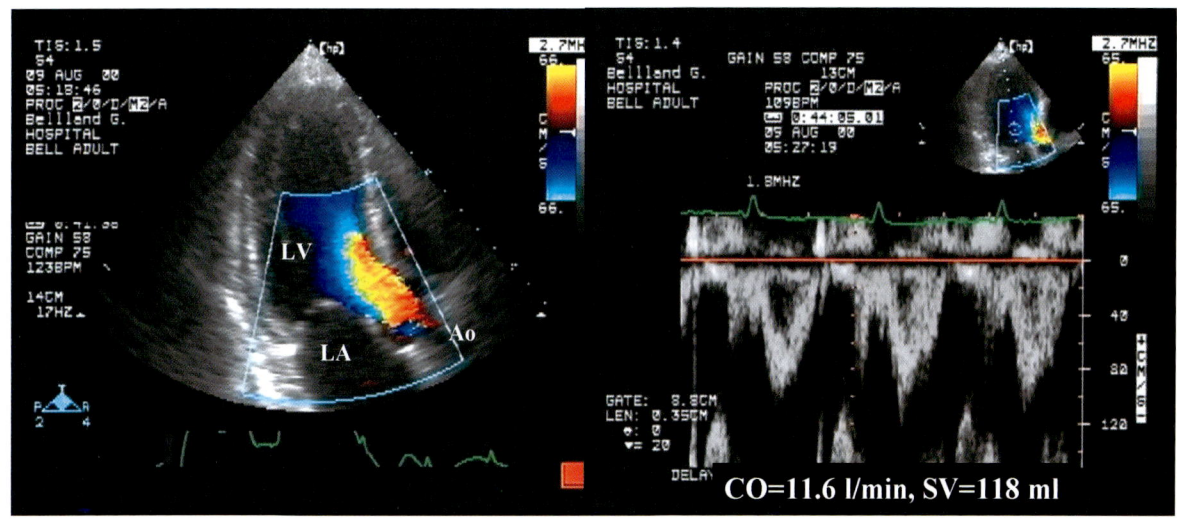

図4　心エコー（パルスドプラ法）

GPT 16 IU/l, ALP 320 IU/l, T.Bil 0.56 mg/dl, BUN 17.2 mg/dl, Cr 0.6 mg/dl, Na 4.0 mEq/l, K 4.0 mEq/l, Cl 104 mEq/l, BS 98 mg/dl

血液ガス：pH 7.361, $PaCO_2$ 35.7 mmHg, PaO_2 53.1 mmHg, BE－5.0 mEq/l.

胸部レントゲン（図1）：心胸郭比61％と心拡大を認める．

心電図（図2）：洞性頻脈，非特異的ST-T変化を認める．

心エコー図（図3，4）：断層心エコー図では左室壁運動はhyperkineticであり，パルスドプラ法により求めた心拍出量は11.6 l/minと高心拍出状態であった．

カラードプラ法にて三尖弁逆流を認め，連続波ドプラ法により算出した右室収縮期圧41mmHgであった．

設　　問

問題1　本症の鑑別のために必要な検査項目の組み合わせはどれか？

(1) 血中レニン値
(2) 血中ビタミンB12
(3) 甲状腺ホルモン値
(4) 血中ビタミンB1
(5) 血中カテコラミン

a (1), (2)　　　b (2), (3)
c (3), (4)　　　d (4), (5)
e (1), (5)

問題2　本症の診断に必要な検査はどれか？

a. 冠動脈造影検査
b. 右心カテーテル検査

144 II. 疾患編

　　c. 大動脈造影検査
　　d. 肺動脈造影検査

　心エコー図検査の結果からは高心拍出性心不全が疑われたため，脚気，甲状腺機能亢進症，重症貧血などを鑑別にあげ，血中ビタミンB1，甲状腺ホルモンをチェックした．高心拍出状態の確認と経過モニターのためにスワンガンツカテーテルを挿入し，右心カテーテル検査を行った．

問題3 診断確定前に行う治療として適切なものはどれか？
　（1）カテコラミン投与
　（2）利尿剤投与
　（3）ビタミンB1投与
　（4）メルカゾール投与
　（5）血管拡張剤投与
　　a（1），（2）　　　b（2），（3）
　　c（3），（4）　　　d（4），（5）
　　e（1），（5）

問題4 再発予防のためにもっとも重要な点はどれか？
　a. 食習慣の改善
　b. 飲水制限
　c. 運動
　d. 安静
　e. 定期的な血液検査

解 説 編

● 脚気心について

1．疾患概念

　脚気beriberiはかつては国民病ともいわれた疾患で，ながらく原因不明であったが，島薗によりその原因がビタミンB1（サイアミン）欠乏であることが明らかになった．サイアミンは生体内の解糖系においてαケト酸の酸化的脱炭酸反応に補酵素として関与し，またトランスケトラーゼの補酵素としても作用する．サイアミンは米ぬかに多く含まれるため，白米中心の食生活により欠乏を来しうる．摂取量不足に加えて，甲状腺機能亢進症や妊娠，発熱などの需要の増大によって欠乏する場合もある．血行動態的には末梢血管拡張による体血管抵抗の低下と，それにともなう一回心拍出量の増加，頻脈といったいわゆる高心拍出状態を特徴とする．島薗による原因究明以降，生活習慣の改善ともあいまってその頻度は劇的に減少した．1960年代にはすでに脚気は致死的な疾患ではなくなっていたが，1973年頃より「多発神経炎を合併した心不全」が報告されるようになった．患者は主に若年者であり，のちにこの「多発神経炎を合併した心不全」が脚気と確認された．インスタント食品中心の食生活，全糖性清涼飲料水の多飲といった摂取不足が新たな原因としてクローズアップされた．脚気は過去の病気ではないことを認識しておく必要がある．

2．症状と診断

　脚気の古典的三主徴は多発神経炎，全身浮腫，心不全である．症状としては労作時息切れ，動悸，呼吸困難，静脈拡張，四肢チアノーゼ，浮腫をきたす．末梢神経炎により四肢のしびれ，感覚及び運動障害もきたす．

　身体所見上は頸静脈怒張，高心拍出状態を反映して，拡張期血圧の低下と脈圧の増加をきたす．心音ではIIpの亢進，汎収縮期雑音といった肺高血圧と三尖弁閉鎖不全による所見を呈する．右心不全を反映して肝腫大，四肢〜全身の浮腫をきたす．神経所見としては四肢腱反射低下もしくは消失をきたす．

　胸部レントゲン上は心拡大，肺うっ血，胸水貯留を呈する．

　心電図上は特徴的な所見はないが洞性頻脈や非特異的ST-T変化，低電位，QT延長などをきたしうる．

　心エコー図所見としてはまず断層像では，左室壁運動が過大となり，またしばしば右心系の拡大をきたす．ときに心嚢液貯留も認められる．カラードプラ法により三尖弁閉鎖不全が認められ，連続波ドプラ法により肺高血圧がみられる．

　右心カテーテル所見では高心拍出状態を呈し，肺静脈楔入圧の上昇や肺高血圧をともなう．

　検査所見ではビタミンB1値の低下が認められる．しかしながら，血中ビタミンB1値は欠乏状態の指標とはならないため，赤血球トランスケトラーゼ活性や赤血球にTPP（thiamine pyrophosphate）を添加した際のトランスケトラーゼ活性の増加率（TPP効果）な

どによりビタミンB1の欠乏状態を確認する必要がある．

脚気とくに衝心脚気では血液ガス上高度の代謝性アシドーシスを呈し，血中乳酸値，ピルビン酸値が高値となる．

衝心脚気は急激なショック，代謝性アシドーシスで発症する．激症型の脚気心で脚気心の全体の約5％を占める．臨床経過は1期：ショックと代謝性アシドーシス期，2期：高心拍出性心不全期，3期：高血圧期，4期：利尿期の4期に分けられる．

通常は利尿剤，ジギタリス，カテコラミン等による治療には反応しない．末梢血管拡張が主たる病態であり血管拡張剤投与もすすめられない．ビタミンB1投与が唯一の治療法である．脚気の血液学的診断には時間がかかるため，診断的治療として利尿剤などほかの治療とともにビタミンB1静脈内投与を行っておくのがよい．ビタミンB1投与後，12〜48時間以内に血行動態の改善をみる．慢性期には再発防止のために食生活の改善をはかる必要がある．しばらくはビタミンB1内服を続けておくのがよい．

問題の解説および解答

問題 1

呼吸困難，浮腫を主訴として来院した若年例である．心電図，胸部レントゲン，一般採血上は特異的な所見に乏しいが，心エコー図上高心拍出状態ならびに肺高血圧の所見があり，高心拍出性心不全が疑われる．鑑別としては，脚気，甲状腺機能亢進症，重症貧血などであるが動静脈シャントにおいても同様の血行動態をとりうる．本例では不規則な食習慣，末梢神経障害の存在より脚気がまず疑われる．そこで，確定診断のために血中ビタミンB1を測定するとともに，甲状腺機能亢進症の否定のために甲状腺ホルモン値も測定すべきである．

問題 2

本症の診断に侵襲的検査を不要と考えられるが，高心拍出状態の確定と治療のモニタリングをかねて右心カテーテル検査は施行してもよいと考える．本例では表2に示すごとく，肺動脈収縮期圧39mmHg，肺動脈楔入圧19mmHg，心拍出量13 l/minと肺高血圧を伴った高心拍出状態が確認された．また，体血管抵抗283dynes・sec・cm^{-5}は，肺血管抵抗は109dynes・sec・cm^{-5}であった．

問題 3

前述の通り本例の診断は脚気であるので，ビタミンB1投与が必要である．浮腫に対しては利尿剤単独投与は通常無効であるので，血液学的確定診断がつく前にビタミンB1静脈内投与を開始する．カテコラミン投与には反応せず，血管拡張剤投与は本疾患の病態が末梢血管拡張とそれに伴う高心拍出状態であることを考えるとむしろ禁忌であるといえよう．

問題 4

再発予防のために最も重要なことは食習慣の改善である．栄養士による栄養指導を行う必要がある．ビタミンB1を多く含む食品としては，豚肉，大豆，えんどう豆，鰻，米ぬか，たらこ，しいたけ，玄米，胚芽米，ごま，のり，昆布などがあげられる．「第6次改定日本人の栄養所要量」によると，ビタミンB1の栄養所要量は30〜49歳男性の場合1.1 mg（塩酸チアミンで30mg）である．これは豚肉（ヒレ）とんかつ約一人前（82g），鰻かば焼き約二串に相当する．なかには長年の食習慣を改善することが困難な例もあり，当面はビタミンB1製剤の内服を継続しておくのが望ましい．

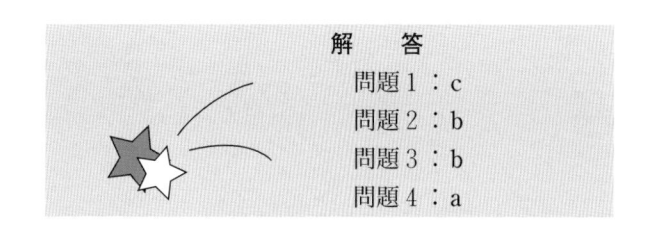

解　答
問題1：c
問題2：b
問題3：b
問題4：a

●文　献●
1）島薗順次郎：脚気．日内会誌 7：237, 1919.
2）Wolf PL, et al：Shoshin beriberi. N Engl J Med 30：1302, 1960.
3）Kawai C, et al：Reappearance of beriberi heart disease in Japan. Am J Med 69：383-386, 1980.
4）Akbarian M, et al：Hemodynamic studies in beriberi heart disease. Am J Med 41：197-212, 1966.
5）Okura H, et al：High-output heart failure as a cause of pulmonary hypertension. Intern Med 6：363-365, 1994.
6）大倉宏之ほか：心エコー・ドプラ法により収縮及び拡張動態を経過観察しえた衝心脚気の1例．J Med Ultrasonics 24：1845-1849, 1997.

［大倉　宏之／吉川　純一］

疾患 18 最近動悸しやすく 体重減少 少し動くと息切れ!?

問題編

症例呈示

症　例：69歳　女性
主　訴：動悸, 労作時呼吸困難
家族歴：特記事項なし
既往歴：高血圧症（Ca拮抗薬内服中）　脳梗塞
現病歴：生来健康であったが, 1月頃より階段昇降時に呼吸困難感を自覚した. 同時期に体重が昨年に比べ5kg減少していることに気がついた. 2月に入り, 動悸も自覚するようになり, 他院を受診したが胸部X線所見は正常であり, 心電図上心房細動を指摘されるのみであった. 呼吸困難感をさらに強く自覚するようになったため2月29日外来を受診した.
初診時現症：身長155cm, 体重45kg, 体温36.8℃, 血圧135/52mmHg, 脈拍120/分, 不整, 眼瞼結膜 貧血なし, 眼球結膜 黄疸なし, 頸静脈怒張あり, 心音 I音亢進, IIp亢進, III音聴取, 心雑音 収縮期逆流性雑音を心尖部にて聴取（Levine III/VI）, 腹部 平坦かつ軟, 圧痛なし, 肝脾触知せず, 両下腿浮腫あり
＜初診時検査所見＞
末血：WBC 6,700/μl, RBC 400万/μl, Hb 10.9g/dl, Ht 34.8%, Plt 11.4万/μl
生化学：TP 6.1g/dl, Alb 2.8g/dl, BUN 10.3mg/dl, CRTNN 0.4mg/dl, Na 136.7mEq/l, K 4.5mEq/l, Cl 100mEq/l, T.Bil 1.5mg/dl, AST 27IU/l, ALT 10IU/l, LDH 84IU/l, ALP 785IU/l, γ-GTP 80IU/l, TC 89mg/dl, TG 37mg/dl, Glu 106mg/dl, Hb A1C 4.4%, BNP 355pg/ml, FT3＞32.7pg/ml（正常範囲2.0～4.5）, FT4＞7.8ng/dl（正常範囲0.7～1.8）, TSH＜0.01μIU/ml（正常範囲0.3～4.5）, TRAb 78.2%（正常範囲15以下）, TPOAb 0.3IU/ml（正常範囲5以下）

胸部X線：両肺野血管陰影増強, 両側肋骨横隔膜角鈍, 心胸郭比56%
心臓超音波：壁運動 びまん性低収縮, 左室拡大, 中等度の僧帽弁および三尖弁閉鎖不全症を認める, 左室駆出率43%
初診時の安静時12誘導心電図（図1）を示す.

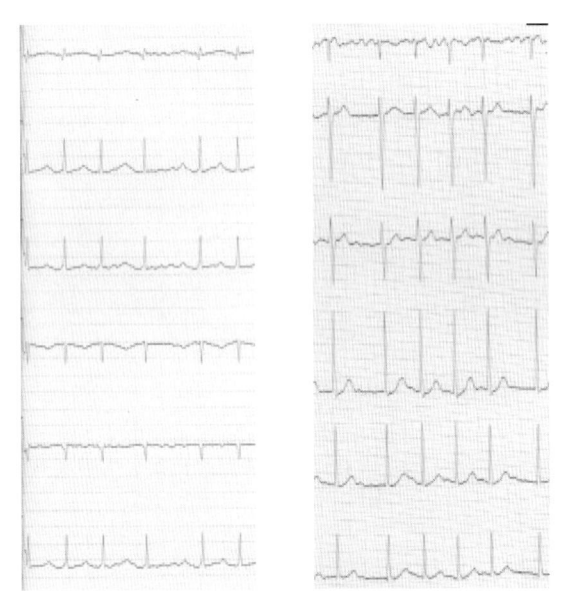

図1　初診時の安静時12誘導心電図

設問

問題1　下記薬剤のうち, 他院受診時に投与すべきであった薬剤はどれか？
（1）利尿剤
（2）Ia群抗不整脈薬
（3）Ic群抗不整脈薬
（4）β遮断薬

(5) Ca拮抗薬（ベンゾチアゼピン誘導体）
　　　a (1), (2)　　　b (1), (5)
　　　c (2), (3)　　　d (3), (4)
　　　e (4), (5)

問題2　他院受診時の本症例の病態につき正しい組み合わせはどれか？
(1) 心拍出量の低下
(2) 全身血管抵抗の低下
(3) 心拍出量の増加
(4) 全身血管抵抗の上昇
(5) 腎臓におけるナトリウムの吸収低下
　　a (1), (2)　　　b (2), (3)
　　c (3), (4)　　　d (4), (5)
　　e (1), (5)

問題3　抗甲状腺剤以外に初診時に投与すべき適切な薬剤の組み合わせはどれか？
(1) 利尿剤
(2) Ia群抗不整脈薬
(3) Ic群抗不整脈薬
(4) ジゴキシン
(5) ワルファリン
　　a (1), (2), (3)　　　b (1), (2), (5)
　　c (1), (4), (5)　　　d (2), (3), (4)
　　e (3), (4), (5)

　抗甲状腺剤投与後6週間の安静時12誘導心電図を図2に示す．なお，甲状腺機能は，FT3 4.4pg/ml，FT4 1.7ng/dl，TSH 0.3μIU/mlであった．

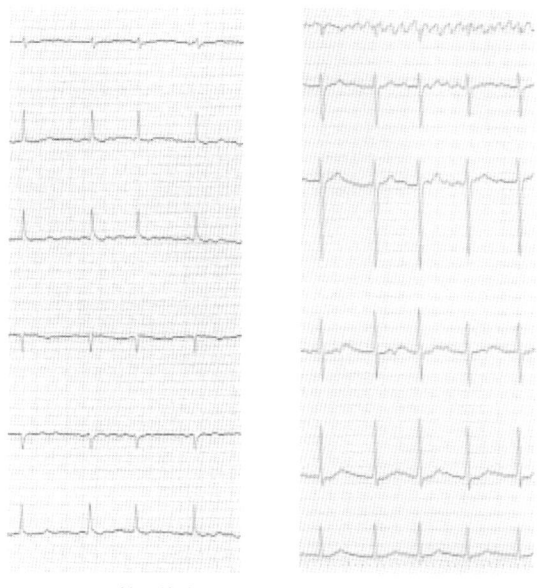

図2 抗甲状腺剤投与3週間後の12誘導心電図

問題4　図2の所見に対し今後の治療方針として適切なものはどれか？
(1) 電気的除細動
(2) Ia群抗不整脈薬の投与
(3) アミオダロンの投与
(4) Ic群抗不整脈薬の投与
(5) 経過観察
　　a (1)　　b (2)　　c (3)
　　d (4)　　e (5)

解　説　編

バセドウ病と心不全・心房細動について

1. 疾患概念・症状

　バセドウ病は，甲状腺機能亢進を示す疾患のなかで最も罹患頻度が高い疾患である．その病態は，甲状腺のTSH受容体に対して自己抗体が産生され，この自己抗体により甲状腺ホルモン産生が過剰となり甲状腺機能亢進症をきたすというものである．臨床症状は，甲状腺ホルモン過剰による基礎代謝亢進に伴う症状と組織の交感神経感受性の亢進に伴う症状に大別される．前者の代表的な症状として発汗，体重減少，食欲亢進などがあり，後者の代表的な症状として動悸，労作時息切れ，ふるえ，多動，下痢などがある．甲状腺ホルモンの心臓に対する作用は，洞結節興奮頻度の増加，心収縮力の増強，心拍数の増加，心筋の不応期の短縮および房室伝導能の亢進などである．心房筋の不応期の短縮により心房細動が起こりやすくなり，房室伝導能の亢進は心室応答を増加させ高度の頻拍にさせる．甲状腺機能亢進症に心房細動が合併する率は，欧米の報告では5％から20％とされているが，わが国では2〜3％という報告があり，その差は虚血性心疾患の罹患率の差からきているといわれている．心房細

148　II. 疾患編

表1　甲状腺機能亢進症における年齢別心房細動合併頻度
(甲状腺専門病院における1995-1998年の集計結果)

年　齢	発生率 (%)
20歳以下	0
20〜29歳	0.33
30〜39歳	0.83
40〜49歳	2.09
50〜59歳	3.31
60〜69歳	5.96
70歳以上	7.14

(心房細動治療(薬物)ガイドライン, 2001[2]より改変引用)

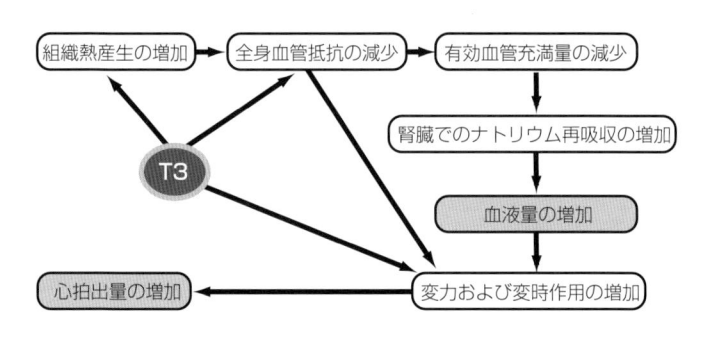

図3　甲状腺ホルモンの血行動態への影響

動合併率は年齢とともに増大し，とくに60歳以上になると40〜60歳の2〜3倍になるという報告がある(表1)[1)2)]．一般に，バセドウ病による心不全として有名なのが高拍出性心不全であるが，基本病態は全身血液量の増加(図3)であるため利尿剤が著効する．もうひとつの病態として心房細動が長時間持続することにより発症する頻拍誘発性心不全がある．後者は，高齢者，高血圧，ほかの器質的心疾患(たとえば虚血性心疾患)合併例に多く認められる．なお，甲状腺機能亢進に伴い虚血性心疾患については潜在化していた異常が，心筋酸素消費量の増加および頻脈による拡張期時間の短縮による冠血流量の減少に伴う相対的虚血や甲状腺ホルモン自体の冠動脈攣縮作用により顕在化する場合があり，心不全発症の原因および誘因になることがある．

2. 診　断

甲状腺機能亢進症を示唆する臨床症状および身体所見を認める場合，血清甲状腺刺激ホルモン(TSH)，FT₄，TSH受容体抗体(TRAb)の測定を行い，TSH低値，FT₄高値，TRAb陽性であればバセドウ病と診断する．TSH低値，FT₄高値は認めるが，TRAb陰性の場合も甲状腺刺激抗体(TSAb)を測定し陽性であればバセドウ病と診断してよい．また，TSAbが陰性であっても，放射線ヨード摂取率が高値で甲状腺シンチグラムでびまん性に集積を認める場合はバセドウ病と診断してよい．参考までに表2に日本甲状腺学会が提唱するバセドウ病の診断ガイドラインを示す．心房細動については，12誘導心電図にて1) P波の消失，2) f波の出現，3) 不規則なR-R間隔を認めれば容易に診断できる．Krahnらの報告によれば，新規発症の心房細動の症例のうち，甲状腺機能亢進症によると思われる症例は1％未満であった[3)]．また，別の報告によると原因不明の心房細動症例の13％が，血液データ上甲状腺機能亢進を認めていた[4)]．これらの事実から，新規発症の心房細動の症例に対しては甲状腺機

表2　バセドウ病の診断ガイドライン

a) 臨床症状
1. 頻脈，体重減少，手指振戦，発汗増加などの甲状腺中毒症所見
2. びまん性甲状腺腫大
3. 眼球突出または特有の眼症状

b) 検査所見
1. FT₄高値
2. TSH低値(0.1μIU/ml以下)
3. TSH受容体抗体(TRAb, TBII)陽性または甲状腺刺激抗体(TSAb)陽性
4. 放射性ヨード摂取率(またはテクネシウム)甲状腺摂取率高値，シンチグラムでびまん性

1) バセドウ病
　　a) の1つ以上に加えて，
　　b) の4つを有するもの
2) 確からしいバセドウ病
　　a) の1つ以上に加えて，
　　b) の1，2，3を有するもの
3) バセドウ病の疑い
　　a) の1つ以上に加えて，
　　b) の1と2を有し，FT₄高値が3カ月以上続くもの

能亢進症の合併の有無を除外するため甲状腺機能の確認が必要である．心不全については，原因が甲状腺機能亢進にあっても一般的な心不全の診断法により診断する．すなわち，病歴，身体所見(たとえば頸静脈の怒張，III音の聴取，肝腫大，下腿浮腫)，胸部X線所見(血管陰影の増強，心胸郭比の拡大など)などにより総合的に診断する．

3. 治　療

甲状腺機能亢進症に対する治療の詳細は成書に譲るが，大別すると抗甲状腺剤，アイソトープ治療，甲状腺亜全摘術の3種類の治療法がある．原則的には薬物療法が第一選択であり，まず抗甲状腺剤(MMI：チアマゾールあるいはPTU：プロピルチオウラシル)を投与し，薬物療法に対し抵抗性の場合アイソトープ治療や手術療法を考慮することとなる．

甲状腺機能亢進症による心房細動の治療は，1) 心拍数のコントロール，2) 塞栓症の予防および3) 洞

調律化に大別される．

1) 心拍数のコントロール

心拍数のコントロールには，第一選択薬としてβ遮断薬が選択されるが[5]，β遮断薬投与が難しい症例（慢性閉塞性肺疾患，閉塞性動脈硬化症などを合併している症例）の場合はCa拮抗薬（フェニルアルキルアミン誘導体やベンゾチアゼピン誘導体）を選択する[6]．なお，同じCa拮抗薬でも高血圧症例に汎用されているジヒドロピリジン誘導体は心拍数をコントロールする作用は有していないため選択されない．ジゴキシンは，単独投与では自覚症状軽減効果に乏しいこと，通常症例より投与量を多くする必要があり用量設定が困難であることから投与の際には注意が必要である．

2) 塞栓症の予防

甲状腺機能亢進症を伴ったすべての心房細動症例に抗凝固療法を行う必要があるかは明確な結論は出ていない．各症例のriskおよびbenefitを十分考慮のうえ投与を行う．複数の報告から，高齢の症例，6カ月以上心房細動が持続している症例，心不全を合併している症例，過去に全身の血栓塞栓症発症の既往を有する症例については，血栓塞栓症発症の可能性が高いため抗凝固療法禁忌症例でない限り積極的に抗凝固療法を行うべきと考える．

3) 洞調律化

甲状腺機能がコントロールされていない時期に洞調律化をはかることすなわち除細動の施行は禁忌である．その理由として，甲状腺機能亢進状態での洞調律化は困難であり再発率がきわめて高いこと，甲状腺機能が抗甲状腺剤の投与により正常範囲内にあれば約2/3の症例で3〜4カ月以内に自然に洞調律に復することがあげられる[7][8]．3カ月以上euthyroidの状態で自然に洞調律に復しない症例については，積極的に除細動を試みるべきである．なお，抗凝固療法が行われていない症例については抗凝固療法を行ったうえで除細動を施行する．高齢の症例および心房細動の持続期間が長期に及んでいる症例は，自然に洞調律化する率が低いことが知られている．

甲状腺機能亢進症による心不全の治療については，基本的には，一般的心不全の治療，すなわち安静，塩分制限，酸素投与他を行い，静注薬についてもその使用法は一般的に同じである．心不全に陥っている症例は心房細動を合併している症例がほとんどのため，利尿剤の使用はもちろんのこと，β遮断薬療法および抗凝固療法は禁忌事項がない限り優先的に行う．ポイントは，基本病態は心房細動に伴う頻拍と体液過剰によるので抗甲状腺剤による治療に加えて，両者に対する治療を行うことである．とくに，β遮断薬の使用については，心不全だからといってその使用をためらってはならないが，用量には細心の注意を払うべきである．

問題の解説および解答

問題 1

本症例は，臨床症状として動悸，労作時呼吸困難，体重減少を有し，悪性疾患による貧血，ビタミンB1欠乏，心不全，不整脈，甲状腺機能亢進症などが鑑別にあげられるが，血液検査および心電図，胸部X線所見より心房細動・心不全を伴ったバセドウ病と診断された．バセドウ病の心電図所見として最も多く認めるのは洞性頻脈であるが，本症例の場合は他院受診時にすでに心房細動を認めていた．心電図を読む際，リズムだけではなく虚血性心疾患などの器質的心疾患の合併の可能性についても十分配慮する必要がある（頻脈のためST-T変化の解釈には苦慮するが）．その理由として，甲状腺機能亢進症の虚血性心疾患合併症例は心房細動の発症率が高く，予後も非合併症例に比して不良であるといわれていることがあげられる．問題の解答であるが，他院受診時に投与すべきであった薬剤として選択肢内の薬剤では，β遮断薬，Ca拮抗薬（ベンゾチアゼピン誘導体）があげられる．利尿剤は，他院受診時は心不全を示唆する所見を認めていないことからこの時点で選択される薬剤ではない．また，Ia群およびIc群抗不整脈薬は，心房細動を洞調律化するために用いられる薬剤であるが，甲状腺機能亢進状態で投与するのは禁忌ですらある．理由については，前項参照．

問題 2

甲状腺ホルモンは組織での熱産生を亢進させ，全身血管抵抗を減少させる．その結果，血行動態を保持するために必要な血液量の相対的減少を認め，その代償としてレニン・アンジオテンシン・アルドステロン系が活性化し，腎臓でのナトリウム再吸収の増加が起こり，結果的に循環血液量の増加を認める．ホルモン自体の心筋に対する直接効果も加わり，心拍出量は増加し，いわゆる高拍出状態を呈する（図3）[1]．

問題 3

初診時の状態は，心臓超音波所見を併せて考えると心拡大を伴った低拍出性心不全の状態であり，選択肢中の薬剤では利尿剤，ジゴキシン，ワルファリンが選択される．ワルファリンについては，65歳以上で高血圧症を有し，脳梗塞の既往があり，心不全を呈していることから使用すべきであると考える．なお，本症

例は内服可能な状態であったが，呼吸状態の悪化により内服困難な場合，静注薬や代替薬（ワルファリンの代わりにヘパリン）の使用を考慮する．

問題 4

抗甲状腺剤投与6週間後の心電図所見である．調律は心房細動であるものの心拍数のコントロールは十分行われていることが分かる．また，甲状腺機能はeuthyroidとなっている．この時点でeuthyroidにはなっているものの治療を開始してから6週間しか経過しておらず，自然に洞調律化する可能性も残されている事から薬物学的あるいは電気的除細動を行うべきではなく，現行療法で経過観察するべきである．

本症例は，抗甲状腺剤による治療を開始後10週で自然に洞調律に復した．

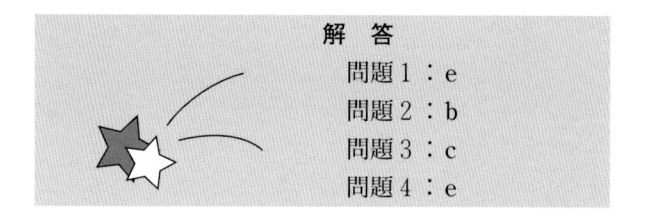

解 答
問題1：e
問題2：b
問題3：c
問題4：e

レベルアップをめざす方へ

潜在性甲状腺機能亢進症と心不全・心房細動

潜在性甲状腺機能亢進症とは，血清TSH濃度が低値であるが，血清FT3およびFT4濃度は正常で甲状腺機能亢進を示唆する症状や身体所見を認めない状態を指す．潜在性甲状腺機能亢進症の原因は大きく分けて2つあり，外因性の甲状腺ホルモン治療に伴うものと内因性のわずかなFT3やFT4の過剰によって引き起こされるものがある．潜在性甲状腺機能亢進症は，心房細動を合併する率が高く，フラミンガム研究では60歳以上の2,007症例において10年間追跡した所，血清TSH濃度が0.1mU/l*以下の症例では心房細動の累積発生率が28％，0.1mU/lから0.4mU/lの症例では16％，正常範囲内の症例では11％であり，結果，血清TSH濃度低値を認めた症例は正常症例に比し心房細動発症の相対危険率が3倍であった[9]．潜在性甲状腺機能亢進症症例で認められる心臓への影響として，甲状腺機能亢進症症例と同様，前述の心房細動発症のリスク増加以外にも心拍数の上昇，左室壁厚の増加，左室拡張能障害などが報告され，これら事実から潜在性甲状腺機能亢進症症例においては心不全発症のリスクが健常人より高いことが推察されるが，現時点では，潜在性甲状腺機能亢進症の正確な自然歴や治療の必要性の有無など，不明な点も多い．外因性の潜在性甲状腺機能亢進症については，心房細動の合併を認めた場合ホルモンの投与量の調整が必要と考えられるが，内因性の場合は数週間後に再検した場合正常範囲内に復した症例も多く認められるため，TSHの低下に対し加療が必要かどうかは症例毎に十分検討する必要がある[10]．

*：単位に注意．設問ではμIU/mlを用いたが，フラミンガム研究ではmU/lを用いている．

●文 献●

1) Klein I, Ojamaa K：Thyroid hormone and the cardiovascular system．N Engl J Med 344：501-509, 2001.
2) 心房細動治療（薬物）ガイドライン．Jpn Circ J 65 (Suppl V)：931-998, 2001.
3) Krahn AD, Klein GJ, Kerr CR, et al：How useful is thyroid function testing in patients with recent-onset atrial fibrillation? Arch Intern Med 156：2221-2224, 1996.
4) Forfar JC, Miller HC, Toft AD：Occult thyrotoxicosis：a reversible cause of idiopathic atrial fibrillation．Am J Cardiol 44：9-12, 1979.
5) Hellman R, Kelly KL, Mason WD：Propranolol for thyroid storm．N Engl J Med 297：671-672, 1977.
6) Roti E, Montermin M, Roti S, et al：The effect of diltiazem, a calcium channel-blocking drug, on cardiac rate and rhythm in hyperthyroid patients．Arch Intern Med 148：1919-1921, 1988.
7) Nakazawa HK, Sakurai K, Hamada N, et al：Management of atrial fibrillation in the post-thyrotoxic state．Am J Med 72：903-906, 1982.
8) Shimizu T, Koide S, Noh JY, et al：Hyperthyroidism and the management of atrial fibrillation．Thyroid 12：489-493, 2002.
9) Sawin CT, Geller A, Wolf PA, et al：Low serum thyrotropin concentrations as a risk factor for atrial fibrillation in older patients．N Engl J Med 331：1249-1252, 1994.
10) Sawin CT：Subclinical Hyperthyroidism and Atrial Fibrillation．Thyroid 12：501-503, 2002.

[前川 裕一郎／小 川 聡]

疾患 19 筋力が徐々に低下 最近 体重が増加！？

問題編

症例呈示

症　例：39歳　男性
主　訴：労作時の息切れ
家族歴：特記事項なし
既往歴：特記事項なし
現病歴：生来健康で運動は得意であった．10歳頃より時に両下肢の筋痛を自覚するようになり，中学校入学後陸上部に所属したが下肢痛のため走りにくくなり2年時に退部．その後運動部には所属せず，激しい運動をすることもなく症状は気にならなくなった．33歳頃から階段昇降時の息切れを自覚．37歳時の検診で胸部X線写真上心拡大を指摘され，その頃には手すりを使わないと階段を昇れず，手を使わないとしゃがみ立ちができなくなった．

今回，2週間前から急に体重が増加し，日常の軽労作でも強い息切れ・疲労感を自覚するようになったため近医を受診．心臓超音波検査で著明な左心機能低下を認めたため精査目的に当科を紹介され入院した．

入院時現症：身長161cm，体重64.1kg，血圧106/70mmHg，脈拍88/min，意識清明，表在リンパ節触知せず，眼球結膜貧血・黄疸なし，心尖部にIII音を聴取，心雑音なし，呼吸音異常なし，腹部平坦・肝脾触知せず，軽度下腿浮腫あり，腓腹筋仮性肥大あり．

神経学的所見：脳神経異常なし，深部腱反射異常なし，下肢近位筋に軽度筋力低下あり，動揺性歩行あり，Gowers徴候陽性．

<入院時検査所見>
検血：RBC 505×10^4/μL，Hb 15.5g/dL，Ht 45.5％，WBC 6710/μL，Plt 15.5×10^4/μL
生化学：GOT 34IU/L，GPT 67IU/L，LDH 220IU/L，ALP 218IU/L，γ-GTP 53IU/L，CPK 950IU/L，TP 7.6g/dL，BUN 11mg/dL，Cre 0.6mg/dL，Na 140mEq/L，K 4.0mEq/L，Cl 98mEq/L，UA 6.5mg/dL，TC 167mg/dL，TG 184mg/dL，HDL-C 39mg/dL，LDL-C 100mg/dL，HbA1c 4.6％．
血清：CRP＜0.1mg/dL．
特殊検査：hANP 42pg/mL，BNP 128pg/mL，ミオシン軽鎖 14.7pg/mL（N：＜2.5pg/mL），心筋トロポニンT＜0.02ng/mL（N：＜0.10ng/mL）．
12誘導心電図：正常洞調律88/min，I，aVL，V6誘導に異常Q波あり，QT延長なし．
胸部X線写真：心胸郭比58％，軽度の肺うっ血を認める．
心臓超音波検査所見：左室の拡大と瀰漫性壁運動低下を認める．弁逆流なし．

設問

問題1　診断確定に有用な検査はどれか．
（1）針筋電図
（2）骨格筋生検
（3）脳波
（4）脳CT
　a（1），（2）　　　b（3），（4）
　c（1），（3），（4）　d（1）〜（4）すべて

入院後，骨格筋生検を施行した．HE染色では筋線維の大小不同と一部に変性像を認め，また再生線維の増加が観察された．抗ジストロフィン抗体を用いた免疫染色では染色性の低下した部分が散在性に認められた．

問題2 本症例における心合併症の病態評価に有用な検査はどれか．
（1）心臓カテーテル検査
（2）心筋生検
（3）心筋シンチグラム
（4）ホルター心電図
　a（1），（2）　　　b（3），（4）
　c（1），（3），（4）　d（1）〜（4）すべて

問題3 本症例に対する治療法として現時点で最も妥当と考えられるものはどれか．
（1）ACE阻害薬
（2）β遮断薬
（3）Ca^{2+}拮抗薬
（4）心臓移植
　a（1），（2）　　　b（3），（4）
　c（1），（3），（4）　d（1）〜（4）すべて

解説編

診断：Becker型筋ジストロフィー

筋ジストロフィーは進行性の筋力低下を呈する遺伝性疾患であり，病理学的には骨格筋細胞の変性・壊死，線維化と再生像が混在して観察される．従来から遺伝形式，筋傷害部位の違いにより，1）Duchenne/Becker型筋ジストロフィー，2）腰肢帯型筋ジストロフィー，3）顔面肩甲上腕型筋ジストロフィー，4）先天性筋ジストロフィー，5）筋強直性ジストロフィーなどに分類されるが，近年の遺伝子学の進歩により各疾患の原因遺伝子が次々と明らかにされている（表1）．

各病型によりそれぞれ表現型は異なるが，筋ジストロフィーの基本病態は骨格筋細胞膜・細胞骨格構成蛋白の異常に基づく細胞膜のintegrity低下と機能不全であり，心筋細胞もさまざまな程度の傷害を受ける．しばしば拡張型心筋症様の病態を呈する症例もみられ，その場合予後は著しく不良となる．通常は骨格筋の筋力低下による特徴的な臨床症状が先行するため，筋ジストロフィーの診断確定後に心病変を合併する場合がほとんどであるが，とくに今回取り上げたBecker型筋ジストロフィーではうっ血性心不全を初発症状として発症する症例も稀にあり注意を要する．

Duchenne/Becker型筋ジストロフィーについて

1．疾患概念

ジストロフィンは427kDの筋細胞骨格蛋白であり，骨格筋，心筋，平滑筋において発現している．N末端がアクチンに，C末端が筋細胞膜蛋白ジストログリカンにそれぞれ結合し筋繊維鞘の安定化や機能維持に重要な役割を果たすとされる．

Duchenne型筋ジストロフィー（DMD）はジストロフィンの完全欠損であり，Becker型筋ジストロフィー（BMD）はジストロフィンの量的欠乏または不完全な変異蛋白の合成に基づく軽症型と考えられている．ジストロフィンの遺伝子座はX染色体短腕（Xp21）に存在する．DMDはX染色体劣性遺伝形式をとり，BMDは約2/3が遺伝性，残りの1/3が突然変異による．

2．症候

DMDは幼児期に歩行困難などで初発し，腰帯部筋群の筋力低下により動揺性歩行，脊柱前弯，登坂性起立（Gowers徴候）を呈する．腓腹筋仮性肥大は診断

表1　筋ジストロフィーの病型と原因遺伝子

	遺伝形式	欠損蛋白
Duchenne/Becker型	XR	dystrophin
Emery-Dreifuss型	XR	emerin
腰肢帯型		
1A	AD	myotilin
1B	AD	lamin A/C
1C	AD	caveolin 3
1D,E	AD	?
2A	AR	calpain 3
2B	AR	dysferlin
2C	AR	γsarcoglycan
2D	AR	αsarcoglycan
2E	AR	βsarcoglycan
2F	AR	δsarcoglycan
2G,H,I	AR	?
先天性		
福山型	AR	fukutin
古典型（非福山型）	AR	一部にlaminin α2鎖(merosin)
顔面肩甲上腕型	AD	?
筋強直性	AD	myotonin

*XR：X染色体劣性遺伝　AD：常染色体優性遺伝　AR：常染色体劣性遺伝

的所見である．通常13歳までに車椅子生活を余儀なくされ，20〜25歳までに呼吸不全で死亡するとされる．心不全の合併は約10〜15％程度とする報告が多いが，全身の筋力低下による身体活動制限のため不顕性に経過する場合もありうる．

BMDは10歳前後に発症することが多く，筋力低下もDMDに比べ軽症である．通常30歳代以降まで生存するが，心合併症の頻度が高く死因の多くを占める．心筋病変の程度と骨格筋傷害の重症度は必ずしも一致せず，今回提示した症例のように骨格筋症状が比較的軽度でも著明な心機能低下を示す場合もある．

3．検査所見

DMD，BMDともに筋逸脱酵素は高値を示す．筋電図はいわゆる筋原性パターン（持続時間の短縮と振幅の低下）であり，筋細胞の再生は盛んながらも進行性の壊死に追いつかず，結果として筋線維の変性・壊死と再生像が混在する特徴的な筋生検所見が観察される．抗ジストロフィン抗体を用いた免疫組織染色を行うと，正常骨格筋では筋細胞膜が一様に染まるのに対しDMDでは完全に免疫染色陰性となり，BMDでは染色性の低下した部分が散在性に認められモザイク状の染色パターンを呈する．PCR法による遺伝子解析ではジストロフィン遺伝子の欠失を約半数例で認める．

4．治　　療

特異的な治療方法は確立していないが，DMDでは副腎皮質ステロイドが有効な場合がある．筋脱力・筋萎縮の程度にあわせ，関節拘縮の予防目的リハビリテーションを行う．呼吸筋の筋力低下に伴い呼吸不全が進行すれば呼吸補助装置や人工呼吸器の装着が必要となる．

5．患者の生活指導

有効な治療方法のない進行性の疾患であり，長期に渡るサポートが必要となる．心病変合併例では心負荷軽減のため激しい運動は避け，適度の塩分制限を行うよう指導する．

また本症がX染色体劣性遺伝形式をとる遺伝性疾患であることを家族を含め十分に理解いただく必要がある．遺伝子診断を行う際には倫理面にも十分な配慮が必要であろう．

問題の解説および解答

問題　1

10歳前後に発症した緩徐に進行する下肢筋力低下と，拡張型心筋症様病態を呈する39歳男性．筋逸脱酵素が高値であり，神経学的に下肢近位筋の筋力低下，動揺性歩行，Gowers徴候，腓腹筋仮性肥大を認め，臨床的にはBecker型筋ジストロフィーまたは肢帯型筋ジストロフィーが疑われる．しかし臨床症状のみを手がかりに両者を鑑別することは容易でなく，また除外すべきほかの筋疾患として多発性筋炎・皮膚筋炎などの炎症性筋疾患，糖原病等の代謝性筋疾患，ミトコンドリアミオパチーなどがあげられる．

筋ジストロフィーの針筋電図所見は筋原性パターン（持続時間の短縮と振幅の低下）が特徴的であり，他疾患との鑑別上参考となる．

筋生検では筋線維の大小不同と変性・壊死，再生像が筋ジストロフィーに共通して観察される．正常筋組織ではジストロフィン，サルコグリカン，ジストログリカン，メロシンといった細胞膜/細胞骨格蛋白は細胞膜に存在するが，これらが欠損する病態では当該蛋白に対する抗体を用いた免疫組織染色が陰性となるため，診断確定の決め手となる．たとえば，抗ジストロフィン抗体を用いた免疫染色では正常骨格筋では筋細胞膜が一様に染まるのに対しDMDではまったく染まらず，一方BMDでは斑状の染色パターンを呈する．

問題　2

臨床経過から本症例の心機能低下は筋ジストロフィーの心合併症と考えられるが，心臓カテーテル検査により心血行動態を把握するとともに冠動脈造影，心筋生検を行い，心筋シンチグラムの所見と併せて虚血性心疾患やアミロイドーシス，サルコイドーシス，心筋炎などを除外しておくことは重要である．

DMD/BMDにおける心病変の主体は心筋の脂肪変性・壊死と置換性線維化であり，最も傷害を受けやすいのは左室後側壁といわれている．心筋シンチグラムは傷害部位の範囲を知るのに有用である．

本症においては伝導傷害や不整脈の頻度は比較的高く，突然死する場合も少なくないため，ホルター心電図によるスクリーニングは重要である．

問題　3

残念ながら筋ジストロフィーに合併した心機能低下例に対する特異的な治療法はなく，現状では特発性拡張型心筋症に準じた治療を選択することになる．

本症例では心拡大と瀰漫性の左室壁運動低下を認めており，左室リモデリングの進行がうかがわれた．うっ血所見の改善を待ってβ遮断薬を導入し，利尿剤，ACE阻害剤の併用下に外来で心臓超音波検査などにより経過観察してゆく方針とした．心機能の改善を期

待したいが，基礎疾患自体が進行性であり，薬物療法が奏功しない場合は将来的に心臓移植の適応となる可能性もあるだろう．

解　答
問題 1　a
問題 2　d
問題 3　a

レベルアップをめざす方へ

X-linked dilated cardiomyopathy（XLDC）
　　X染色体劣性遺伝形式をとり，臨床的に骨格筋障害の特徴を欠く拡張型心筋症の家系が報告されている．遺伝子連鎖解析によりXLDCのうち多数例においてジストロフィン遺伝子5'末端の異常が示されているが，ほかにもexon 48-49のhot spotに集中して多くの変異が見いだされており本症の成因を考えるうえで興味深い．これらの遺伝子異常が心筋特異的な傷害を引き起こす機序に関してはいまだ不明だが，心筋と骨格筋でのジストロフィン遺伝子調節の差異が関与する可能性が示唆されている．

　　　　　　　　　　　　　　　　　　　　　　　　　　　　　　　　　［広　野　　暁／相澤　義房］

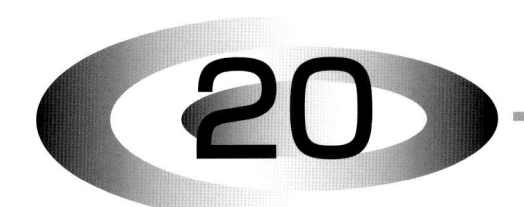

疾患 20 以前から高血圧を放置 感冒のあと安静にしていても息苦しい！？

問題編

症例呈示

症　例：74歳，女性，無職
主　訴：呼吸困難
既往歴：特記事項なし
家族歴：特記事項なし
現病歴：40歳頃から高血圧を指摘されていたが放置．71歳時 呼吸困難にて近医入院．高血圧による心不全および心房細動と診断され，治療を開始されたが，自己判断にて服薬中止した．
　入院10日前から感冒症状あり．以後徐々に労作時呼吸困難が増悪，安静時にも呼吸困難が出現し近医受診．紹介入院となった．胸痛なし．
　入院時現症：体温37度，脈拍108／分，不整　血圧184／104mmHg
頸静脈怒張あり，心音3音ギャロップ，呼吸音　両肺野にラ音，両側下腿浮腫著明
＜入院時検査成績＞
　心電図：心房細動，正常軸，ストレイン型左室肥大（図1）
　胸部X線：心陰影拡大（心胸郭比60％），肺うっ血，胸水あり
　トロポニンT定性（－），CPK90U/L
　心エコー図：左室拡張末期径52mm 左室収縮末期径35mm 左室駆出率70％ 中隔壁厚14mm 後壁壁厚

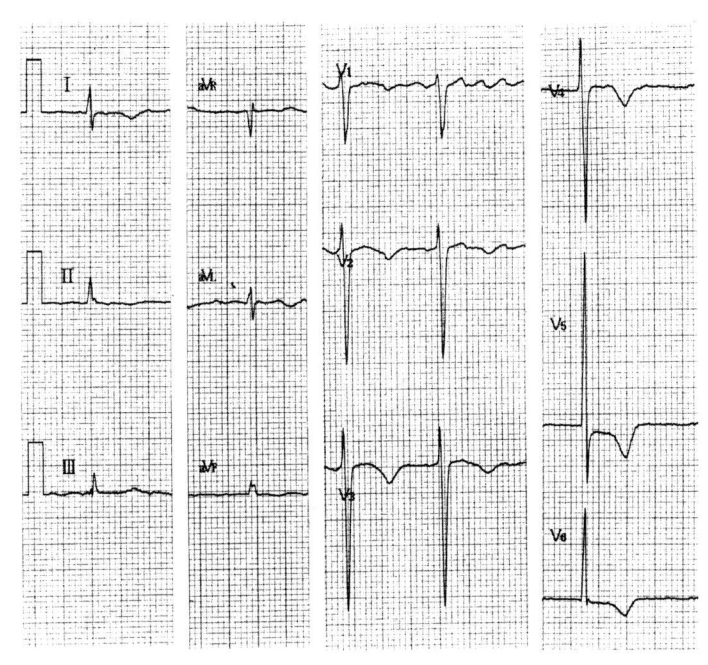

図1　心電図所見

13mm 大動脈径30mm 左房径48mm
左室壁運動 正常
僧帽弁逆流1度，大動脈弁逆流1度

設問

問題1 初診時の診断に有用な検査は何か？
(1) ドップラー心エコー
(2) 血漿BNP
(3) 胸部CT
(4) 冠動脈造影
(5) 肺血流シンチ

a (1), (2)　　　b (2), (3)
c (3), (4)　　　d (4), (5)
e (1), (5)

問題2 初診時の治療として適切な薬剤の組み合わせはどれか？
(1) 利尿薬（ラシックス）
(2) ジギタリス
(3) 亜硝酸薬（ニトロール）
(4) β遮断薬
(5) カテコールアミン

a (1), (2), (3)　　　b (1), (2), (5)
c (1), (4), (5)　　　d (2), (3), (4)
e (3), (4), (5)

問題3 慢性期の治療として適切なものの組み合わせはどれか？
(1) 冠動脈インターベンション
(2) 血圧コントロール
(3) 利尿薬
(4) 心房細動のレートコントロール
(5) 両心室ペーシング

a (1), (2), (3)　　　b (1), (2), (5)
c (1), (4), (5)　　　d (2), (3), (4)
e (3), (4), (5)

問題4 慢性期心不全の増悪因子（誘因）として最も頻度が高いものはどれか？
(1) 感染症
(2) 不整脈
(3) 心筋虚血
(4) コントロール不良の高血圧
(5) 治療コンプライアンス不良（塩分制限や治療薬服用の不徹底）

解説編

拡張不全による心不全について

1. 疾患概念

器質的心疾患を有し，呼吸困難や倦怠感などの自覚症状があり，肺うっ血や浮腫などうっ血所見をみとめる患者を心不全と診断する．一般的には心不全は左室駆出率が低下した収縮不全を指すと認識されてきた．しかし，左室駆出率が正常に保持されていながら心不全を発症する患者が少なくなく，慢性心不全患者全体の30〜50％を占めることが報告されている[1)〜3)]．最近では，このような「収縮機能が正常に保たれた心不全」は拡張機能障害によるとされ，「拡張不全による心不全」（diastolic heart failure）と診断される．

2. 原因

拡張不全の原因は，大きく1）心室自体の要因と2）心室外の要因とにわけられる．心室自体の要因には弛緩障害とスティフネスの増大がある．前者には虚血や肥大による細胞内カルシウム制御の異常が，後者には心筋肥大や線維化が関与する．一方，心室外要因の代表は収縮性心膜炎や心タンポナーデである．このように拡張不全の原因はさまざまであるが，日常よくみられるのは高血圧や虚血を原因疾患とするものである．

3. 症候

収縮不全と拡張不全で症候には差はなく，両心不全の症候が出現する．左心系の拡張不全では，左室拡張末期圧の上昇により肺静脈圧が上昇し，労作時呼吸困難，安静時呼吸困難，夜間発作性呼吸困難，そして起坐呼吸を呈する．急性肺水腫で突然発症することも少なくない[4)]．右心系では，頸静脈怒張，下腿浮腫，肝腫大などをみとめる．

拡張不全は，高齢者の女性に多く，基礎心疾患として高血圧，糖尿病，腎不全をみとめることが多い（表1）[5)]．心房細動では，心房収縮が失われるばかりでなく頻脈を合併することが多く，拡張障害をさらに助長する．

表1 慢性心不全患者の臨床像
収縮不全と拡張不全の対比

	拡張不全	収縮不全
年齢	高齢者	すべての年齢
性	女性に多い	男性に多い
左室駆出率	正常	低下
左室径	正常	拡張
左室肥大	しばしば	時々
合併疾患		
高血圧	+++	++
糖尿病	+++	++
陳旧性心筋梗塞	+	+++
長期透析	++	0
心房細動	+（一過性）	+（慢性）

(Jessup M, 2003[5])より改変引用)

4. 診 断

拡張不全の診断には，以下の3つが必要である．
1．心不全の症状および徴候がある．
2．左室収縮機能が正常かあるいはわずかしか低下していない．
3．左室の弛緩障害やコンプライアンス低下の所見がある．

まず，心不全の症候があるにもかかわらず心拡大がない場合，拡張不全を疑う．拡張不全の正確な診断には心エコーがきわめて有用である．まず，収縮不全の存在を否定する．さらに，高血圧や肥大型心筋症など基礎心疾患の診断にも有用である．

拡張機能の評価には，パルスドップラー法による左室流入血流速波形の解析が広く用いられている．左室弛緩障害ではE/Aの低下（E：拡張早期波，A：心房収縮期波）とE波のDT（減速時間）延長がみられる．さらに，拡張機能障害が進行し左室充満圧が上昇するにつれて，E/Aが再上昇しDTが短縮する正常パターンと識別できない偽正常化波形を呈し，これを鑑別するためには肺静脈血流速波形の観察が必要である．次いで拘束型パターンとよばれる波形を認めるようになる（図2）．

拡張不全の診断には，心臓カテーテル検査による血行動態評価も有用である．拡張機能指標として左室dP/dtminと左室等容弛緩時定数（τ）を用いるが，これらの測定にはマイクロマノメーターカテーテルが必要であり日常臨床ですべての患者には行えない．左室拡張末期容積が正常で，左室拡張末期圧が上昇している場合，左室拡張末期圧－容積関係は上方にシフトしており，左室コンプライアンスは低下していると推測される．

日常臨床において拡張不全を診断する際に，拡張機能評価をどこまで行うかという問題がある．Zileらは，Framingham研究の診断基準をみたすような心不全の症候があり，さらに心エコー上の左室駆出率が50%以上であれば，詳細な拡張機能評価は必要ないと報告

表2 拡張不全の診断基準

	Definite	Probable	Possible
うっ血性心不全の確実な証拠	(+)	(+)	(+)
左室収縮機能正常の客観的証拠	心不全発症の72時間以内の左室駆出率0.5以上	心不全発症の72時間以内の左室駆出率0.5以上	心不全発症時ではないが左室駆出率0.5以上
左室拡張機能不全の客観的証拠	(+)	(-)	(-)

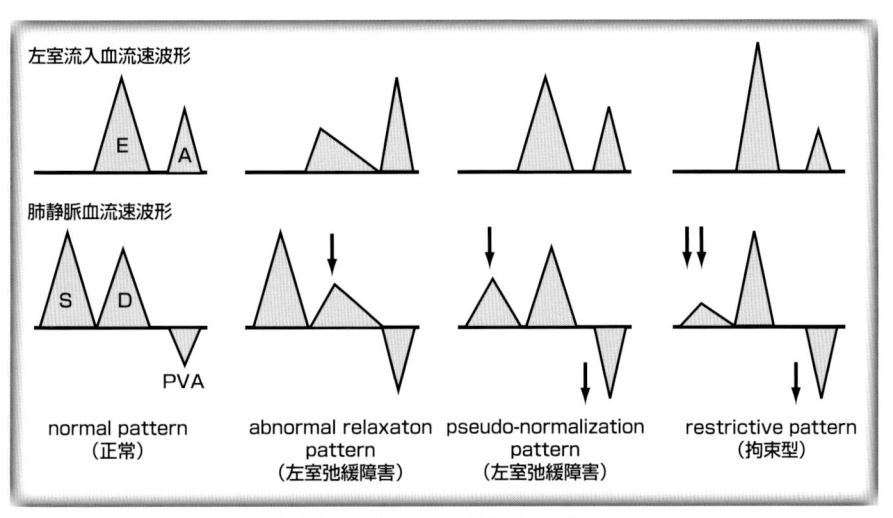

図2 左室流入血流速波形と肺静脈血流速波形の関係

している[6]．さらに，Vasanは拡張不全の診断基準をDefinite，Probable，Possibleの3つにわけて分かりやすくし（表2），積極的に診断していくことを提唱している[7]．

5．治　療

拡張機能不全の治療として

（1）利尿薬によるうっ血の軽減が有効である．ただし，利尿薬による左室充満圧の過度の低下は，心拍出量を減少させ低血圧を引き起こす危険性があるため，投与量を調節することが重要である．

（2）高血圧の頻度が高いことから血圧の管理，心房細動の頻脈のコントロール，さらに虚血の改善が重要である．

（3）収縮不全で予後に対する有効性が確立しているACE阻害薬やアンジオテンシンⅡ受容体拮抗薬の有効性については確立していない．

（4）β遮断薬やCa拮抗薬は，拡張機能を改善すると期待されるが，その臨床的有用性は確実には証明されていない．

数多くの大規模臨床試験によって収縮不全に対する薬物治療が確立されてきた．一方，拡張不全に対する薬物治療の有効性についてはまだ不明の点が多く，現在いくつかの大規模臨床試験が進行中である．このうち，CHARM（Candesartan in Heart failure－Assessment of moRtality and Morbidity）－Preserved試験は，主としてNYHAクラス2度～3度で，左室駆出率40％以上と比較的保持されている慢性心不全患者でカンデサルタンの有効性を検討した試験である．心血管死または心不全による入院には有意差はなかったが，カンデサルタンは心不全による入院を減少させた[8]．現在，さらにペリンドプリルを用いたPEP-CHF試験やイルベサルタンを用いたI-PRESERVE試験，わが国においてはJ-DHF試験が進行中であり，これらの試験結果が待たれるところである．

6．予　後

拡張不全の予後についてVasanらの報告では，収縮不全よりも良好であるとされている[1]．一方，ミネソタのOlmstedで行われた疫学研究では，収縮不全と拡張不全の予後は同等であると報告されている[9]．心不全による入院歴を有する患者を対象とした研究では，拡張不全と収縮不全の予後には差がないとする研究が多い[2,3]．

7．患者の生活指導

心不全の病態としての収縮不全は，患者にとっても理解しやすいが，拡張不全は理解しにくい．したがって担当医自身がその病態をよく理解しておく必要がある．収縮不全と同様に，拡張不全においても患者教育はきわめて重要であり，「一般的知識」，「症状のモニタリングと増悪時の対処方法」，「食事療法」，「薬物治療」，「活動および運動」，「危険因子の是正」などについて継続的に取り組む必要がある．

◎ 問題の解説および解答

問題　1

高血圧の長い病例を有し，入院時臓器うっ血をみとめるため，高血圧性心臓病を基礎心疾患とする慢性心不全の増悪と診断される．確定には血漿BNPが助けとなる．心エコーにて収縮機能が正常に保たれているため，ドップラー心エコーにより拡張不全を診断することが重要である．

問題　2

臓器うっ血を認めるものの血行動態は保たれていたため，まず利尿薬と血管拡張薬を投与する．血圧も上昇しており血管拡張薬はとくに有用である．頻脈性心房細動は，心不全の増悪因子となるため，レートコントロールを目的としてジギタリスを投与する．

問題　3

拡張不全に対する慢性期治療では，利尿薬を調節して投与するとともに，血圧コントロールと心房細動のレートコントロールが重要である．心筋虚血が心不全の増悪に関与していると考えられる症例では，冠動脈インターベンションなどの血行再建が有用なことがある．

問題　4

設問の解答はすべて慢性期心不全の増悪因子（誘因）である．最も頻度が高いのは，医学的因子より治療コンプライアンス不良など非医学的因子であるという報告が多い．本症例における心不全増悪には，感染症，不整脈，コントロール不良の高血圧，治療コンプライアンス不良（治療薬服用の不徹底）のすべてが関与していると考えられる．本症例のように，誘因が複数かつ同時に存在することも少なくない．したがって慢性心不全の増悪を予防するには，患者管理として増悪因子に対する対策を講ずることが必要である．

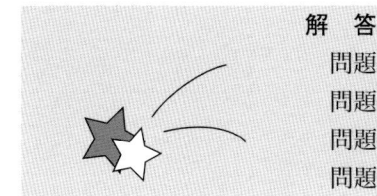

解 答
問題1：a
問題2：a
問題3：d
問題4：5

レベルアップをめざす方へ

心筋の弛緩障害と心筋細胞内Caハンドリング

　心筋の収縮と弛緩は，心筋細胞質内のCaイオン濃度で調節される．心筋は，筋小胞体に貯蔵されているCaイオンが細胞質内に放出されることで収縮し，上昇した細胞質内Caイオンが筋小胞体に再吸収されることで弛緩する．細胞内にはCaイオン濃度を制御している数多くの分子が存在するが，肥大心や不全心では，筋小胞体カルシウムATPases（SERCA）が低下している．その結果，細胞質からのCaの排泄が遅延し，心筋の弛緩速度が低下し，弛緩障害が引き起こされると考えられる．

● 文　献 ●

1) Vasan RS, Larson MG, Benjamin EJ, et al：Congestive heart failure in subjects with normal versus reduced left ventricular ejection fraction: prevalence and mortality in a population-based cohort．J Am Coll Cardiol 33：1948-1955，1999．
2) Tsutsui H, Tsuchihashi M, Takeshita A：Mortality and readmission of hospitalized patients with congestive heart failure and preserved versus depressed systolic function．Am J Cardiol 88：530-533，2001．
3) Hogg K, et al：Heart failure with preserved left ventricular systolic function. Epidemiology, clinical characteristics, and prognosis．J Am Coll Cardiol 43：317-327，2004．
4) Gandhi SK, Powers JC, Nomeir AM, et al：The pathogenesis of acute pulmonary edema associated with hypertension．N Engl J Med 344：17-22，2001．
5) Jessup M, Brozena S：Heart Failure．New Engl J Med 348：2007-2018，2003．
6) Zile MR, Brutsaert DL：New concepts in diastolic dysfunction and diastolic heart failure. Part I：diagnosis, prognosis, and measurements of diastolic function．Circulation 105：1387-1393，2002．
7) Vasan RS, et al：Defining diastolic heart failure：a call for standardized diagnostic criteria．Circulation 101：2118-2121，2000．
8) Yusuf S, Pfeffer MA, Swedberg K, et al：Effects of candesartan in patients with chronic heart failure and preserved left-ventricular ejection fraction：the CHARM-Preserved Trial．Lancet 362：777-781，2003．
9) Senni M, Tribouilloy CM, Rodeheffer RJ, et al：Congestive heart failure in the community：a study of all incident cases in Olmsted County, Minnesota, in 1991．Circulation 98：2282-2289，1998．

［筒井　裕之］

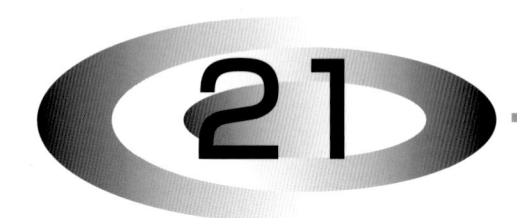

疾患 21 悪性リンパ腫の化学療法完全寛解後最近足にむくみが…!?

問題編

症例呈示

症　例：58歳男性
主　訴：下腿浮腫・食欲減退・労作時息切れ
家族歴：特記事項なし
既往歴：56歳　悪性リンパ腫（CHOP療法（エンドキサン1300mg，アドリアシン90mg，オンコビン2mg，プレドニン100mg）×8回で完全寛解）
現病歴：悪性リンパ腫に対する化学療法後で外来経過観察中の患者．約3週間前から下肢のむくみと食欲低下，労作時息切れを自覚していた．定期の外来受診時の胸部X線写真に異常を認めたため原因精査と加療を目的に入院となった．

入院時現症：身長163cm，体重73kg（体表面積1.7m²），体温36.9℃，血圧164/98mmHg，脈拍110/min整，意識清明，眼球・眼瞼結膜　黄疸・貧血認めず，胸部　3音を聴取・両側胸部〜背部に湿性ラ音を聴取，腹部　平坦・軟・肝脾腫なし，表在リンパ節触知せず．神経学的異常所見なし．

検査所見：WBC 8.8×10⁹/L, Hb 141g/L, Hct 39.8L/L, Plt 253×10⁹/L, AST 18IU/L, ALT25IU/L, LDH167IU/L, TP6.6g/dL, BUN 15mg/dL, Cre 0.6mg/dL, Na 142mEq/L, K 4.2mEq/L, Cl 108mEq/L, CK 44mg/dL, Glu 108mg/dL, CRP 0.5mg/dL
可溶性IL-2レセプター303U/mL（基準範囲220〜503）

入院時の胸部レントゲン・心電図を図1・図2に示す．

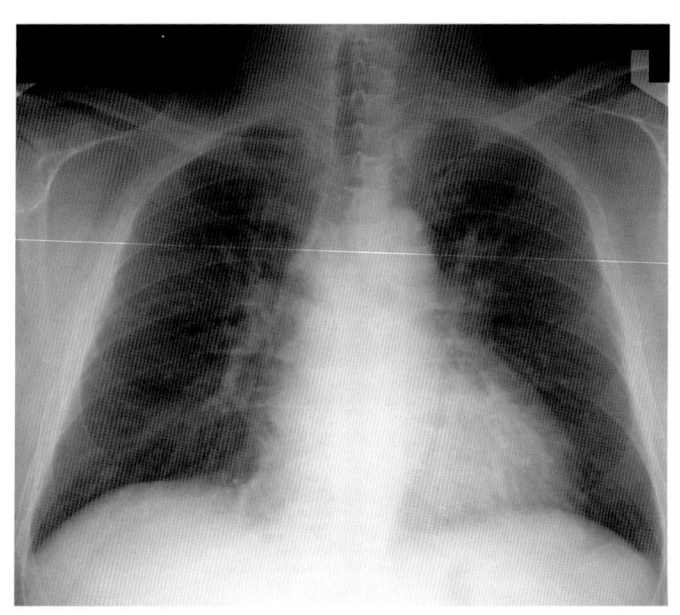

図1　入院時胸部X線写真

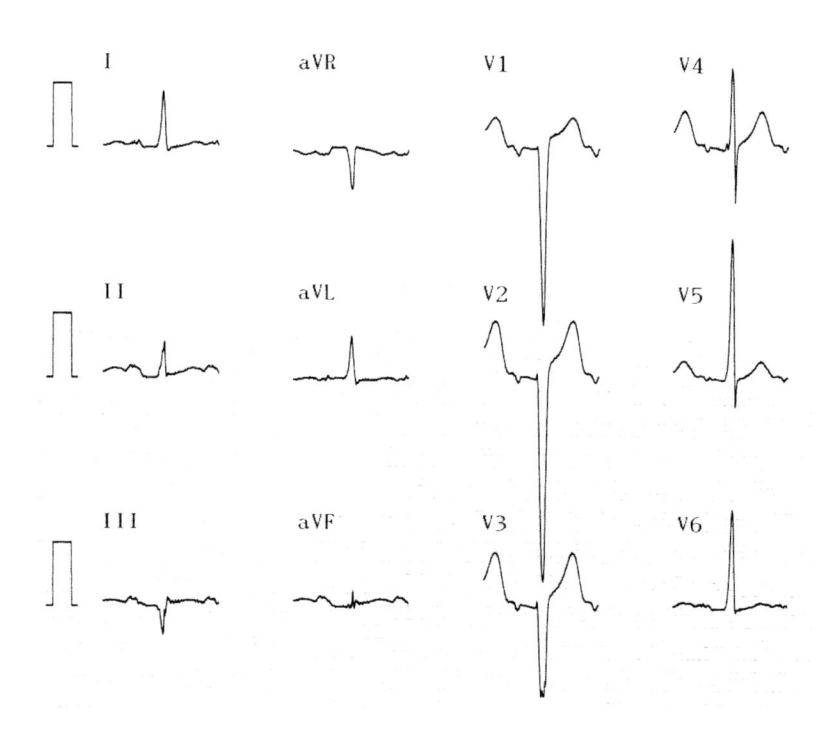

図2　入院時心電図

設問

問題1　入院時に施行された心臓超音波検査で得られたと思われる所見は次のうちどれか．2つ選べ．
（1）左室駆出率の低下
（2）左室壁の肥厚
（3）左室拡張障害の所見
（4）多量の心嚢液貯留
（5）左心室下壁の壁運動低下

問題2　入院期間中に行うべき検査を2つ選べ．
（1）下肢静脈造影
（2）肺換気血流シンチグラフィー
（3）心筋シンチグラフィー
（4）心臓カテーテル検査
（5）呼吸機能検査

問題3　急性期・慢性期に適当と思われる薬物治療は次のうちどれか．
（1）血栓溶解療法
（2）利尿剤投与
（3）アンギオテンシン変換酵素阻害剤投与
（4）化学療法再施行
（5）プロスタグランジン製剤投与

問題4　退院後の生活指導として適切なものは次のうちどれか．
（1）節度ある飲酒
（2）十分な水分摂取
（3）就寝前の夜食の摂取
（4）毎朝食前の体重測定
（5）塩分制限

解説編

ドキソルビシン誘発性心筋症（いわゆるアドリアマイシン心筋症）について

1. 疾患概念

アドリアマイシンをはじめとするアントラサイクリン系の抗悪性腫瘍剤は乳癌，食道癌，骨肉腫，軟部組織腫瘍，カポジ肉腫，リンパ腫など，多種の悪性腫瘍に対しその抗悪性腫瘍効果が認められ，広く使用されている．

しかしながらその心毒性によるドキソルビシン誘発性心筋症（いわゆるアドリアマイシン心筋症）や，それを基礎疾患とした心不全という致死的な副作用のために総投与量に制限がある．これら毒性は用量依存性であり，これまでの報告で総投与量が体表面積あたり550mgを超えると慢性期に高率に心不全を合併（体表面積あたり500～550mg投与で4％，551～600mg投与で18％，600mg以上投与で36％に発症）することがわかっており，また，心不全を発症した場合の致死率が50％と高率であるため，体表面積あたり500mgが総投与量の許容量とされている[1]．

合併症をきたしやすい危険因子としては，高齢者（70歳以上），女性，縦隔への放射線療法の併用ないしは既往，ほかの抗腫瘍剤（とくにサイクロフォスファミド）との併用，各種心臓疾患，高血圧，肝臓疾患の合併などである[1]．

ドキソルビシンによる心毒性は急性毒性と慢性毒性に大別される．急性期，ドキソルビシン投与直後に起こるものとして致死的不整脈があるがこれらは総投与量との相関はなく，低用量でも起こりうる．また，まれなものとして心筋炎・心外膜炎症候群がある．慢性期に発症するものとしてはドキソルビシン誘発性心筋症が知られており，これは心不全の原因となるもっとも重大な合併症と認識されている．ドキソルビシン投与終了後から20年後という遠隔期に発症した例も知られており，治療終了後も長期にわたる評価が必要となる[1]．

2. 症状

ドキソルビシン誘発性心筋症の症状は左室駆出能低下に基づく息切れや下肢の浮腫といった非特異的な心不全症状である．

3. 病因

ドキソルビシンはポリメラーゼ反応を阻害しDNA・RNAの生合成を抑制することで抗腫瘍効果を発揮する．副反応として活性酸素種を産生，また，それを除去するフリーラジカルスカベンジャーを抑制し，DNAに酸化ストレスを与えアポトーシスを誘導，これがドキソルビシン誘発性心筋症の主因となっているといわれている[2]．ほかに，心筋収縮蛋白やミトコンドリア蛋白の遺伝子の発現抑制やカルシウム輸送異常なども発症の機序と考えられている[2]．

4. 診断

まず，ドキソルビシンの使用歴を含めた病歴の聴取が最も大切である．それに加え低左心機能・心筋障害の存在を以下の各検査から診断するのだが，ドキソルビシン治療開始前における各検査結果との比較が重要である．

1）心電図

洞性頻脈がよくみられる．

また，R波の減高やT波の平坦化，QT間隔の延長が認められることがある．いずれも疾患特異性はなく，以前の心電図との変化が重要である．

2）心臓超音波検査

左室駆出率の低下が比較的感度のよい指標となり，発症前の早期のドキソルビシン誘発性心筋症を診断する手だてとなる．さらに，拡張不全は収縮不全に先行して生ずるとされ，左室流入血流波形や肺静脈血流波形，僧帽弁輪部運動などによる左室拡張能の評価も必須である．非侵襲的であり，コストの面からも全例において，各治療コース前後，治療終了後において行うべき検査である．

3）核医学検査

^{123}I-MIBGは心筋の交感神経支配の障害を観察でき，疾患特異性には欠けるが感度は非常に高く，左室駆出率の低下に先んじて集積の低下を示すとされている．^{123}I-BMIPPでは脂肪酸代謝の障害を証明することができる．^{123}I-BMIPPでのdynamic SPECTでは虚血性の心筋障害との判別ができるとされている[3]．また，^{111}Inや^{131}Iで標識された抗ミオシン抗体は障害心筋そのものを検出する．心プールシンチグラフィーは^{99m}Tcを用いて心収縮能を観察するものであるが，MUGA：Multigated AcquisitionあるいはQGS：Quantitative Gated SPECT Analysisとよばれる心電

表1　ドキソルビシン投与患者管理のガイドライン

> ドキソルビシン投与総量が100mg/m²となる前に安静時の心プールシンチグラフィーでベースラインのLVEFを計測する．その後の検査については投与終了後から3週間以内に，かつ，次回投与量決定前に行う．
>
> **治療開始時（〜100mg/m²）にLVEF≧50％のとき**
> 1）250〜300mg/m²投与の時点で心機能を再評価する．
> 2）450mg/m²投与時（心疾患合併例や放射線治療の既往例，心電図異常例，シクロフォスファミド併用例では400mg/m²投与時）に再び心機能を再評価する．
> 3）その後は各投与毎に再評価を行ってゆく．
> 　　経過中にLVEFが10％以上低下し，50％未満となった場合は投与中止とする．
>
> **治療開始時（〜100mg/m²）にLVEF＜50％のとき**
> 1）LVEF≦30％のとき：投与中止とする．
> 2）LVEF31〜49％のとき：経過中にLVEFが30％未満，あるいは10％以上の低下を認めた場合は投与中止とする．

(Schwartz RG, 1987 [5])より引用)

表2　心筋生検所見における抗癌剤心毒性のグレーディング

> 0： no change from normal
> 1： minimal number of cells （＜5％ of total number of cells per block） with early change (early myofibrillar loss and / or distended sarcoplasmic reticulum)
> 2A： small groups of cells involved (5〜15%), some of which have definite change (marked myofibrillar loss and/or cytoplasmic vacuolization)
> 2： groups of cells (16〜25%), some of which have definite change (marked myofibrillar loss and/or cytoplasmic vacuolization)
> 2B： groups of cells (26〜35%), some of which have definite change (marked myofibrillar loss and/or cytoplasmic vacuolization)
> 3： diffuse cell damage (＞35%) with marked change (total loss of contractile elements, loss of organelles, mitochondrial and nuclear degeneration)

(Bristow MR, 1982 [7])より引用)

図同期の撮像法により左室の壁運動や収縮能を定量評価できる．これにより得られた左室駆出率に基づいたアドリアマイシン投与のガイドラインが提唱されている（表1）．

4）心筋生検

侵襲が高い検査でありくり返しの施行はできないが，疾患診断の感度・特異度ともに優れており，心機能低下に至る以前からの診断が可能である．総投与量が体表面積あたり240mg以上になると全例に形態変化が出現すると報告されている[6]．筋原線維の消失・筋小胞体の膨化・細胞形質の空胞化・心筋間質の線維化といった特徴的な病理所見が得られ，それら所見を障害の度合いにより6段階にグレーディングする（表2）．しかしながら，その時点での障害の度合いがその後の心筋症の進行や心不全の発症を予見するものではないことに注意すべきである．

5．治　療

いったん心不全を発症するとその予後は不良である．一般的な心不全の治療に準じ強心剤や利尿剤などの投与を行うが，治療抵抗性であり，その死亡率は36〜72％と高率である．拡張型心筋症でその有用性が報告されているβ遮断薬（メトプロロールやカルベジロール）の投与や，ACE，ARBの投与が試されるが，それらの有用性につき一定の見解はまだない．最終的には心移植が根本治療となる．

したがって，以下に列挙する心筋症の予防が重要である[1)2)8)]．

（1）総投与量を体表面積あたり500mg以下に抑える．

（2）ドキソルビシンの投与速度を緩徐にする．一回投与量を少量にして分割投与とするか，微注ポンプを用いて48〜96時間かけて持続注入を行う．なお，この方法に関しては心毒性緩和の報告はあるが，抗腫瘍効果を減弱してしまう可能性については十分な検討がなされていない．

(3) 心筋保護剤を併用する．活性酸素種に抗する目的で抗酸化剤としてのビタミンE製剤の投与や，Ca過負荷に対するカルシウム受容体拮抗薬（アムロジピンなど）の投与，そして酸化ストレスから保護する目的でプロブコールの投与などが試みられているが，一定の結論は出ていない[1)8)]．

(4) 他剤との併用．他の抗腫瘍剤と併用し，ドキソルビシンの総投与量を減ずる．

問題の解説および解答

問題 1

悪性リンパ腫に対するCHOP療法後の患者である．この情報がない限り診断は不可能である．右心不全症状（下腿浮腫・食欲低下）と左心不全症状（息切れ）が認められ，聴診では3音を聴取し，胸部レントゲン（図1）では少量の胸水貯留と軽度の肺うっ血を認め，両心不全の状態である．この例のように，アドリアマイシンを含めたアントラサイクリン系の抗悪性腫瘍剤による治療歴がある場合，常にその副作用であるドキソルビシン誘発性心筋症の可能性を念頭におき，心電図や胸部レントゲン，心臓超音波検査により定期的な心臓の評価を行う必要がある．とくに心臓超音波検査では非侵襲的かつ簡便ながら発症以前の心筋症の存在を発見できる可能性がある．この例における心不全の原因としては，虚血性心疾患は危険因子がないことより否定的であり，高血圧の存在も指摘されていない．やはり既往歴よりドキソルビシン誘発性心筋症の存在を疑うべきである．心不全発症以前より認められる異常としては，まず左室拡張能の障害が認められ，次に駆出率の低下で示されるびまん性の左室収縮能の低下が認められる．とくに合併症がない限り心室壁の肥厚は認められない．また，悪性リンパ腫の心臓転移はまれなものではなく，心膜転移を起こすとしばしば心嚢液貯留を認めるが，この例では原疾患の指標である可溶性IL-2レセプターは高値を示しておらず，ほかの原因なしに多量の心嚢液貯留を認めることは考えにくいと思われる．心嚢液貯留の原因としてドキソルビシンによる心膜炎も考えなくてはならないが，別項で述べたように時期的には合致しない．

実際，この症例では悪性リンパ腫の治療前に心臓超音波検査上54％であった左室駆出率が，今回の入院時には23％と明らかに低下しており，左室内腔の拡大（LVDd/Ds＝63mm/56mm），左房径の拡大（53mm），下大静脈の拡張（22mm）が認められた．左室の壁肥厚はなく（8mm），壁運動はびまん性に低下していた．（心電図変化として前胸部誘導でのR波増高不良が認められる（図2）が，前壁中隔の壁運動異常はない．）

問題 2

心不全の原因として虚血性心疾患は除外しておかなければならない．原因不明の心不全があり，超音波所見などから心筋症が疑われる場合には併せて心筋生検も行うべきである．また，心筋代謝や交感神経活性を観察することで心筋障害を証明する心筋シンチグラフィーもこの例には適用があると考えられる．いずれも心不全のコントロールがついた時点で行うものである．この症例では入院中に冠動脈造影（有意狭窄病変なし）と心筋生検（図3）が行われた．

問題 3

一般的な心不全の治療同様，まずループ利尿剤やジギタリス製剤の投薬を行う．心筋リモデリング抑制の観点から，利尿剤としてスピロノラクトンが，また，アンギオテンシン変換酵素阻害薬やアンギオテンシン受容体拮抗薬の早期からの投与が推奨される．忍容性があれば少量からのベーター遮断薬の追加投与を考慮

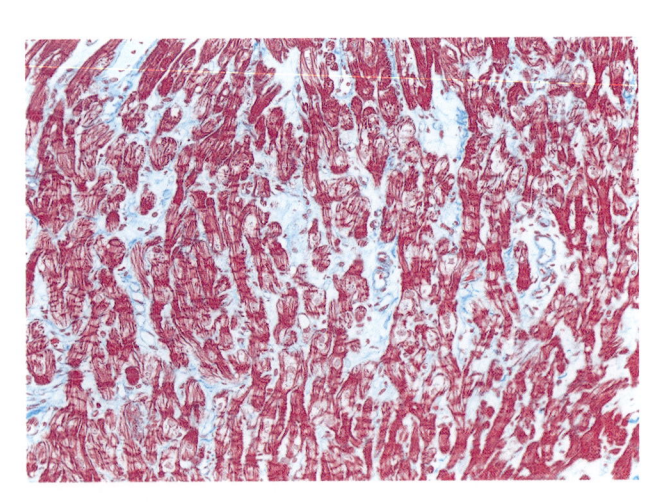

図3 呈示症例の生検心筋の光顕像
散在性の心筋細胞の脱落と細胞質の空胞化を認め，淡い線維症を伴う．表2のグレーディングに従うと，2Bの所見である．（アザン染色，×100）

するが，その有用性について一定の見解はない．

問題　4

　心不全歴のある患者全般に共通の注意事項である．過量の飲酒は水分過多や食事の栄養バランスの乱れをまねくだけでなく，発作性心房細動などの不整脈を誘発することがしばしばあり，注意が必要である．塩分や水分の制限は当然のことであるが，食事を含めた水分量の調整というのはなかなか実現困難である．患者に指導するときは，一定条件下（起床後の排尿後かつ朝食前）での体重測定を励行させるのがよい．就寝前の夜食の摂取は肝硬変で推奨される摂食方法である．

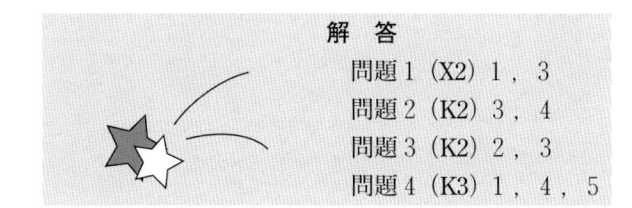

解　答

問題1（X2）1，3
問題2（K2）3，4
問題3（K2）2，3
問題4（K3）1，4，5

●文　献●

1) Pawan K Singal, Natasha Iliskovic : Doxorubicin-induced cardiomyopathy. N Engl J Med 339 : 900-905, 1998.
2) 相原　康, 倉林正彦：薬剤性心筋症.「心筋症」（松森　昭編），pp215-221, メジカルビュー社，2000.
3) Kakuya Kitagawa, et al : Differences in fatty acid metabolic disorder between ischemic myocardium and doxorubicin-induced myocardial damage : Assessment using BMIPP dynamic SPECT with analysis by the Rutland method. J Nucl Med 43 : 1286-1294, 2002.
4) Braunwald E : Cardiac effects of radiation therapy and chemotherapy. In "Heart Disease ; A Textbook of Cardiovascular Medicine（6th ed）"（Braunwald E ed），pp2233-2236, WB Saunders Company, 2001.
5) Schwartz RG, et al : Congestive heart failure and left ventricular dysfunction complicating doxorubicin therapy. Am J Med 82 : 1109-1118, 1987.
6) Billingham ME, et al : Antracycline cardiomyopathy monitored bymorphologic changes. Cancer Treat Rep 62 : 865-872, 1978.
7) Bristow MR, et al : Efficacy and cost of cardiac monitoring in patients receiving doxorubicin. Cancer 50 : 32-41, 1982.
8) 森本紳一郎ほか：特定心筋症.「心筋炎・心筋症」（和泉徹 編），pp187-191, 大阪，永井書店，2000.
9) 岡田義信ほか：Anthracycline系薬剤による心毒性の心エコー図による検討.癌と化学療法24 : 585-589, 1997.

［宮崎　忠史／岩間　義孝／代田　浩之］

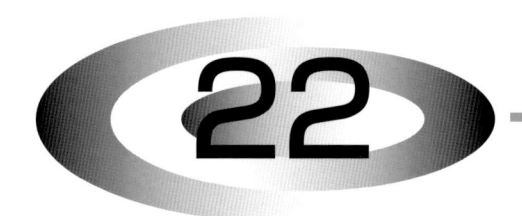

疾患 22 拡張型心筋症で通院加療中 出張中薬の服用を忘れる 急に夜咳が多くなる!?

問題編

症例呈示

症例：40歳　男性
主訴：呼吸困難感
家族歴：特記事項なし
既往歴：特記事項なし

現病歴：2002年4月の健診で心拡大を指摘され，その頃より，軽度ながら労作時呼吸困難感や動悸を自覚していた．その際，心筋生検を含む心臓カテーテル検査にて拡張型心筋症と診断された．同年6月から入院にて内服加療し，自覚症状は軽快した．その後，外来で内服治療を続行していた．2004年4月21日が外来受診日であったが，4月20日より出張にでかけ，内服薬を中止していた．4月28日，出張先のホテルで入床後，咳をともなう呼吸困難感を自覚したため，出張を取りやめて，4月29日，救急外来を受診した．

現症：身長167cm．体重68kg．血圧140/85mmHg．脈拍 108/分 整．心尖部にLevine IV/VIの逆流性収縮期雑音とIII音を聴取した．両下肺野に湿性ラ音を聴取した．肝を2横指触知した．両下腿に軽度の浮腫を認めた．

＜検査所見＞
血液検査：WBC 5800 /mm^2, RBC 420万 /mm^2, ヘモグロビン 12.8 g/dl, ヘマトクリット値 39.6%, 血小板 20.2万 /mm^2, CRP 0.2 mg/dl, GOT 50 IU/l, GPT 55 IU/l, γ-GTP 168 IU/l, LDH 203 IU/l, ALP 270 IU/l, CPK 78 IU/l, 総ビリルビン 1.1 mg/dl, Na

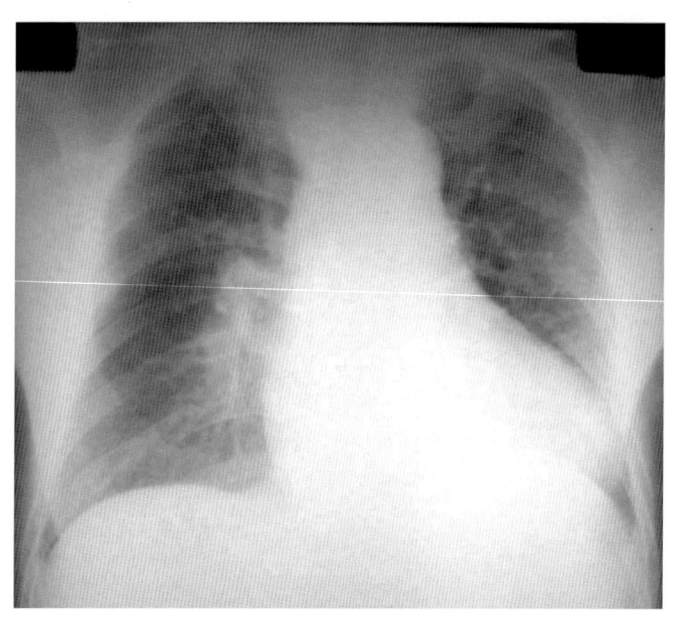

図1　胸部レントゲン像
心胸郭比の増大，肺動脈の拡張および肺うっ血像を認める．

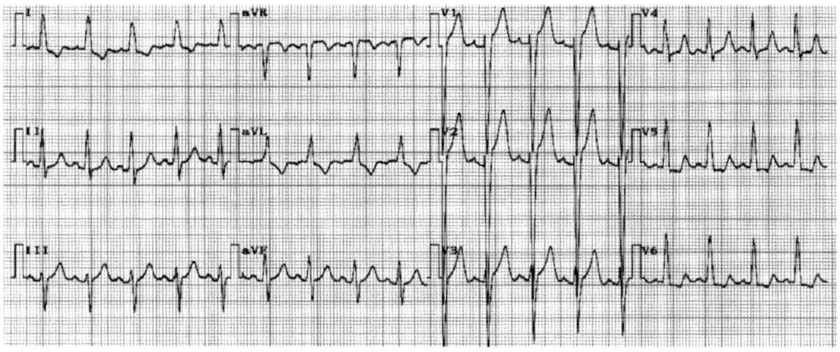

図2 心電図
左脚ブロックを認める．

130 mEq/l，K 4.0 mEq/l，Cl 98 mEq/l，BUN 20 mg/dl，クレアチニン 0.9 mg/dl

動脈血ガス分析（room air）：pH 7.48，PaO₂ 62 Torr，PaCO₂ 34 Torr，BE −3.2 mmol/l

入院時胸部レントゲン写真を図1に，心電図を図2に示す．

設 問

問題1 入院後にまず行うべきと考えられる治療の組み合わせはどれか？
（1）ニトログリセリンの持続静注
（2）利尿薬の静注
（3）IABPの挿入による左心補助
（4）内服薬のすみやかな再開
（5）挿管後人工呼吸の開始
　a（1），（2）　b（2），（3）　c（3），（4）
　d（4），（5）　e（1），（5）

問題2 本症例にSwan-Ganzカテーテルを挿入した場合，得られる結果として可能性の低いものを2つ選べ．
（1）心係数 1.0 l/min/m²
（2）肺動脈楔入圧 8 mmHg
（3）平均右房圧 18 mmHg
（4）肺動脈楔入圧 25 mmHg
（5）心係数 2.5 l/min/m²
　a（1），（2）　b（2），（3）　c（3），（4）
　d（4），（5）　e（1），（5）

問題3 本症例が外来時に内服していた可能性が低いものを2つ選べ．
（1）アスピリン
（2）ジギタリス
（3）利尿薬
（4）ACE阻害薬
（5）経口強心薬（ジギタリス以外）
　a（1），（2）　b（2），（3）　c（3），（4）
　d（4），（5）　e（1），（5）

問題4 本症例において入院時に施行した心エコー所見として可能性の低いものをひとつ選べ．
（1）三尖弁逆流血流速度 3.8 m/sec
（2）僧帽弁閉鎖不全症の増悪
（3）左室拡張末期径 60 mm
（4）駆出率 58％
（5）左流入血流速波形において，拡張早期流入波形（E波）と心房収縮期流入波形（A波）の最大速度比（E/A）が2.2，E波の減衰時間（DcT）が150ms
　a（1）　b（2）　c（3）　d（4）　e（5）

解 説 編

拡張型心筋症（概説）

拡張型心筋症とは，心室壁の収縮力の低下と心室腔の拡大が進行性に出現して心不全をきたす疾患である．ウイルス感染や遺伝子異常などが病因として考えられているが，現在のところはっきりとした見解はない．心筋虚血や代謝異常に伴う心筋疾患は，二次性心筋症として拡張型心筋症とは区別されている．診断に際しては，心臓超音波検査やカテーテル検査などで二

次性心筋症を除外することが重要である．予後に関しては，5年生存率が50％程度との報告があるが，β遮断薬やACE阻害薬などの内服治療や両心室ペーシングなど，近年の心不全治療の進歩により改善しつつある．

解　　説

1．疾患概念

拡張型心筋症は，左室または右室の収縮能の著明な低下，拡大および心室壁の菲薄化を特徴とする疾患であり，心機能の低下に伴って心不全を発症する．一部の拡張型心筋症では遺伝子異常が明らかにされているが，現在でも大半の症例の病因の特定は困難である．このため一般的には特発性のものを指し，病因として虚血や代謝異常に伴う心筋疾患は二次性心筋症または特定心筋症として拡張型心筋症とは区別されている[1]．

2．病　因

拡張型心筋症例の20〜30％程度には家族歴が認められることから，少なくともその一部は遺伝子異常に起因するとされる[2]．初期には，Z帯構成要素などの心筋サルコメアの構成にかかわる遺伝子の異常が報告されたが，サルコメアの収縮要素の異常やミトコンドリア機能異常またアポトーシスにかかわる遺伝子の異常なども拡張型心筋症の原因遺伝子として報告されている．

3．症　候

心不全の増悪に伴ってさまざまな症状が出現する．心拍出量の低下による易疲労感やこれに伴う頻脈による動悸を自覚する．肺動脈楔入圧の上昇に伴って労作時呼吸困難感が生じ，増悪すると起座呼吸を呈する．右心不全では，体重の増加，下腿の浮腫，腹部膨満感，食欲不振などが生じる．

4．診　断

個々の拡張型心筋症の病因の判定は，臨床上困難な場合が多く，二次性心筋症を除外することから診断がなされる．心拡大，心収縮能低下，心筋の線維化を以下の検査により証明する．

1）胸部X線像

心胸郭比の増大を認める．心不全を発症すると，肺野に間質のうっ血，静脈拡大，肺門拡大，肺水腫，Kerley B - lineがみられる．

2）心電図

拡張型心筋症に特異的な心電図所見はないが，心室性期外収縮，心房細動，心室頻拍などの不整脈，左脚ブロック，心室内伝導異常，ST-T異常，異常Q波，低電位が認められる．

3）心エコー図

左室拡張末期径や壁厚，および左室駆出率などを非侵襲心的に測定できる．ドプラ法を用いると僧帽弁閉鎖不全や三尖弁閉鎖不全などの程度，さらには左室拡張能も評価できる．また，ドブタミン負荷心エコー法によって残存心筋についての機能評価や冠動脈疾患との鑑別も可能となる．

4）心臓核医学

線維化の状態や程度に応じてタリウム摂取に異常をきたしてinhomogeneousな像を示す．First pass法で心拡大，EFの低下と全体的な壁運動低下を認める．MIBG心筋シンチでは心筋交感神経障害の程度を測定できる．

5）心臓カテーテル検査

冠動脈造影によって虚血性心筋症との鑑別が可能である．左室造影で心拡大と壁運動のびまん性の低下が認められる．Swan-Ganzカテーテルを用いて心拍出量と心内圧の測定が可能である．心筋バイオプシーを行って，心筋細胞の変性，脱落，線維化などの組織変化が確認される．心アミロイドーシスなどの二次性心筋症の鑑別に必須である．

5．治　療

心不全や不整脈に対する対症療法，および心筋の線維化予防を考慮した治療を行う．塩分や水分制限など生活指導に加えて，心不全の状態に合わせた内服治療を開始する．左室内血栓や心房細動例では左房内血栓の形成を予防する目的で，ワーファリンによる抗凝固療法を併せ行う．また最近では両心室ペーシング，左室補助循環装置などの外科的治療も進歩しているが，重症例では心臓移植を必要とする．

1）内科的治療

ACE阻害薬，β遮断薬，利尿薬（抗アルドステロン薬，ループ利尿薬，サイアザイド系利尿薬，強心薬（ジギタリス，カテコラミン，PDE阻害薬），抗不整脈薬（アミオダロン），抗凝固薬（ワーファリン）

2）外科的治療

両心室ペーシング，植え込み型除細動器，補助循環装置，心臓移植

6．予　後

循環器専門病院からの報告では，5年生存率は50％程度と報告されている[1]が，一般住民での検討では，5年生存率は80％とされている[3]．死因としては，突然死が30％程度あり，心不全死が50％程度

と報告されている[4]．予後に関する要因としては，異常な左室拡大，低心拍出，NYHA 分類での重症度などが予後不良の予測因子とされている[5]．

7．類縁疾患

心拡大と収縮力の低下をきたす疾患で，原因のはっきりしているものを二次性心筋症という．WHO/ISFC によると虚血性心筋症，炎症性心筋症（特発性心筋炎，自己免疫性心筋炎，感染性心筋炎など），弁膜症性心筋症，高血圧性心筋症，代謝性心筋症（内分泌性，脚気心，Fabry 病など），全身性系統疾患（膠原病，サルコイドーシス，白血病など），筋ジストロフィー（Duchenne および Becker 型，筋緊張性ジストロフィーなど），神経筋障害（Friedreich 失調症，Noonan 症候群，黒子症など），過敏性反応および中毒（アルコール，カテコラミン，アドリアマイシン，放射線など），産褥性心筋症が，二次性心筋症としてあげられている[6]．

8．患者の生活指導

心不全の悪化の 3 大要因は，感冒などの感染，服薬の中断，過労である．このため患者の生活指導としては，感染予防のための手洗い，うがいを勧めること，服薬の自己的な中断や変更の危険性を常に説明すること，さらに過労を避けて規則正しい生活をおくるように指導することが大切である．

問題の解説および解答

問題 1

急性左心不全の治療としては，脱水を生じていないかぎり利尿薬の投与を必要とし，ループ利尿薬を第一選択とする．経口の利尿薬を服用していない症例に対しては，フロセミド 20 mg の投与から開始し，十分な反応がみられない場合には，初回投与量の 2 倍量を投与する．これに対しても反応がみられない場合には，2 回目の投与量の 2 倍量を投与する．急性心不全発症前に経口利尿薬を服用している症例に対しては，その服用量を勘案して初回投与量を定める．フロセミドに関しては，一回投与量を 20 mg から 120 mg とし，1 日投与量は 160 mg までとするが，腎機能低下例には 500 mg まで増量できるとされている．持続点滴投与の場合は 2 から 5 mg/hr とする．また，急性左心不全では，肺毛細管圧を急速に下げる必要があり，この目的で硝酸薬を用いてもよい．ニトログリセリンの場合は初回投与量を 0.05〜0.1 μg/kg/min として，血行動態を観察しながら 5〜15 分ごとに 0.1〜0.2 μg/kg/min ずつ投与量を増量する．

IABP の適応は，内科的治療に抵抗する急性心不全であり，基本的にはカテコラミン使用下に肺動脈楔入圧 18 mmHg 以上，収縮期血圧 90 mmHg 以下，心拍出係数 2.2 l/min/m² 以下の心原性ショックを示すものに適応となる．IABP による補助循環時には，下肢の虚血，動脈損傷，神経障害などの合併症をきたす可能性があるため，まずは利尿薬，血管拡張薬，強心薬などの治療を優先すべきである．

拡張型心筋症例に対しては，内服薬として β ブロッカーが投与されている可能性が高い．陰性変力作用を有する β ブロッカーは，急性増悪時には投与を再開すべきではなく，外来での処方は内容を十分に確認する必要がある．また，心不全時は腸管浮腫による吸収障害の影響で，薬物の血中濃度が不安定であり，薬剤は静脈内投与を原則とする．

急性心不全における人工呼吸管理の開始は，日本循環器学会のガイドラインによれば，肺水腫と判断され，鼻カニューレ，フェイスマスクなどによる酸素吸入でも PaO₂ が 60 mmHg 未満，あるいは PaCO₂ が 50 mmHg 以上に上昇している場合や，毎分 35 回以上の頻呼吸，努力性呼吸など臨床症状に悪化がみられる場合とされている．

問題 2

本症例は慢性心不全の急性増悪と考えられるが，Swan-Ganz カテーテルによるモニタリングにより，侵襲的ではあるが現在の血行動態を正確に把握することが可能となる．

血行動態からみた心不全の評価と治療に関して，Swan-Ganz カテーテルによって得られる肺動脈楔入圧と心係数から心機能を四分画にわけた Forrester 分類がよく用いられる．サブセット I はポンプ失調がなく，保存的に安静治療となる．サブセット II は肺うっ血症例と考えられ，治療としては利尿薬，血管拡張薬による後負荷の軽減が必要である．サブセット III は脱水等によって心拍出量が低下している状態で，輸液によって前負荷を増加させるとともに強心薬が必要となる場合もある．サブセット IV は低心拍出および肺うっ血がみられる重症心不全である．治療としては，利尿薬とともに強心薬，さらに重症の場合には IABP などの補助循環を必要とする場合もある．

本症例の心係数としては，血圧や意識状態は比較的維持できているため，1.0 l/min/m² は低すぎる．心係数 1.0 l/min/m² であれば，ショック状態と考えられる．しかしながら，本症例の現症，胸部レントゲン写真，血液ガス分析より，比較的高度の肺うっ血があり，場

合によっては補助循環を必要とするような状態とも思われる．心係数2.5 l/min/m²は，サブセットIIの肺うっ血がみられる状態として十分考えられる．肺動脈楔入圧の値としては，肺うっ血のみられる状態であることから18 mmHg以上が想定される．したがって，25 mmHgは予想しうる値であるが，8 mmHgは正常値であるため考えにくい．

問題 3

アスピリンは，Antiplatelet Trialis' Collaborationにより，1990年までの145件にのぼる長期間無作為臨床試験と類似の29臨床試験を集計し，心筋梗塞の二次予防効果があきらかとされている[7]が，心不全に関しては有用であるとはされていない．ジギタリスは1995年にDigitalis Investigation Groupの結果が発表され，洞調律の心不全患者の心不全入院を減らすことが明らかとなったが，心不全全体の予後は改善しないという結果であった[8]．一方，心房細動を伴う心不全患者においては，心室レートをコントロールして十分な左室充満時間を得るためにジギタリスが用いられる．

利尿薬は心不全患者のうっ血に基づく労作時呼吸困難，浮腫などの症状を軽減するために最も有効な薬剤である．また，最近，NYHAクラスIII度以上の左室収縮機能不全に基づく重症心不全患者を対象とした大規模試験（RALES）では，スピロノラクトンの併用が全死亡率，心不全死亡率，および突然死のいずれをも減少させることが明らかとなっている[9]．

拡張型心筋症を含めた慢性心不全に対するACE阻害薬の効果に関して，COSENSUS[10]によってNYHAクラスの重症心不全例での死亡率を低下させることが証明されている．また，SOLVD[11]ではNYHAクラスII-IIIの心不全死を減少させ，NYHAクラスI-IIの心不全の悪化を抑制したという結果を示した．

現時点では，PDE阻害薬やカテコラミン製剤などの経口強心薬で，心不全例の生命予後を改善したものはない．

問題 4

うっ血性心不全症例では，肺循環の末梢血管抵抗が上昇して肺高血圧をきたすことが多い．この肺動脈圧の上昇に伴って三尖弁逆流が生じてくる．心臓超音波検査上，ほとんどのうっ血性心不全症例では軽度以上の三尖弁逆流が観察される．簡易ベルヌーイ式より

収縮期肺動脈圧（収縮期右室圧）＝
4×三尖弁逆流血流速度²＋中心静脈圧（mmHg）

として推定される．（1）の三尖弁逆流血流速度3.8m/sec.をこの式に代入し，中心静脈圧を10mmHgと仮定すると収縮期肺動脈圧は68 mmHgとなり，うっ血性心不全としては妥当な数値である．

また，心不全増悪時には左室圧の増加と左室拡大に伴って乳頭筋が外側に変位し，弁尖を異常に牽引することによって弁尖に器質的な異常がなくても，僧帽弁閉鎖不全が生じることが報告されている[12]．左室拡張末期径の正常値は40〜55mm程度との報告が多く，拡張型心筋症である本例は，心拡大をきたしていると考えられるため，60 mmは妥当な数値である．心臓超音波検査における駆出率は，米国心エコー図学会では断層心エコー法によるSimpson変法を用いて行うことが推奨されている．Simpson変法というのは心尖部四腔像と二腔像から左室容積を求める方法であり，この方法を用いると局所的な壁運動異常を認める場合でも，正確に左室駆出率を測定することができる．駆出率の正常値は55〜60％以上である．本症例は拡張型心筋症でうっ血性心不全を来たしているため（4）の駆出率58％は考えにくい．

本症例の拡張能は低下していることが予想されるが，パルスドプラ法から得られる左室流入血流速波形は拡張能の評価に有用である．若年健常者ではE/Aは1.0以上であるが，中年以降になると拡張能が低下し，E波が減少し，A波が増高，E/Aは1.0以下となる（abnormal relaxation pattern）．さらに拡張能が低下すると，再びE波が増高し，A波が減少してE/Aは1.0以上となり，一見正常化する（pseudonormal pattern）．DcTは健常人では160〜240msであるが，abnormal relaxation patternでは240ms以上に延長し，pseudonormal patternでは再び短縮（160〜200ms）する．心不全の増悪期のようにさらに左室拡張期圧が上昇した場合は，E/Aは2以上となりDcTの著名な短縮（160ms以下）を認めるようになる（restrictive pattern）．（5）E/A＝2.2，DcT＝150msはこのrestrictive patternと考えられる．

●文　献●

1) Dec GW, Fuster V : Idiopathic dilated cardiomyopathy. N Eng J Med 331 : 1564-1575, 1994.
2) Mestroni L, Rocco C, Gregori D, et al : Familial dilated cardiomyopathy : evidence for genetic and phenotypic heterogeneity. Heart Muscle Disease Study Group. J Am Coll Cardiol 34 : 181-190, 1999.
3) Sugrue DD, Rodeheffer RJ, Codd MB, et al : The clinical course of idiopathic dilated cardiomyopathy. A population-based study. Ann Intern Med 117 : 117-123, 1992.
4) Packer M, Bristow MR, Cohn JN, et al : The effect of carvedilol on morbidity and mortality in patients with chronic heart failure. US Carvedilol Heart Failure Study Group. N Eng J Med 334 : 1349-1355, 1996.
5) Felker GM, Thompson RE, Hare JM, et al : Underlying causes and long-term survival in patients with initially unexplained cardiomyopathy. N Eng J Med 342 : 1077-1084, 2000.
6) Richardson P, McKenna W, Bristow M, et al : Report of the 1995 World Health Organization/International Society and Federation of Cardiology Task Force on the Definition and Classification of cardiomyopathies. Circulation 93 : 841-842, 1996.
7) Antiplatelet Trialis' Collaboration : Collaborative overview of randomized trials of antiplatelet therapy-1 : Prevention of death, myocardial infarction, and stroke by prolonged antiplatelet therapy in various categories of patients. Brit Med J 308 : 81-106, 1994.
8) The effect of digoxin on mortality and morbidity in patients with heart failure. The Digitalis Investigation Group. N Engl J Med 336 : 25-33, 1997.
9) Pitt D : ACE inhibitor co-therapy in patients with heart failure : rationale for the Randomized Aldactone Evaluation Study (RALES). Eur Heart J 16 (Suppl N) : 107-110, 1995.
10) The CONSENSUS Trial Study Group : Effect of enalapril on mortality in severe congestive heart failure. N Engl J Med 316 : 1429-1435, 1987.
11) The SOLVD Investigators : Effect of enalapril on survival in patients with reduced left ventricular ejection fractions and congestive heart failure. N Engl J Med 325 : 293-302, 1991.
12) Otsuji Y, Kumanohoso T, Yoshifuku S, et al : Isolated annular dilation does not usually cause important functional mitral regurgitation : comparison between patients with lone atrial fibrillation and those with idiopathic or ischemic cardiomyopathy. J Am Coll Cardiol 39 : 1651-1656, 2002.

［水 重　克 文／雪 入　一 志］

疾患

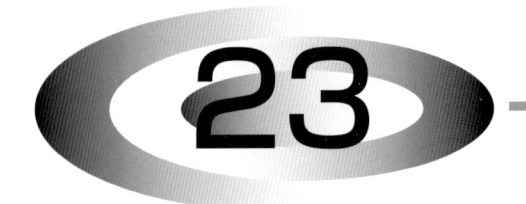

23 弁膜症のため10年前に人工弁置換 抜歯後発熱を自覚！？

問題編

● 症例呈示

症　例：31歳　女性
主　訴：発熱
家族歴：特記事項なし
既往歴：21歳　I型糖尿病入院，22歳　糖尿病増悪入院，22歳　僧帽弁閉鎖不全，感染性心内膜炎，St Jude Medical（SJM）弁置換術．
現病歴：I型糖尿病治療目的でインシュリン34単位注射にてHbA1C 8.6，空腹時血糖258mg/dl前後で，特記すべき自覚症状はなかった．人工弁置換術後のためワルファリン2.5mg/日の投与をうけていた．約3カ月前より毎週1回，齲歯の治療をうけていた．約1カ月前，37.6℃の発熱あり，近医を受診し，「カゼ」

と診断され，抗生物質などの投薬をうけ，数日で解熱した．2週間前，再び37.6℃の発熱あり，同じく投薬により数日で治癒した．一昨日より38.2℃の発熱があるため，当院受診し，感染性内膜炎の疑いにて入院となった．
入院時身体所見：身長151cm，体重46kg，体温37.2℃．血圧88/46mmHg，意識清明
皮膚・粘膜：左右両下肢に点状出血斑散在．Osler結節，Janeway斑，Splinter出血認めず．Roth斑なし．
肺：ラ音なし
心臓：人工弁による心音聴取．雑音なし．
腹部：平坦，軟，肝・脾触知せず，圧痛，腫瘤なし．
＜検査成績＞
尿：蛋白（－），糖（＋），潜血反応（2＋）．沈査：赤血球30～43/HPF，白血球5～9/HPF，円柱

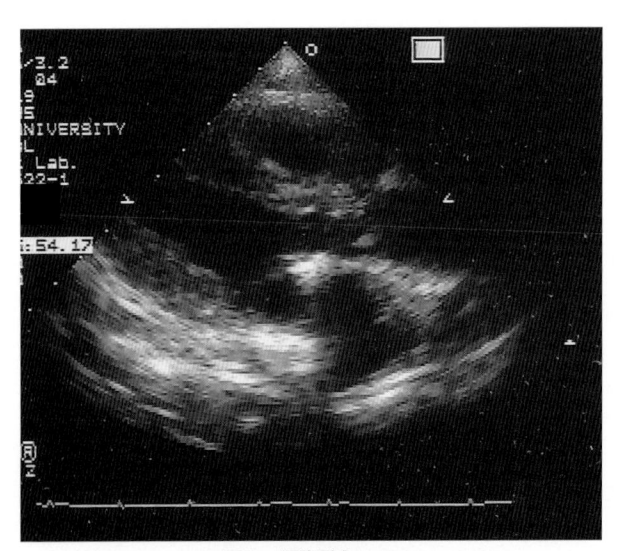

図1　経胸壁心エコー
疣贅（ゆうぜい，verruca；いぼ，増殖症，vegetation）は検出されない．

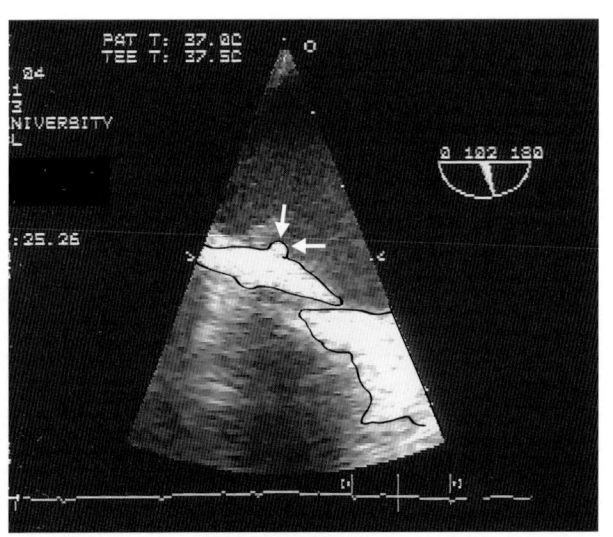

図2　経食道心エコー
疣贅が検出された（矢印）．

(一).末梢血：WBC 18000 μ/l, RBC 380×10³ μ/l, Hb 9.9 g/dl, 血小板 10.1×10³ μ/l, 赤沈 80mm/1時間値, CRP陽性.

生化学：TP 7.5 g/dl, Alb 3.7 g/dl, γ-グロブリン 3.2 g/dl, AG比 0.8, BUN 13 mg/dl, Crn 0.6 mg/dl, Na 138, Cl 102, K 4.2 mEg/l, GOT 30 mg/dl, GPT 26 mg/dl, LDH 248 mg/dl, Alp 289 mg/dl, Amy 119 mg/dl, T Chol 116 mg/dl

血液培養：静脈血培養3本中2本にStreptococcus viridans（Alpha-hemolytic）検出. 感受性テストの結果ペニシリンGに感受性あり..

胸部X線：M弁置換術後心. 肺野うっ血所見なし.
心電図：異常なし
経胸壁心エコー：疣贅認めず（図1）.
経食道心エコー：疣贅あり（図2）.

入院後経過：ペニシリンG 1000万単位静注/日, ストレプトマイシン1g筋注/日を4週間持続し, 解熱した. しかし, 疣贅の形態は変化せず, 静脈血培養中Candida parapsilosis, Stenotrophomonas maltophilia, Yeast-like organism（酵母様真菌）を検出したため, 入院1カ月後, 新しいSJM弁取りかえを実施した.

手術所見：SJM弁に疣贅を認めた. 弁輪部膿瘍なし.
術後経過：術後, 発熱はみられず, 心不全, 塞栓症状もなく, 術後1カ月後退院となった.

設　問

問題1　感染性心内膜炎にみられる皮膚粘膜症状はどれか.
（1）Osler's node
（2）Janeway斑
（3）Splinter hemorrhage
（4）輪状紅斑
（5）皮下結節

　a（1），（2），（3）　　　b（1），（2），（5）
　c（1），（4），（5）　　　d（2），（3），（4）
　e（3），（4），（5）

問題2　感染性心内膜炎でM弁にみられる特有のMモード心エコー所見はどれか.
a. Shaggy echo
b. 前尖のfluttering
c. Systolic anterior motion（SAM）
d. 輝度増大
e. Pansystolic bowing

問題3　感染性心内膜炎の重大な合併症はどれか
（1）緑内障
（2）心不全
（3）脳塞栓
（4）大動脈弁輪部動脈瘤
（5）蛋白漏出性胃腸症

　a（1），（2），（3）　　　b（1），（2），（5）
　c（1），（4），（5）　　　d（2），（3），（4）
　e（3），（4），（5）

問題4　感染性心内膜炎を<u>合併しにくいもの</u>はどれか
a. 心房中隔欠損症
b. 心室中隔欠損症
c. ボタロー氏管開存症
d. 僧帽弁閉鎖不全症
e. 大動脈弁閉鎖不全症

解　説　編

感染性心内膜炎（Infective endocarditis：IE）

1．概　念

感染性心内膜炎は主として弁膜およびその支持組織に感染が生じ，典型的には疣贅（ゆうぜい，verruca；いぼ，増殖症，vegetation）が形成される敗血症のひとつで，感染症状，塞栓症状，心症状など多彩な臨床症状を呈するもので，効果的な治療がなされなければ死の転帰をとる疾病である．

2．病理，起因菌

心内膜に病変があると表面は粗雑となり血小板やフィブリノゲンが付着することもある．これらの部位が細菌やリケッチア，真菌の増殖母地となり，疣贅が形成される．疣贅は菌塊を放出し，離断されて全身へ散布され，そこで増殖して細菌性動脈瘤，膿瘍を形成する．また，塞栓症状を生む．疣贅の局所では周辺へ破壊が進み，弁穿孔，腱索断裂，弁輪部膿瘍などが発生

する．起因菌としては1980年のわが国の統計では緑連菌（Streptococcus viridans, alpha-hemolytic）が56.7％と最も多く，次いでグラム陰性菌8.1％，ブドウ球菌（Sta. aureus）7.7％，Sta epidermidis 6.9％，嫌気性菌4.7％，Str pyogenes 4.1％，Str faecalis 3.7％，Candida 0.6％であった．

3．誘因と起因菌

歯科処置に伴う感染性心内膜炎は連鎖球菌，皮膚化膿巣ではブドウ球菌，消化器，泌尿器，婦人科的処置では腸球菌，グラム陰性桿菌，覚醒剤常用者ではブドウ球菌が起因菌となることが多い．

4．基礎疾患

リウマチ性弁膜疾患あるいは先天性心疾患に感染性心内膜炎が合併するものが典型的であり，大部分を占めている．先天性心疾患では短絡によるjet血流が心内膜損傷を起こし，ここが菌附着部位になると考えられている．人工弁置換，ペースメーカー植込み，血管内カテーテルの存在あるいは老人では明らかな心弁膜疾患のない例にも発生する．

5．臨床症状

1）感染症状

数週間にわたって発熱〜解熱をくり返し，次第に平熱の期間は消失する．初期には「カゼ」と診断されることが多いが，咽頭痛や咳嗽は欠如している．次第に全身倦怠感，食欲不振などの全身症状が顕著となり，重症感を伴う．

2）塞栓症状

皮膚粘膜症状は塞栓や血管炎によると考えられている．脳膿瘍，脳出血，胸痛，腹痛，タール便，血尿，視力障害などが生じうる．古典的な皮膚粘膜症状は表1にあげた．これらはすべてが本疾患に特有のものではなく，敗血症や白血病でもみられる．また，これら以外に結膜出血などの小出血点が発生する．

3）心症状

弁膜破壊に伴う心不全症状がみられる．

6．診　断

原因不明の発熱の患者で心雑音を聴取したとき，感染性心内膜炎を疑って血液培養をおこなうことが大切である．発熱があれば「カゼ」として扱いがちであるが，上気道炎の症状がなければ診断は慎重におこなうこと．なかなか解熱しない場合も同様に感染性心内膜炎を疑ってみること．一度，本症を疑った場合は正しい診断にたどり着くことはさほど，困難ではない．

7．合併症

弁破壊，腱索断裂などによる心不全，大動脈弁輪部膿瘍，置換弁での膿瘍，塞栓症状（脳，腹部臓器，末梢動脈など），細菌性動脈瘤（大動脈起始部，脳動脈，腹部臓器），脳血管障害（脳塞栓，脳出血）などはいずれも重大な合併症である．

8．検査所見（表2）

主な検査項目を表2に示した．血液培養は診断確定のため，また，抗生物質の選定のため最も大切な検査である．動静脈血培養を両者併せて1日2〜4回，3日間連続しておこなうのが原則である．また，好気性と嫌気性培養を同時におこなう．抗生物質を既に使用している例ではこれを中止し，48時間以上経過してからおこなう．起炎菌が同定された場合は薬剤感受性テストもおこなう．

尿沈は腎梗塞，小塞栓による巣状糸球体腎炎の診断に役立つ．血液検査では貧血と炎症所見および免疫抗体の異常がみられる．

表1　感染性心内膜炎にみられる皮膚粘膜所見

オスラー結節（Osler's painful node） 手・足指掌側に出現する．圧痛を伴ったエンドウ豆大の紅色もしくは紫色の小結節で，数時間から数日持続する．最近ではアレルギー性血管炎によるものとされている．
Janeway斑（Janeway lesions） 無痛性の小結節性紅斑点で，手や足底に好発する．表在血管の塞栓によるものとされている．
爪下線条出血（Splinter hemorrhage, subungual hemorrhage） 爪下にみられる線条の出血斑で，加齢や外傷でも高率にみられる非特異的な所見である．
Roth斑（Roth spot, cotton-wool exudates） 網膜動脈のアレルギー性血管炎によるもので，眼底に白色斑を生じる．網膜の出血斑．約10％にみられる．

表2　感染性心内膜炎の検査法

1）血液培養
2）尿検査：尿潜血・蛋白・沈渣
3）血液検査： 　・血算，赤沈，CRPなど 　・免疫的異常：抗体測定（血清補体価，流血免疫複合体） 　・抗原測定
4）心電図
5）胸部X線
6）心臓超音波検査法
7）CTスキャン

心エコー所見で疣贅が検出されれば診断的価値がある．経胸壁エコーで疣贅が検出されなくても経食道エコー（transesophageal echocardiography：TEE）で検出されることがある（図１，２）．

9．治　　療

可及的すみやかに起因菌を血液培養にて同定し，感受性テストによって有効な薬剤を選定して治療を開始することが治療の根本である．このため１週間前後の無治療の期間があってもやむをえない．ただし，症状が激烈で急性の場合は血液培養実施後，ただちに有効と推定される抗生物質で治療を開始する．抗生物質の投与は十分な期間をかけておこなう．薬剤療法で十分な効果が得られない場合は手術が必要となる．

1）抗生物質治療（表３）

細菌の増殖を抑える静菌性の抗生物質ではなく，細菌を殺す作用のある抗生物質（殺菌的抗生物質）を選択する．ペニシリンはその代表で，副作用も比較的少ないため長期間使用できる．かつ，起因菌の主な原因である連鎖球菌に感受性が高い．そのため感染性心内膜炎に用いる抗生物質の代表をなっている．血液培養結果をもたずに抗生物質を用いる場合あるいは起因菌が同定できない場合はペニシリンを選択する．投与開始後，解熱したからといって抗生物質を中止してはならない．抗生物質の投与は最低４週間が原則である．その後，投与を中止し，数週間経過を観察し，再発のないことを確認する必要がある．

2）外科的療法

内科的治療が奏効せず感染症状が進行する場合や心不全が加わった場合，あるいは弁穿孔や腱索断裂，弁輪部膿瘍，細菌性動脈瘤がある場合はたとえ炎症症状や心不全が治癒されても手術が適応となる．人工弁不全を生じた場合も同様である．全身塞栓症状をくり返す場合，真菌性心内膜炎，置換弁性心内膜炎，グラム陰性菌によるもの，広範な肺梗塞を生じた右心系心内膜炎，疣贅が巨大なもの，再熱した心内膜炎などでも手術を考慮する．

10．予　　後

起因菌が固定されない場合や固定が遅れた場合，予後は不良である．心不全，脳血管障害，細菌性ショックが死因の主なものである．

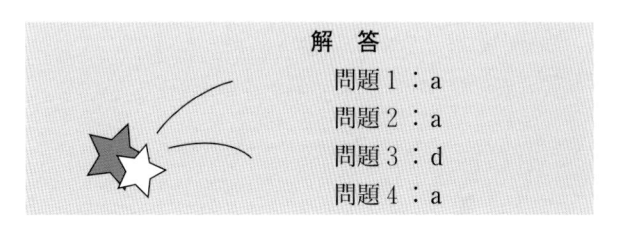

表３　感染性心内膜炎に対する抗生剤治療の原則

1) 殺菌的（bactericidal）抗生剤を使用する．
2) 分離した起炎菌のMIC（minimal inhibitory concentration：最小発育阻止濃度）の６〜10倍の血中濃度を維持する投与法を行う．また抗生薬投与中，起炎菌に対して殺菌力を示す最大希釈倍数（SBT：serum bactericidal titer）は32〜64倍を目標とする．
3) 投与期間は最低４週間が必要である．

解　答

問題１：a
問題２：a
問題３：d
問題４：a

［石　川　欽　司］

疾患 24

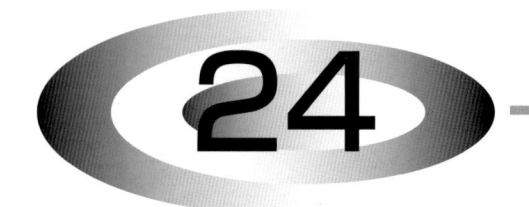

7歳時にTOFの手術25年を経て労作時，夜間の呼吸困難が…

問題編

● 症例呈示

症　例：48歳　男性
主　訴：起坐呼吸，全身浮腫
家族歴：特記事項なし
既往歴：7歳時にBlalock-Taussig短絡手術を，14歳時に心内修復術を受けている．
現病歴：14歳時の心内修復術施行後は特記すべき自他覚症状なく経過していた．36歳時に胸部X線像で心陰影拡大を指摘され，39歳時には労作時呼吸困難や夜間呼吸困難等が出現し，同年10月にうっ血性心不全のために入院．
ジギタリス，利尿薬，ACE阻害薬の投与にてこのときの心不全はコントロールされ退院した．45歳時に出張を契機に，起坐呼吸，全身浮腫が出現したため入院となった．
入院時現症：体重72kg，身長179cm，血圧98/60mmHg，脈拍62回/分・整，全身に著明な浮腫あり，頸静脈怒張あり，甲状腺触知せず，胸部：III音性ギャロップ，腹部：肝3横指触知
＜当院入院時検査所見＞
検尿：蛋白（−），糖（−），潜血反応（−）
末血：WBC 7000/μl（Neutr. 67.9％, Eosin. 0.4％, Bas. 0.6％, Mon. 7.6％, Lymph. 23.5％），RBC 527×10⁴/μl, Hb 16.0 g/dl, Ht 49.2％, Plt 16.3×10⁴/μl,
生化学：TP 6.3 g/dl, Alb 3.9 g/dl, ALT 45 IU/l, AST 84 IU/l, LDH 158 IU/l, ALP 220 IU/l, γ-GTP 779 IU/l, BUN 17.8 mg/dl, Cr 0.74 mg/dl, UA 6.3 mg/dl, Na 140 mEq/l, K 4.1 mEq/l, Cl 104 mEq/l, Ca 8.4 mg/dl, FBS 93 mg/dl

血清：CRP 0.20 mg/dl, ESR 2.0 mm/hr, HANP 610 pg/ml, BNP 1170 pg/ml, Noradrenalin 1012 pg/ml, freeT3 2.00 pg/ml, freeT4 1.67 pg/ml, TSH 3.65 μIU/ml, HBs Ag（−）, HBs Ab（−）, HCV Ab（−）
24時間Ccr：81.0 ml/min
胸部X線像（図1）：CTR 76％，肺うっ血あり
心電図：洞調律，心拍数92回/分，右軸偏位，完全右脚ブロック
心エコー（図2）：LVEF 23.4％, FS 11.1％, LVDd 75.5mm, LVDs 67.1mm, IVST 7.4mm, LVPWT 8.1mm, LV wall motion：diffuse hypokinesis, LAD 57.8mm, I度MR, II度TR, DcT（LV inflow）120msec
血行動態：HR 78bpm, BP 92/44mmHg, LVP 90 mmHg, LVEDP 26mmHg, PCWP（16）mmHg, PAP 35/13（21）mmHg, RVP 43/2（10）mmHg, RAP（7）mmHg, PVR 1.14 Units, CI 2.54 l/min/M²（Fick法）
心室造影：LVEDVI 489ml/M², LVESVI 394ml/M², LVEF 19％, RVEDVI 133ml/M², RVESVI 76ml/M², RVEF 44％, Left subclavian arteryからleft pulmonary arteryへのシャントあり（シャント率21％）（図3），Major aortopulmonary collateral arteriesの存在（−）
冠動脈造影：左冠動脈，右冠動脈のいずれにも有意狭窄なし
心筋生検：間質の線維化，心筋細胞の変性，肥大を認めるが細胞浸潤を認めない．
心筋シンチ：201Tl心筋シンチ（rest）：びまん性に心室壁の取り込み低下を認める．
＜入院後経過＞（図4）
当院に転院後，食事摂取カロリー，塩分，水分制限などの心不全の基礎管理のもと，利尿薬，ACE阻害薬，硝酸薬に加えて，PDE III阻害薬（milrinone）の持続静注を併用した．その後，夜間の呼吸困難の改善

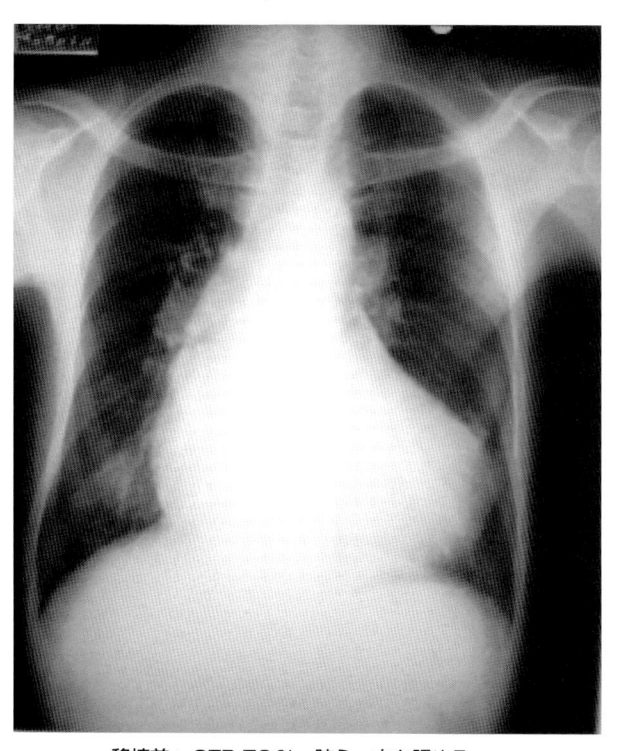

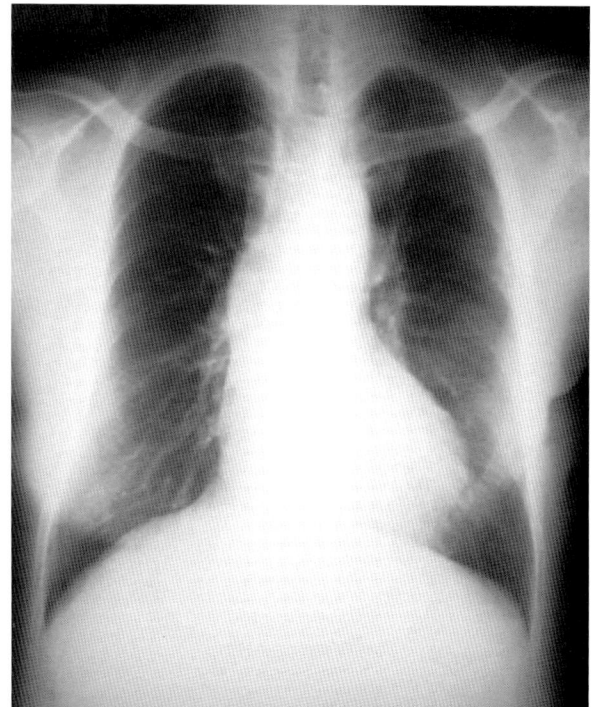

疾患 24. 7歳時に TOF の手術 25年を経て労作時，夜間の呼吸困難が… 177

移植前：CTR 76％，肺うっ血を認める．　　　　　心臓移植後

図1　心臓移植前後の胸部 X 線像の比較

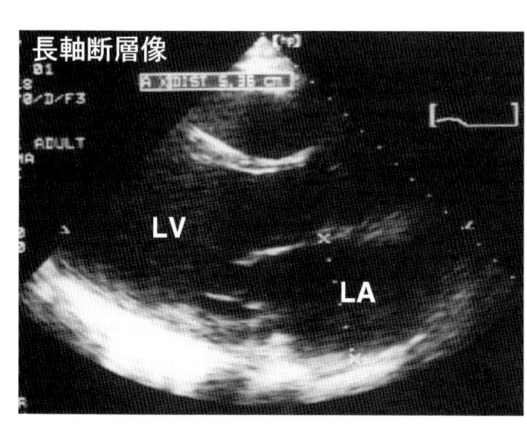

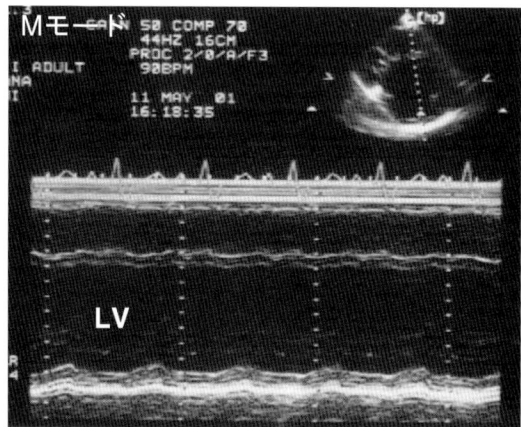

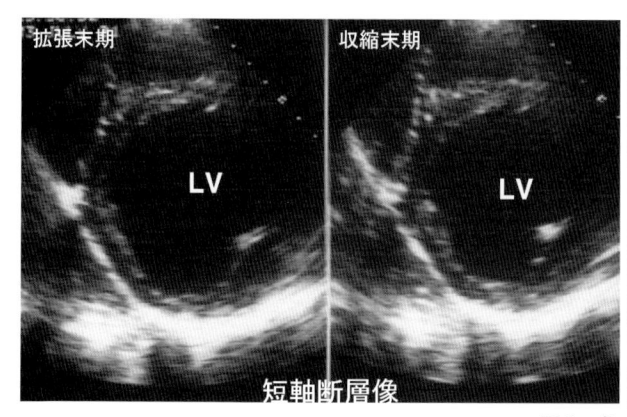

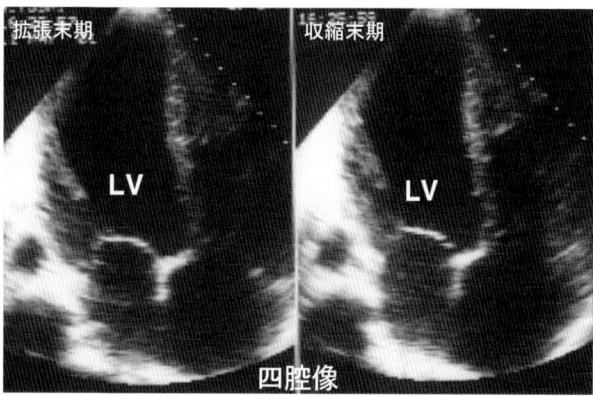

図2　心エコー図
左心室の拡大とびまん性壁運動低下を認める．
LVEF 23.4％，FS 11.1％，LVDd 75.5mm，LVDs 67.1mm，IVST 7.4mm，LVPWT 8.1mm，
LV wall motion：diffuse hypokinesis，LAD 57.8mm

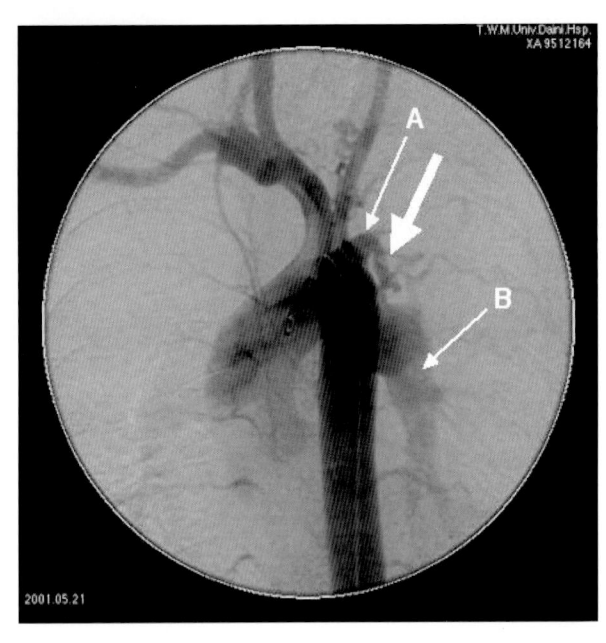

図3 左鎖骨下動脈から左肺動脈へのシャント（矢印）．
A：左鎖骨下動脈
B：左肺動脈

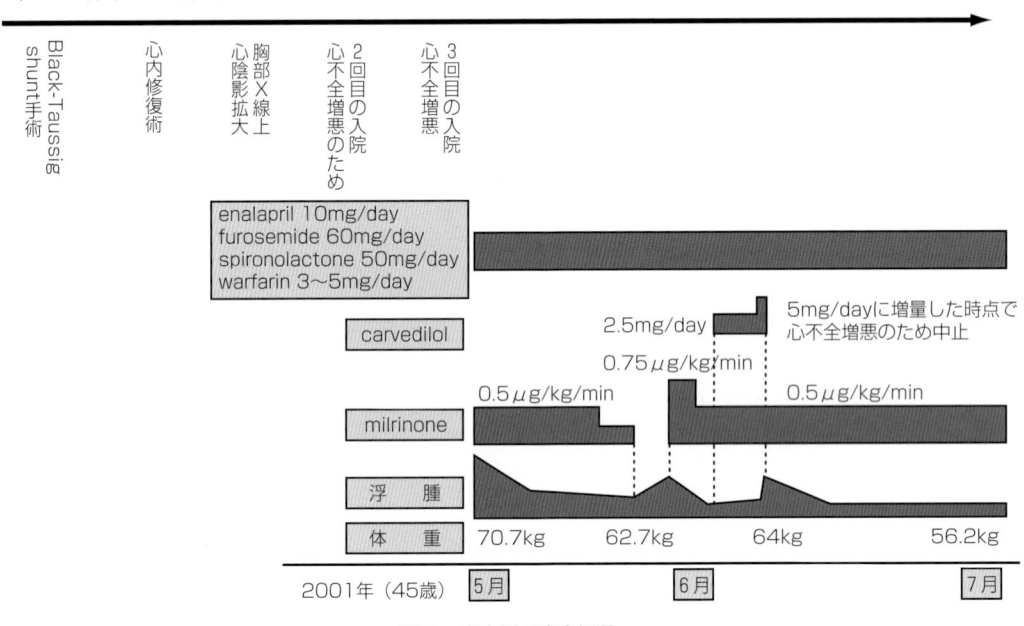

図4 本症例の臨床経過

を認め下肢の浮腫は次第に消失し，体重は減少，ベッド周囲の歩行もようやく可能となった．

その後PDE Ⅲ阻害薬（milrinone）の投与下でβ遮断薬カルベジロールを2.5mg/dayより漸増投与していったところ5 mg/day投与の時点で心不全の悪化が認められ，carvedilol投与の中止を余儀なくされた．

以上の経過より，内科的治療の限界と判断し，残された治療手段として心臓移植が考えられた．日本循環器学会心臓移植適委員会からも「適応あり」の判断が下され，その後本人および家族の強い希望により渡米し心臓移植が施行された．移植後は免疫抑制薬としてtacrolimus, mycophenolate mofetil, 少量predonisoloneを内服中である．移植後3年目に入った現在まで幸い重篤な拒絶反応や感染症，移植後冠動脈病変を認めず，運動耐容能は改善しQOLは良好である．

設 問

問題1 ファロー四徴症に存在する異常はどれか？
（1）左室肥大
（2）右室肥大

（3）大動脈弁下狭窄
　　（4）肺動脈漏斗部狭
　　（5）心房中隔欠損

問題2　ファロー四徴症術後の長期予後に関係する合併症はどれか？
　　（1）肺動脈弁閉鎖不全
　　（2）肺動脈狭窄症
　　（3）大動脈弁狭窄症
　　（4）心房中隔欠損症

　　（5）心室中隔欠損症

問題3　心臓移植のレシピエント適応として正しいのはどれか？
　　（1）アイゼンメンジャー症候群
　　（2）劇症心筋炎
　　（3）HIV陽性者
　　（4）拘束型心筋症
　　（5）アルコール性心筋症

解説編

診断

本例はファロー四徴症（TOF）に対するBlalock-Taussig短絡手術と心内修復術後25年を経て拡張型心筋症様病態に至った例であり，難治性のうっ血性心不全に対して最終的に心臓移植された．

ファロー四徴症について
（問題1の解説および解答）

ファロー四徴症（TOF）は，肺動脈狭窄，心室中隔欠損，大動脈騎乗，右心室肥大によって構成される．本症は発生段階において円錐中隔が前方に偏位することにより，心円錐部の分割が均等にならなかったことにより発生する．肺動脈狭窄と心室中隔欠損の2つの心奇形が本質的なもので，大動脈騎乗と右心室肥大は二次的に生じたものである．本症はチアノーゼ性心疾患の代表的なものであり，1888年，Fallotによって記載された．発生頻度は単独の心室中隔欠損症，心房中隔欠損症についで3番目に多い．ほかのチアノーゼ性心疾患の大部分（70～80％）が生後2年以内に死亡するのに対し，比較的安定した血行動態のもとに多くは年長児ないし青年期まで生存する．したがって，2歳以上に限ってみれば，チアノーゼ性心疾患の90％をしめることになる．

血行動態的には，右室流出路に狭窄があり大きな心室中隔欠損があるため，純型の肺動脈狭窄症と異なり右心室圧は左心室圧より高くならず，ほぼ両心室圧は等しくなる．肺動脈狭窄の程度が重いほど肺血管流量は減少し，右→左短絡が優位となりチアノーゼがみられるようになる．

鑑別しなければならないほかの心奇形としては，
　1）両大血管右室起始症，
　2）アイゼンメンジャー症候群，
　3）肺動脈狭窄＋心室中隔欠損症
があげられる．

治療は，TOFの全例が手術の対象となり，病状をみてその方法を決定する．短絡手術と根治手術（開心心内修復手術）とがある．

（1）乳児期重症例ないし，より年齢の進んだ患児で肺動脈低形成の強い症例にはBlalock Taussig法，すなわち鎖骨下動脈と肺動脈側の吻合術が行われ，肺血流増加をはかる．

（2）年長児で肺動脈の低形成が強くない症例に対しては根治手術，すなわち右室流出路形成（漏斗部および弁の狭窄除去）と心室中隔欠損症の閉鎖を行う．

ファロー四徴症術後の長期予後に関係する合併症はどれか？
（問題2の解説および解答）

TOF術後の長期予後に関する問題点および合併症について，Therrienら[2]は，機能的問題として，重症肺動脈弁閉鎖不全症，残存する肺動脈狭窄症，それに続発する右室拡大（右心不全），右心室瘤，大動脈弁閉鎖不全症，心内膜炎をあげ，電気的問題として刺激伝導系のブロック，上室性不整脈，心室性期外収縮，心室頻拍を報告している．彼らの報告によると，本例に認められたような左心機能障害はまれであるが，左心機能障害が生じる可能性の要因としては，短絡手術の短絡残存や心室中隔欠損症の残存による慢性的な左心室容量負荷の影響，また右室拡大に伴う左室圧排による拡張障害の可能性をあげている．Sejung

ら[3]は心内修復術後15年が経過した48例を追跡調査した結果,心室中隔欠損遺残,肺動脈狭窄の遺残,肺動脈弁閉鎖不全,心電図異常などの存在を報告している.しかしながら彼らの報告のなかには本例のような拡張型心筋症様の左心機能低下を併発した例は認められていない.

本例は,TOF術後に左心機能障害を併発し,あたかも拡張型心筋症を併発したかのような難治性のうっ血性心不全を呈した.その機序としては,(1)シャント孔残存による左心室への慢性的な容量負荷,(2)TOF根治術後に肺静脈から左室への血液還流量の増加による左室負荷増加の影響,(3)漏斗部狭窄に対する根治術時の心筋過剰切除の可能性,(4)術後に不顕性ウイルス性心筋炎による心筋炎後心筋症合併の可能性,などの複数の因子により本例の拡張型心筋症様病態が出現したものと推定される.

心臓移植のレシピエント適応
(問題3の解説および解答)

難治性の心不全ならばすべて心臓移植の適応になるとは限らない.心臓移植のレシピエント適応を考える際には,除外条件に十分注意しなければならない.なぜなら,移植後は免疫抑制薬を長期連用するため,活動性感染症や悪性腫瘍をもっていればそれらを悪化させるため禁忌となる.また,免疫抑制薬には,少なからず肝機能障害や腎機能障害などの有害作用を備えているため,すでに肝臓,腎臓の不可逆的機能障害をも

表1 心臓移植レシピエントの適応基準

1. 心臓移植の適応は以下の事項を考慮して決定する
 1) 移植以外に患者の命を助ける有効な治療手段はないのか?
 2) 移植治療を行わない場合,どの位の余命があると思われるか?
 3) 移植手術後の定期的(ときに緊急時)検査とそれに基づく免疫抑制療法に心理的・身体的に十分耐えうるか?
 4) 患者本人が移植の必要性を認識し,これを積極的に希望するとともに家族の協力が期待できるか?
 などである.

2. 適応となる疾患
心臓移植の適応となる疾患は従来の治療法では救命ないし延命の期待がもてない以下の重症心疾患とする.
 1) 拡張型心筋症,および拡張相の肥大型心筋症
 2) 虚血性心筋疾患
 3) その他(日本循環器学会および日本小児循環器学会の心臓移植適応検討会で承認する心臓疾患)

3. 適応条件
 1) 不治の末期的状態にあり,以下のいずれかの条件を満たす場合
  a. 長期間またはくり返し入院治療を必要とする心不全
  b. β遮断薬およびACE阻害薬を含む従来の治療法ではNYHA 3度ないし4度から改善しない心不全
  c. 現存するいかなる治療法でも無効な致死的重症不整脈を有する症例
 2) 年齢は60歳未満が望ましい
 3) 本人および家族の心臓移植に対する十分な理解と協力が得られること

4. 除外条件
 1) 絶対的除外条件
  a. 肝臓,腎臓の不可逆的機能障害
  b. 活動性感染症(サイトメガロウイルス感染症を含む)
  c. 肺高血圧症(肺血管抵抗が血管拡張薬を使用しても6 wood単位以上)
  d. 薬物依存症(アルコール性心筋疾患を含む)
  e. 悪性腫瘍
  f. HIV (human immunodeficiency vrus) 抗体陽性
 2) 相対的除外条件
  a. 腎機能障害,肝機能障害
  b. 活動性消化性潰瘍
  c. インスリン依存性糖尿病
  d. 精神神経症(自分の病気,病態に対する不安を取り除く努力をしても,何ら改善がみられない場合に除外条件となることがある)
  e. 肺梗塞症の既往,肺血管閉塞病変
  f. 膠原病などの全身性疾患

5. 適応の決定
 当面は,各施設内検討会および日本循環器学会心臓移植委員会適応検討小委員会の2段階審査を経て公式に適応を決定する.心臓移植は適応決定後,本人および家族のインフォームドコンセントを経て,移植患者待機リストにのった者を対象とする.
 医学的緊急性については,合併する臓器障害を十分に考慮する.

付記事項
 上記適応症疾患および適応条件は,内科的および外科的治療の進歩によって改訂されるものとする.

っている患者には適応判定を慎重に行わなければならない．また，肺高血圧症（成人の場合，肺血管抵抗が血管拡張薬を使用しても6 Wood単位以上）の患者に対しては心肺移植を考慮しなければならない．移植後は，移植心生着期間を長くさせるために多種類の薬剤を常に服用しなければならず，さらに心筋生検等の検査を定期的に受けなければならない．したがって，移植後管理を十分理解し実行できる能力をもち併せていることが大きな条件となる．したがって（アルコール性心筋疾患を含む）薬物依存症や（自分の病気，病態に対する不安を取り除く努力をしても，何ら改善がみられない）精神神経症の患者は対象から除外される．その他，活動性消化性潰瘍，合併症をともなったインスリン依存性糖尿病，肺梗塞症の既往，肺血管閉塞病変，膠原病などの全身性疾患をもっている場合は相対的除外対象となるが，実際には個々の例で検討することになる．

心臓移植の適応となる原因疾患として，欧米では心筋症と虚血性心疾患の二つが代表的であるが，わが国では，拡張型心筋症が大部分（約80％）を占めている．心筋症には，拡張型以外に肥大型，拘束型があるが，肥大型は拡張相に移行したもの，拘束型は小児において割合が増加してくる．

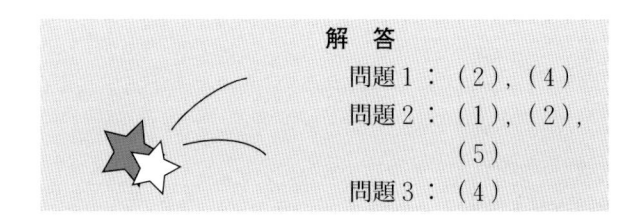

解 答

問題1：（2），（4）
問題2：（1），（2），（5）
問題3：（4）

●文 献●

1) 日本循環器学会心臓移植委員会ホームページ：http://plaza.umin.ac.jp/~hearttp/
2) Therrien J, Marx GR, Gatzoulis MA：Late problems in tetralogy of Fallot - recognition, management, and prevention. Cardiology Clinics 20：395-404, 2002.
3) Sejung S, Young T L：Outcome of adults with repaired tetralogy of Fallot. J Korean Med Sci 15：37-43, 2000.

［布田 伸一］

疾患

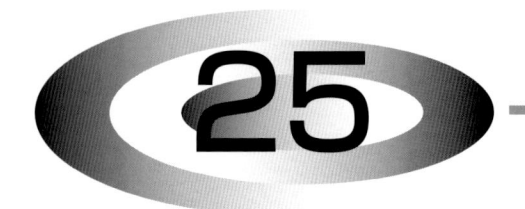

25 心不全が増悪して入院 睡眠中に呼吸が止まる!?

問題編

症例呈示

症例：68歳　男性
主　訴：呼吸困難
家族歴：特記事項なし
既往歴：25歳　胃潰瘍
現病歴：52歳時に労作時呼吸困難の精査目的で入院し，拡張型心筋症と診断された（左室駆出率38％）．ACE阻害薬および利尿薬の内服で，症状は消失し外来通院を継続していた．しかし，心機能は徐々に低下し，59歳頃より再び労作時呼吸困難を自覚するようになり，日常生活活動度は徐々に制限されるようになった．利尿薬の増量，ジギタリス製剤の追加処方を行ったが，自覚症状の十分な改善は得られなかった．64歳時よりβ遮断薬が追加されたが，その後も上気道感染や発作性心房細動の併発を契機に急性心不全を発症し，3回の入退院歴がある．今回，再び労作時の呼吸困難が出現し，夜間に起座呼吸を呈するようになったため，救急外来を受診した．胸部レントゲン写真で肺うっ血，心電図で心房細動が確認され，心房細動を契機とした慢性心不全増悪の診断で入院となった．

初診時身体所見：身長169cm，体重64.8kg，血圧104/68mmHg，呼吸数24回/分，脈拍134/分（不整），意識清明，眼瞼結膜：貧血なし，眼球結膜：黄疸なし，表在リンパ節　触知せず，頸静脈：怒張あり，心音：III音聴取・汎収縮期雑音を心尖部領域に聴取（Levine III度），呼吸音：両側下肺野に湿性ラ音を聴取，腹部：平坦・軟，右肋骨弓下に肝臓を3横指触知，下腿浮腫なし

＜検査所見＞

血液検査：WBC 9370/mm^3，RBC 382×10^4/mm^3，Hb 11.6g/dl，Ht 34.1％，Plt 32.1×10^4/mm^3，BUN 30mg/dl，Cre 1.2mg/dl，UA 7.2mg/dl，Na

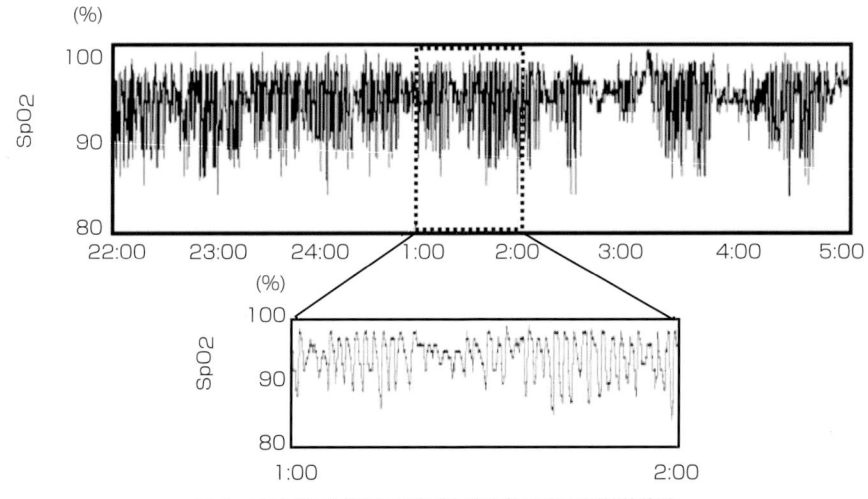

図1　本症例の睡眠中の動脈血酸素飽和度の経時的変化
睡眠中に動脈血酸素飽和度の低下が頻回に認められている．

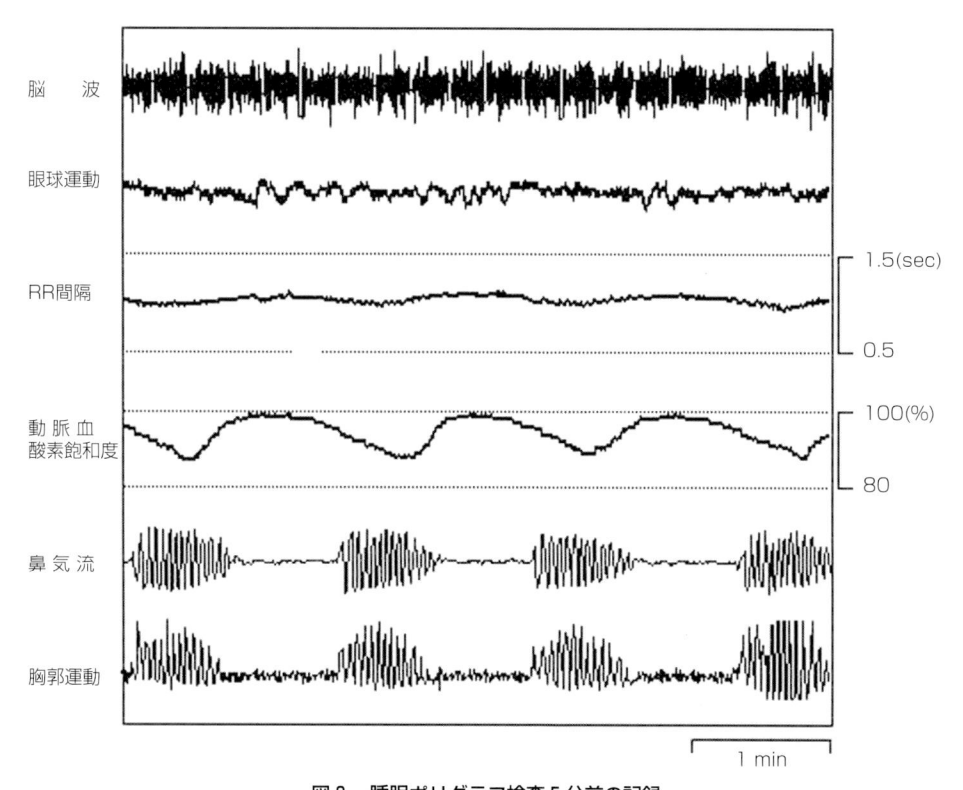

図2 睡眠ポリグラフ検査5分前の記録
睡眠時無呼吸，それに関連したRR間隔・動脈血酸素飽和度の変動を認める．

132mEq/l，K 5.3mEq/l，Cl 98mEq/l，T-Bil 0.6mg/dl，GOT 106IU/l，GPT 102IU/l，γ-GTP 292IU/l，ALP 493IU/l，BNP 915pg/ml，Noradlenarine 3008pg/ml

血液ガス分析（room air）：pH 7.472，pO$_2$ 77.6，pCO$_2$ 24.2，HCO$_3^-$ 17.3，BE －4.7

胸部レントゲン写真：CTR 60.7％，肺門部血管陰影の増強，両側胸水

心エコー検査：大動脈径 36mm，左房径 54mm，中隔壁厚 8mm，後壁厚 8mm，左室拡張末期径 74mm，左室収縮末期径 70mm，左室駆出率 10％，僧帽弁逆流（IV/IV），三尖弁逆流（圧較差 54mmHg）

入院後経過：酸素投与および利尿薬静注を行うとともに，電気的除細動により心房細動は洞調律へ復帰した．これにより肺うっ血は消失し安静時の呼吸困難を認めなくなった．

心不全改善後には労作時の呼吸困難の訴えは消失し，夜間の起座呼吸も認められなくなったが，日中の軽度の眠気と頭重感を訴えていた．睡眠中の動脈血酸素飽和度をモニターしたところ，図1に示すような周期的な変動が確認され，睡眠ポリグラフ検査では図2に示すような睡眠時無呼吸が確認された．

設問

問題1 慢性心不全患者に認められる図2の睡眠時無呼吸の発症と関連するのはどれか？

(1) 動脈血二酸化炭素分圧の低下（≦38mmHg）
(2) 左室駆出率の低下
(3) 肥満
(4) 男性
(5) 心房細動

a (1)，(2)，(3)　　b (1)，(2)，(5)
c (1)，(4)，(5)　　d (2)，(3)，(4)
e (3)，(4)，(5)

問題2 慢性心不全患者における睡眠時無呼吸に関して正しいのはどれか？

(1) 覚醒時にも中枢性無呼吸を認める
(2) 発生要因に二酸化炭素化学反射の亢進がある
(3) 中枢性無呼吸が30～40％である
(4) 予後との関連性は明らかではない
(5) 閉塞性無呼吸の合併はない

a (1)，(2)，(3)　　b (1)，(2)，(5)
c (1)，(4)，(5)　　d (2)，(3)，(4)
e (3)，(4)，(5)

問題3 慢性心不全患者における睡眠時無呼吸の治療法として有用なものはどれか？
(1) 持続的陽圧換気（CPAP）
(2) ピモベンダン
(3) 塩酸ドキサプラム
(4) ベンゾジアゼピン系睡眠薬
(5) 酸素投与

a (1), (2)　　b (2), (3)
c (3), (4)　　d (4), (5)
e (1), (5)

解　説　編

睡眠時無呼吸症候群（Sleep apnea syndrome：SAS）について

1．疾患概念

　口腔・鼻腔を通過する気流が10秒間以上認められない状態が無呼吸（apnea），気流が50％以下に減少し動脈血酸素飽和度の低下（3～4％以上）を伴う状態が低呼吸（hypopnea）と定義される[1]．睡眠時無呼吸症候群は睡眠中に無呼吸および低呼吸が頻回に認められる状態であり，無呼吸の発生機序により1）閉塞性（obstructive sleep apnea：OSA），2）中枢性（central sleep apnea：CSA）の二つに分類される．OSAは咽頭拡張筋のトーヌス低下による咽頭虚脱－解剖学的な気道閉塞－が原因であり，無呼吸時に呼吸努力を伴う．一方，CSAは中枢神経系からの換気ドライブの停止－不安定な換気コントロール－が原因であり，無呼吸時に呼吸努力を伴わない．両者とも無呼吸に引き続き，過換気（hyperventilation）を伴い，無呼吸－過換気を繰り返す．とくにCSAのうち，過換気期に一回換気量が漸増・漸減するものはチェーン・ストークス呼吸（Cheyne-Stokes respiration：CSR）とよばれ，古くから慢性心不全患者に特徴的な呼吸様式として知られている．日中の眠気や注意力の低下・大きないびき・倦怠感などの自覚症状を呈する睡眠時無呼吸として一般的に認識されているのはOSAであるが，慢性心不全患者ではCSAが特徴的であり，NYHA II～IV度の慢性心不全患者の30～40％に合併すると報告されている[2)3)]．慢性心不全で認められる交感神経活動の亢進は，その病態生理や治療目標の鍵であるが，CSAの合併による低酸素血症，脳波上の覚醒（microarousal）による睡眠障害，肺伸展反射による交感神経抑制の減弱が交感神経活動の亢進にかかわっている可能性がある[4]．事実，CSAを伴う慢性心不全患者では予後がより不良となること[5]，夜間の尿中ノルエピネフリン濃度が高いこと[6]などが報告されている．

2．診　断

　原則として睡眠ポリグラフ検査を行い，睡眠中の脳波，眼球運動，筋電図，心電図，胸郭運動，腹壁運動，鼻腔または口腔の気流，動脈血酸素飽和度（SpO2）の記録をモニターし判定する．呼吸様式に関しては，鼻腔または口腔の気流が停止しているときに，胸腹部の呼吸運動も停止しているときはCSA，胸腹部の呼吸運動が認められるときはOSAと判定される．このような睡眠時の呼吸異常はSpO2の低下を伴うことから，1時間あたり4％以上SpO2が低下した回数である酸素飽和度低下指数（oxygen desaturation index：ODI）を指標とすることも可能である．近年では，携行式パルスオキシメーターで1日のSpO2の経時的変化を記録することも可能となっており，外来でのスクリーニングとして利用可能である．

3．治　療

　OSAは肥満と密接に関連していることから，肥満がある場合には減量により症状が改善される可能性があると考えられる．OSAをすみやかに改善したいときには，持続的陽圧換気（continuous positive airway pressure：CPAP）が効果的である[1]．CPAPは鼻マスクを装着し気道内に持続的に陽圧を加える人工呼吸法で，陽圧により咽頭虚脱を防止し，OSAを改善する．CPAPには気道拡張効果のみならず，胸腔内圧上昇により心臓の発生圧を低くできること（後負荷軽減効果）・静脈環流を抑制できること（前負荷軽減効果）・肺の伸展による反射性の交感神経抑制効果・機能的残気量の増加などの作用があり，気道閉塞が関与

しないCSAにも有効との報告がなされている[6)〜8)]．
しかしながら，CPAPの鼻マスクや陽圧換気に対する違和感があること，OSAに比べてCSAでは日中の眠気や倦怠感などの自覚症状に乏しいことから，治療に対するコンプライアンスの問題で導入しにくいことがある．酸素療法はCPAPに比して導入しやすい点で優れている．CPAPのように心臓に対する減負荷効果は顕著ではないが，無呼吸低呼吸指数（apnea hypopnea index：AHI）の減少，覚醒頻度の減少が報告されている[9)10)]．また，CSAを合併した慢性心不全症例に対して酸素療法を試みた本邦での研究（CHF-HOT study）ではAHIの減少に加えて，治療開始12週目での身体活動能力の有意な改善が報告されており，慢性心不全に対する新たな治療法として期待されている（平成16年4月より在宅酸素療法の適応に，NYHA III度以上でAHI 20/時以上のCSAを合併した慢性心不全症例が追加された）．

問題の解説および解答

問題 1
図2では無呼吸時に胸郭運動がほぼ停止しており，中枢型睡眠時無呼吸と考えられる．450名の慢性心不全患者を対象とした報告[2)]では，動脈二酸化炭素分圧の低下・男性・心房細動・高齢（60歳以上）が，その危険因子として報告されている．左室駆出率の低下による循環時間の延長は，中枢型睡眠時無呼吸の発症よりも無呼吸―過呼吸の時間やその持続に関係すると報告されている．肥満は男性患者における閉塞型睡眠時無呼吸の危険因子である．

問題 2
中枢性睡眠時無呼吸は症候性慢性心不全患者の30〜40％に合併し，予後との関連性が報告されている．原因として二酸化炭素感受性の亢進がとりわけ重要である[11)]が，肺胞壁や細い気管支壁に存在しているC-fiber受容器が肺うっ血（肺動脈楔入圧の上昇）により刺激され，過換気および無呼吸を引き起こすことも原因の一つである[8)]．睡眠深度の変化に伴い二酸化炭素感受性が変動することや臥床による静脈環流量の増加が肺うっ血に寄与するために，睡眠中に無呼吸や過換気を生じやすくなるが，重症心不全例では覚醒時においても中枢性無呼吸を呈することがある．肥満を伴う症例では閉塞性無呼吸を合併することもありえる．

問題 3
持続的陽圧換気（CPAP）および酸素療法は，無呼吸の治療法としての有用性が報告されている[6)〜10)]．強心薬は循環時間を短縮することで無呼吸の程度を軽減するかもしれないが，明らかな証拠は得られていない．前述したように，慢性心不全患者では中枢性化学受容器の二酸化炭素感受性が亢進しているため，呼吸促進薬の適応はない．睡眠薬は無効であり，場合によっては無呼吸を悪化させる可能性がある．

レベルアップをめざす方へ

慢性心不全患者における中枢型睡眠時無呼吸の発生機序
夜間睡眠中には換気に対する意識的なコントロールが消失し，化学的コントロールが主体となる．なかでも動脈血二酸化炭素分圧（$PaCO_2$）は換気に強く影響する重要な因子であり，主に中枢化学受容器（延髄腹側）で感知され調節されている．$PaCO_2$の低下あるいは上昇は中枢化学受容器で感知され，脳幹部の呼吸中枢を介して効果器（肺，呼吸筋）の機能を抑制あるいは亢進するというフィードバックシステムを構成している．フィードバックシステムは，センサーの感度亢進やセンサーから効果器までの情報伝達遅延が存在する場合に不安定となる．慢性心不全では，センサーである中枢性化学受容器の二酸化炭素感受性が亢進しているため，$PaCO_2$の変動がより大きな換気の変動を引き起こすと考えられる．実際，重症の慢性心不全患者では日中覚醒時の$PaCO_2$が低下しているのを日常臨床で観察することが多いが，それは二酸化炭素感受性の亢進を反映していると考えられる．二酸化炭素感受性は覚醒時に最も高く，睡眠時，とくに浅い睡眠やREM睡眠時に減弱する．このため二酸化炭素感受性亢進により覚醒時の$PaCO_2$が低下した慢性心不全患者が睡眠に陥ると，換気が抑制され，無呼吸が誘発される可能性がある．心機能低下による循環時間延長の存在下では，無呼吸よる$PaCO_2$の変化が中枢化学受容器で感知さ

れるまでに時間がかかり，その結果，$PaCO_2$ が過度に上昇し過換気が誘発されることとなる．換気再開時に脳波上の覚醒（microarousal）を生ずると，二酸化炭素感受性がさらに亢進し，過換気が増強される．過換気の結果，$PaCO_2$ は低下し，再び無呼吸に至る．以上のように中枢化学受容器の二酸化炭素感受性の亢進と循環時間の延長が中枢性睡眠時無呼吸の誘発と持続に重要な役割を果たしている．しかし，慢性心不全の二酸化炭素感受性亢進の機序は明らかとなっていない．

●文　献●

1) Bradley TD, Floras JS：Sleep apnea and heart failure. Part I：Obstructive sleep apnea. Circulation 107：1671-1678, 2003.
2) Sin DD, Fitzgerald F, Parker JD, et al：Risk factors for central and obstructive sleep apnea in 450 men and women with congestive heart failure. Am J Respir Crit Care Med 160：1101-1106, 1999.
3) Javaheri S, Parker TJ, Liming JD, et al：Sleep apnea in 81 ambulatory male patients with stable heart failure:types and their prevalences, consequences, and presentations. Circulation 97：2154-2159, 1998.
4) 麻野井英次：自律神経機能と循環障害．日本臨床 58：1598-1603, 2000.
5) Lanfranchi PA, Braghiroli A, Bosimini E, et al：Prognostic value of nocturnal Cheyne-Stokes respiration in chronic heart failure. Circulation 99：1435-1440, 1999.
6) Naughton MT, Benard DC, Liu PP, et al：Effects of nasal CPAP on sympathetic activity in patients with heart failure and central sleep apnea. Am J Respir Crit Care Med 152：473-479, 1995.
7) Sin DD, Logan AG, Fitzgerald FS, et al：Effect of continuous positive airway pressure on cardiovascular outcomes in heart failure patients with and without Cheyne-Stokes respiration. Circulation 102：61-66, 2000.
8) Bradley TD, Floras JS：Sleep apnea and heart failure. Part II：Central sleep apnea. Circulation 107：1671-1678, 2003.
9) Hanly PJ, Millar TW, Steljes DG, et al：The effect of oxygen on respiration and sleep in patients with congestive heart failure. Ann Int Med 111：777-782, 1989.
10) Andreas S, Clemens C, Sandholzer H, et al：Improvement of exercise capacity with treatment of Cheyne-Stokes respiration in patients with congestive heart failure. J Am Coll Cardiol 27：1486-1490, 1996.
11) Javaheri J：A mechanism of central sleep apnea in patients with heart failure. N Engl J Med 341：949-954, 1999.

［高川　順也／麻野井　英次］

疾患 26 慢性心不全で入院 β遮断薬の投与で元気に退院!?

問題編

はじめに

慢性心不全の原因は多岐にわたるが，近年生活習慣病の急増により心筋梗塞や狭心症などの虚血性心疾患によるものがますます増加しており，これらの虚血性心不全患者を診断し治療管理することが重要な課題となっている．昨今心不全の大規模臨床試験が盛んに行われ，かつては禁忌とされていたβ遮断薬は現在心不全治療の第一選択薬となっている．ここでは虚血性心不全患者におけるβ遮断薬の有効性とβ遮断薬療法の安全な管理法について紹介する．

症例呈示

症　例：75歳　女性　無職

主　訴：呼吸困難，浮腫
家族歴：父親　高血圧症，高脂血症
嗜好歴：喫煙：20本/日40年間，飲酒：ビール1本/日40年間
既往歴：40歳から高血圧症，高脂血症にて治療
　　　　72歳　急性心筋梗塞に罹患
現病歴：心筋梗塞に罹患後当院を定期的に受診していたが，服薬は不規則であった．2004年3月初め頃から徐々に階段や坂道歩行で息切れを自覚するようになった．4月30日朝から軽労作でも呼吸困難が出現するようになり，同日夜当院救急外来を受診．慢性心不全の急性増悪と診断され当科に入院した．最近3カ月で5kgの体重増加あり．

入院時身体所見：血圧148/80mmHg，脈拍104/分不整，呼吸数48回/分，体温37.1℃，身長145.0cm，体重50.5kg．貧血軽度，黄疸なし，頭頸部異常なし，

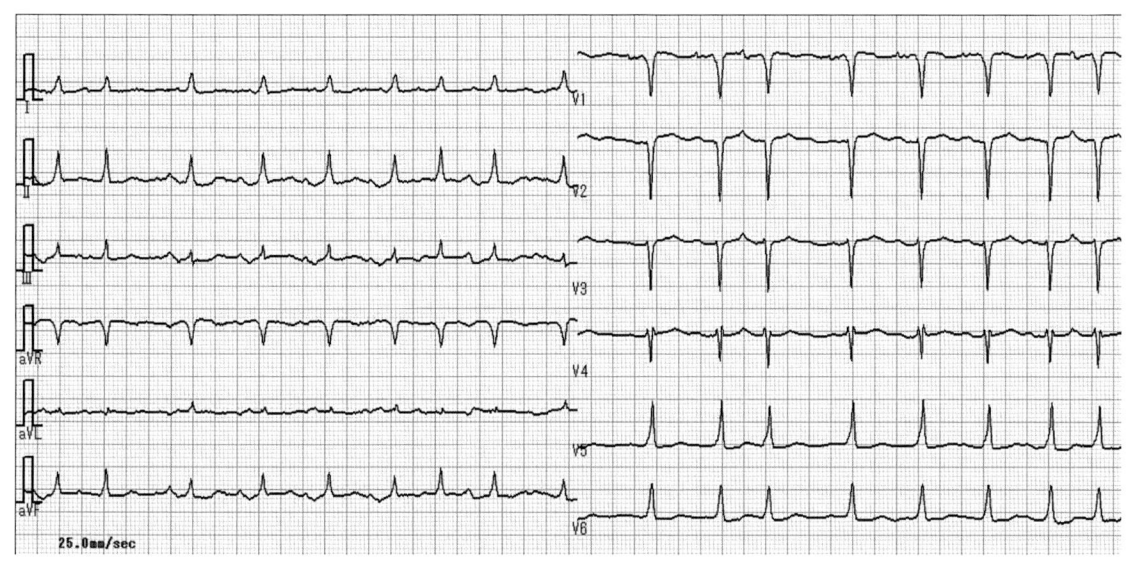

図1　入院時の心電図

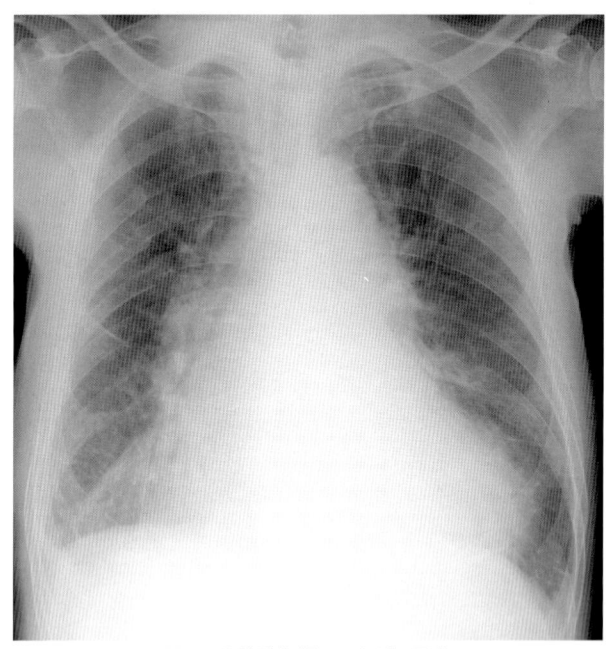

図2　入院時胸部レントゲン写真

両肺野全域で湿性ラ音を聴取，心雑音聴取せず，腹部では肝臓を触知，両下肢に浮腫を認めた．

＜入院時検査所見＞

検尿：異常なし，末血：WBC 9590/μl, RBC 327×10⁴/μl, Hb 10.2g/dl, Ht 31.2％, PLT 38.0×10⁴/μl, 血清CRP 0.3mg/dl, 生化学：TP 6.5g/dl, Alb 3.9g/dl, BUN 13mg/dl, Cr 0.79mg/dl, UA 6.7mg/dl, Na 140mEq/l, K 3.7mEq/l, Cl 106mEq/l, Ca 8.6mg/dl, T.Bil 1.0mg/dl, AST 68U/l, ALT 46U/l, LDH 222U/l, ALP 280U/l, CK 102U/l, TCH 242mg/dl, TG 200mg/dl, HDL 30mg/dl, トロポニンT（−), ANP 320pg/ml, BNP 1530pg/ml.

心電図（図1），胸部X線写真（図2）

設問

問題1　今後すみやかに行うべき検査として最も重要なものを2つ選べ．
（1）冠動脈造影
（2）心臓MRI検査
（3）心臓核医学的検査
（4）肺動脈カテーテル検査
（5）心エコー検査
　　a.（1），（2）　b.（2），（3）　c.（3），（4）
　　d.（4），（5）　e.（1），（5）

入院後，利尿薬や血管拡張薬の治療により症状は改善した．冠動脈造影では新規狭窄病変はみられなかった．当初利尿薬，ACE阻害薬，硝酸薬，抗不整脈薬を服用していたが，歩行時の頻脈と息切れがみられたため，第10病日からβ遮断薬を開始したところ，症状は徐々に軽減した．第25病日心エコー検査での左室駆出率は35％と低下していたが，血漿BNP濃度は82pg/mlに改善．体重も45.0kgとなり軽快退院した．

問題2　β遮断薬の作用機序として正しい組み合せはどれか
（1）心拍数の減少
（2）β受容体のdown-regulation
（3）アポトーシスを促進
（4）抗不整脈効果
（5）左室リモデリングの抑制
　　a.（1），（2），（3）　b.（1），（2），（5）
　　c.（1），（4），（5）　d.（2），（3），（4）
　　e.（3），（4），（5）

問題3　退院後の指導管理上，最も重要なものの組み合わせはどれか．
（1）禁煙
（2）体重の厳重なコントロール
（3）禁酒
（4）脂質の管理
（5）食塩制限
　　a.（1），（2），（3）　b.（1），（2），（5）
　　c.（1），（4），（5）　d.（2），（3），（4）
　　e.（3），（4），（5）

解 説 編

1. 慢性心不全の概説

慢性心不全は，慢性の心筋障害により心臓のポンプ機能が低下し末梢の主要臓器の酸素需要量に見合うだけの血液量を拍出できない状態であり，肺うっ血や体うっ血をきたしQOLが低下した病態と定義される[1]．すべての心疾患の終末像で，病態は進行性で予後不良である．心不全の発症時には増悪因子（誘因）の関与も考慮しなければならない．症状としては，労作時や安静時の呼吸困難，息切れ，尿量減少，四肢の浮腫，肝腫大などがある．多彩な不整脈が出現しやすく，とくに致死的不整脈や突然死の頻度も高い．一方，慢性心不全の病態はかつて心筋収縮力の減退と体液の貯留と考えられていたが，最近では神経・体液系や免疫応答の異常と捉えられている．それとともに治療の中心もジギタリスや利尿薬からβ遮断薬やACE阻害薬などにおきかわっている．現在心不全における免疫修飾療法や抗サイトカイン療法，さらには遺伝子解析や心筋・血管再生治療が検討されており，近い将来心不全の新しい治療法になるものと期待される．一方，外科的治療としては，心臓移植がドナー不足という深刻な問題を抱えており，これを解消すべく人工心臓の開発や心筋の部分切除術や僧帽弁形成術などによる治療も行われている．

2. 虚血性心不全

疾患概念：虚血性心不全は広範な血行障害を有する冠動脈疾患により重篤な心機能障害を呈する疾患群であり，拡張型心筋症と類似の症状や，検査所見を示す．食生活の欧米化，人口の高齢化，冠血行再建術の進歩による延命化に伴い，虚血性心不全患者は増加の一途をたどっている．

病因・病態：虚血性心不全では，広範な血行障害によって生じた心筋細胞の虚血壊死や残存する虚血，さらに不整脈などはいずれも予後に影響を与える重要な要因である．虚血の進行や不整脈の出現は心筋壊死をさらに拡大し，虚血性心不全の予後を増悪させる．一方，Burchなどが報告した虚血性心筋症のように，冠動脈病変または虚血性心筋障害の広がりからは説明しえないものがある[2,3]．

1）症　　状

一般に呼吸困難などの心不全症状が多く，胸痛などは少ない．

2）診　　断

虚血性心不全の診断は，多くの場合心臓カテーテル検査で既往の心筋梗塞病変や重症の冠動脈病変が存在し，これによる虚血が心不全の主たる原因と考えられる場合に行われる．心臓核医学的検査などにより高度の虚血病変の存在が示唆された場合にも診断されうる．

3）治　　療

治療法としては心筋に対する治療と血管に対する治療に大別される．心筋に対する治療の中心は残存する心筋虚血を改善し心筋細胞の虚血壊死への進行を防止することにより，左室リモデリングや心筋のアポトーシスを抑制し，心筋のハイバーネーションを解除することにある．薬物療法としては，大規模臨床試験の結果に基づき心筋梗塞発症早期からのACE阻害剤やアンジオテンシンⅡ受容体遮断薬の使用が勧められている．後述のβ遮断薬や抗アルドステロン薬なども虚血性心不全の予後を改善する．一方，血管に対する治療としては前述の治療薬に加え抗血小板剤やスタチンなどが血管のリモデリング防止に役立つ．

4）予　　後

大規模臨床試験の結果からは予後の改善も示されているが一般に不良であり，なかでも虚血性心筋症に関しては拡張型心筋症よりも予後不良である[4]．

3. β遮断薬療法について

これまでの多くの大規模臨床試験の結果から，β遮断薬が虚血性心不全患者の予後を改善することが示されている[5〜7]．作用機序としては，β遮断薬は心筋の酸素消費量を低下させ，エネルギー効率を改善して心収縮力を増強し，左室駆出率を改善することなどが示されている．また慢性的に血流が低下しているハイバーネーションの状態ではβ受容体の減少，カルシウムの反応性の低下，筋原線維の喪失，グリコーゲンの増加などが認められているがβ遮断薬は直接的，あるいは間接的にこれらの状態を改善することが報告されている．

4. 患者の生活指導

心筋梗塞の既往歴を有する患者の死亡率が高いことから二次予防が重要である．日本循環器学会の心筋梗塞の二次予防ガイドラインでは生活習慣病に対する治療の必要性が示されている（図3）．それによると，

190 II. 疾 患 編

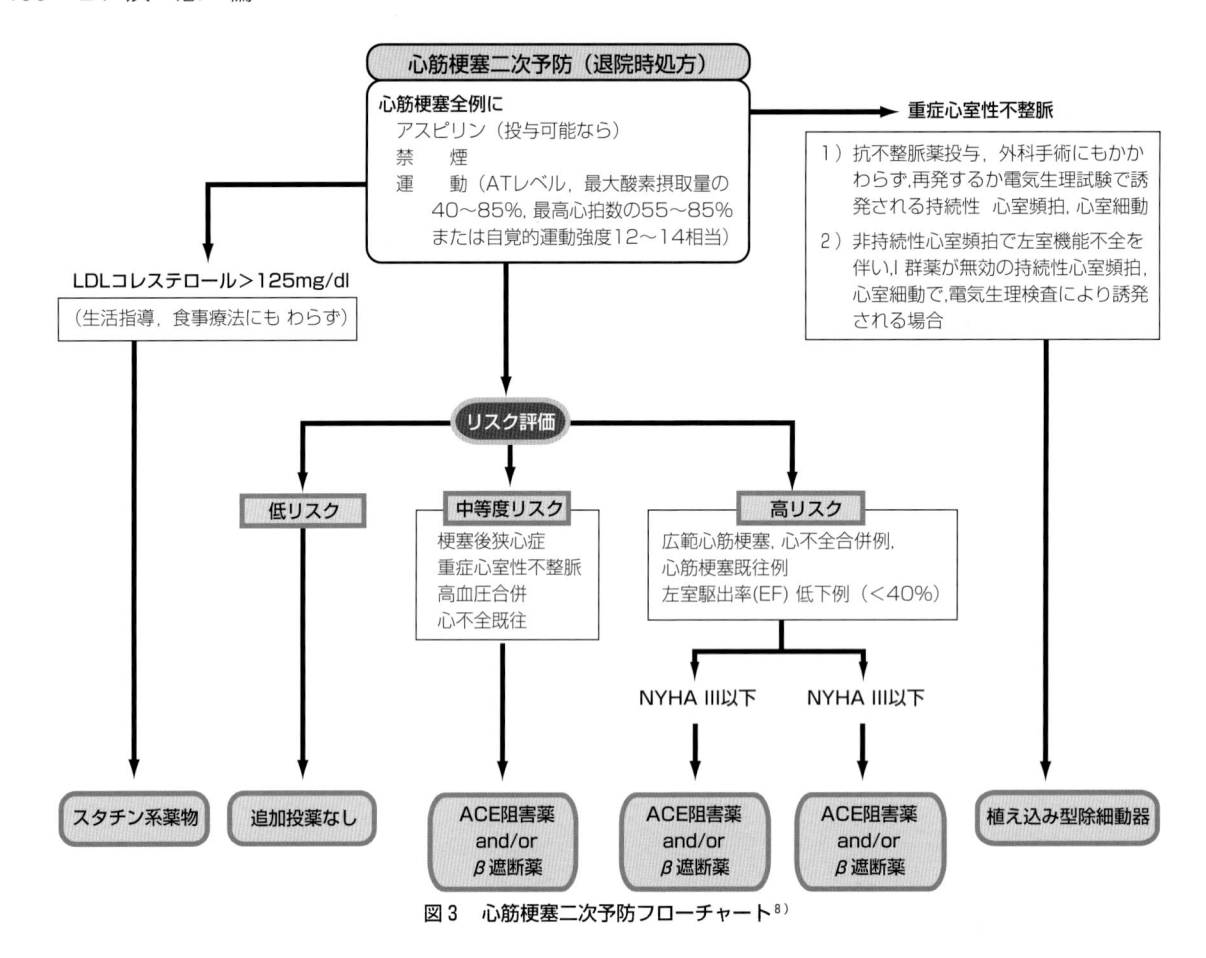

```
                        ┌─────────────────────────────┐
                        │   心筋梗塞二次予防（退院時処方） │
                        └─────────────────────────────┘
                        心筋梗塞全例に
                           アスピリン（投与可能なら）                      重症心室性不整脈
                           禁　煙
                           運　動（ATレベル，最大酸素摂取量の        1）抗不整脈薬投与，外科手術にもかか
                                  40〜85％，最高心拍数の55〜85％          わらず，再発するか電気生理試験で誘
                                  または自覚的運動強度12〜14相当）        発される持続性 心室頻拍，心室細動
                                                                    2）非持続性心室頻拍で左室機能不全を
  LDLコレステロール＞125mg/dl                                            伴い，I群薬が無効の持続性心室頻拍，
  （生活指導，食事療法にも わらず）                                          心室細動で，電気生理検査により誘発
                                                                       される場合

                              ┌─────────┐
                              │ リスク評価 │
                              └─────────┘
       ┌─────────┬──────────┼──────────┐
   低リスク    中等度リスク          高リスク
              梗塞後狭心症       広範心筋梗塞，心不全合併例，
              重症心室性不整脈   心筋梗塞既往例
              高血圧合併         左室駆出率(EF)低下例（＜40％）
              心不全既往
                                    NYHA III以下  NYHA III以下

  スタチン系薬物  追加投薬なし  ACE阻害薬    ACE阻害薬   ACE阻害薬   植え込み型除細動器
                             and/or      and/or     and/or
                             β遮断薬     β遮断薬     β遮断薬
```

図3　心筋梗塞二次予防フローチャート[8]

(1) 1日10g以下の塩分制限，(2) 禁煙指導，(3) 運動療法（最大酸素摂取量の40〜85％，最高心拍数の55〜85％，自覚的運動強度12〜14相当の運動を1日30分以上，週3日以上を推奨），(4) 脂質管理（低コレステロール，低飽和脂肪食によりLDLコレステロール100mg/dl未満を目標）が推奨されている[8]．

問題の解説および解答

問題 1

慢性心不全の急性増悪時の初期診療についての設問である．日本循環器学会のガイドラインで示されるように[9]，心電図，レントゲン写真，血液尿検査についで行うべき検査としては，まず心エコー検査がある．左室の壁運動異常や内腔の拡張および心機能を評価するとともに静脈系の拡張の有無により水分バランスの評価を行う．起坐呼吸を呈する本症例では，肺動脈カテーテルにより血行動態をすみやかに把握し，今後の治療方針を組みたてることが必要である．冠動脈造影については心電図上明らかな虚血発作を示唆する所見がなく，血液検査でも心筋障害を示唆する異常所見を認めないことから，緊急に施行する必要性は少な

いと考える．心臓MRIやCTスキャンは呼吸困難の鑑別上有用であるが，本症例では臨床症状の経過や身体所見からその有用性は少ない．

問題 2

虚血性心不全に対するβ遮断薬の作用機序を問う設問である．解説でもふれたが，これまでのところ虚血性心不全に対するβ遮断薬の作用機序としては，心拍数の減少によるエネルギー効率の改善，心筋酸素消費量の低下および心筋虚血の改善，β受容体のup-regulation，左室リモデリングの抑制，アポトーシスによる心筋脱落の抑制，カテコラミンの心毒性予防や抗不整脈作用などが報告されている．本症例ではこれらの機序が相互に作用しているものと考える．

問題 3

心筋梗塞の二次予防についての設問である．解説でも述べたように(1) 塩分制限，(2) 禁煙指導，(3) 運動療法，(4) 脂質管理などが重要である．喫煙に関しては，心筋梗塞患者のmeta analysisから禁煙による死亡率の著明な減少が示されており[10] 二次予防の重要な要因のひとつである．本症例では家族を含めた

強い禁煙指導が必要である．体重のコントロールについては，退院時にすでに45kgまで減量しているため，その体重をこえないよう食事指導を行う．運動療法による減量は本患者の低心機能から考えて心不全再発の危険性もあり期待しにくい．飲酒に関しては禁酒の必要性はないが，体重やメタボリックシンドロームを考慮し，過度の飲酒は制限する．高脂血症治療薬の二次予防効果については4S，CARE，LIPID，HPSなどの大規模臨床試験でその有効性が示されている[11]．本症例では家族性高脂血症の可能性があり，十分な食事指導が必要である．食塩制限に関するevidenceは少ないが，心不全を発症したことから10g以下の塩分制限が必要である．

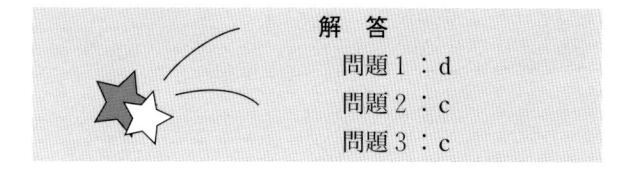

解　答
問題1：d
問題2：c
問題3：c

レベルアップをめざす方へ

β遮断薬の使用法について

　β遮断薬療法を行う際には導入時期の管理が非常に重要である．治療開始後一過性の心機能低下が起こることがあり，β遮断薬を開始する前にACE阻害薬と利尿薬で心不全を十分にコントロールし病状を安定させておくことが必要である．導入にあたってはごく少量から開始し，ゆっくりと増量していく．たとえばカルベジロールの場合には1日量を2.5mgから開始し，一般状態を観察しながら1週間以上をかけて徐々に増量し至適用量（1日5〜20mg）を設定する．心機能低下例に関しては1日量を1.25mgとして開始する．それでも導入しにくいときにはPDE Ⅲ阻害薬を併用すると有用なことがある．経過観察においては血圧，心拍数，体重，浮腫，排尿状態などをチェックし，心電図や胸部レントゲン写真，血漿BNP濃度も定期的に測定するとよい．なお，β遮断薬が勧められない例として，（1）心拍数＜50〜60 bpm，（2）収縮期血圧＜90〜100 mmHg，（3）利尿薬の静注や強心薬が必要な重症心不全，（4）心原性ショック，（5）気管支喘息あるいは気管支拡張薬やステロイド治療が必要な気道疾患，（6）2度あるいは3度房室ブロックがあげられる．昨今わが国で行われたMUCHAスタディ[12]では20mgの高用量の有用性が示されているが，10mg前後の低用量でも有用とする報告も少なくない．現在わが国で行われているJ-CHFスタディの結果が待たれる．

文　献

1) 慢性心不全治療ガイドライン．Jpn Circ J 64：1023-1079，2000．
2) Burch GE, et al：Ischemic cardiomyopathy. Am Heart J 179（suppl）：291-292，1970．
3) Richardson P, et al：Report of the 1995 WHO/ISFC task force on definition and classification of cardiomyopathies. Circulation 93：841-842，1996．
4) Lavee J, et al：Prediction of mortality in patients awaiting cardiac transplantation：increased risk of sudden death in ischemic to idiopathic dilated cardiomyopathy.
5) Packer M, et al：The effect of carvedilol on morbidity and mortality in patients with chronic heart failure. U S Carvedilol Heart Failure Study Group. N Engl J Med 334：1349-1355，1996．
6) Gottlieb SS, et al：Effect of beta blockade on mortality among high-risk and low risk patients after myocardial infarction. N Engl J Med 339：489-497，1998．
7) Packer M, et al：The effect of carvedilol on survival in severe chronic heart failure. N Engl J Med 344：1651-1658，2001．
8) 心筋梗塞二次予防に関するガイドライン．ダイジェスト板．Jpn Circ J 64（suppl）：1081-1127，2000．
9) 急性重症心不全治療ガイドライン．Jpn Circ J 64（suppl）：1129-1165，2000．
10) Wilson K, et al：Effect of smoking cessation on mortality after myocardial infarction：meta-analysis of cohort study. Arch Intern Med 160：939-944，2000．
11) Scandinavian Simbastatin Survival Study Group：Randomized trial of cholesterol lowering in 4444 patients with coronary heart disease：the Scandinavian Simbastatin Survival Study（4S）. Lancet 344:1383-1389，1994．
12) Hori M, et al：Low-dose carvedilol improves left ventricular function and reduces cardiovascular hospitalization in Japanese patients with chronic heart failure：The Multicenter Carvedilol Heart Failure Dose Assessment（MUCHA）trial. Am Heart J 147：324-330，2004．

［竹越　襄／浅地　孝能］

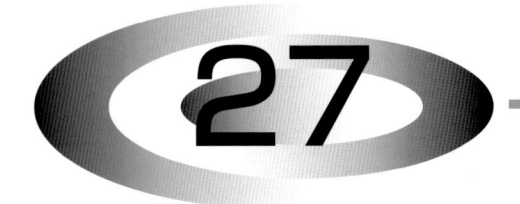

疾患 27 両室ペーシングにより倦怠感が著しく改善!?

問題編

● 症例呈示

症　例：68歳，女性
主　訴：労作時息切れ，倦怠感
家族歴：特記事項なし
既往歴：慢性C型肝炎
現病歴：1995年6月，拡張型心筋症（DCM），心室頻拍（VT）と診断される．1997年6月，VTに対してcatheter ablationを施行．1999年4月，うっ血性心不全（CHF）にて入院．異なる形のVTが出現したため，心不全に対する β-blocking作用も期待してアミオダロンを開始した．

しかし，その後もCHFをくり返すようになり，倦怠感を訴えるようになった．2001年2月からは，在宅酸素療法（HOT）を導入．2003年5月，再びCHFにて入院．入院後も，dyspneaは徐々に悪化傾向であり，各種薬剤にてもNYHA III度からの改善が得られず，全身倦怠感も増悪し，ベッド上安静を強いられたため，2003年12月，両心室ペーシング（cardiac

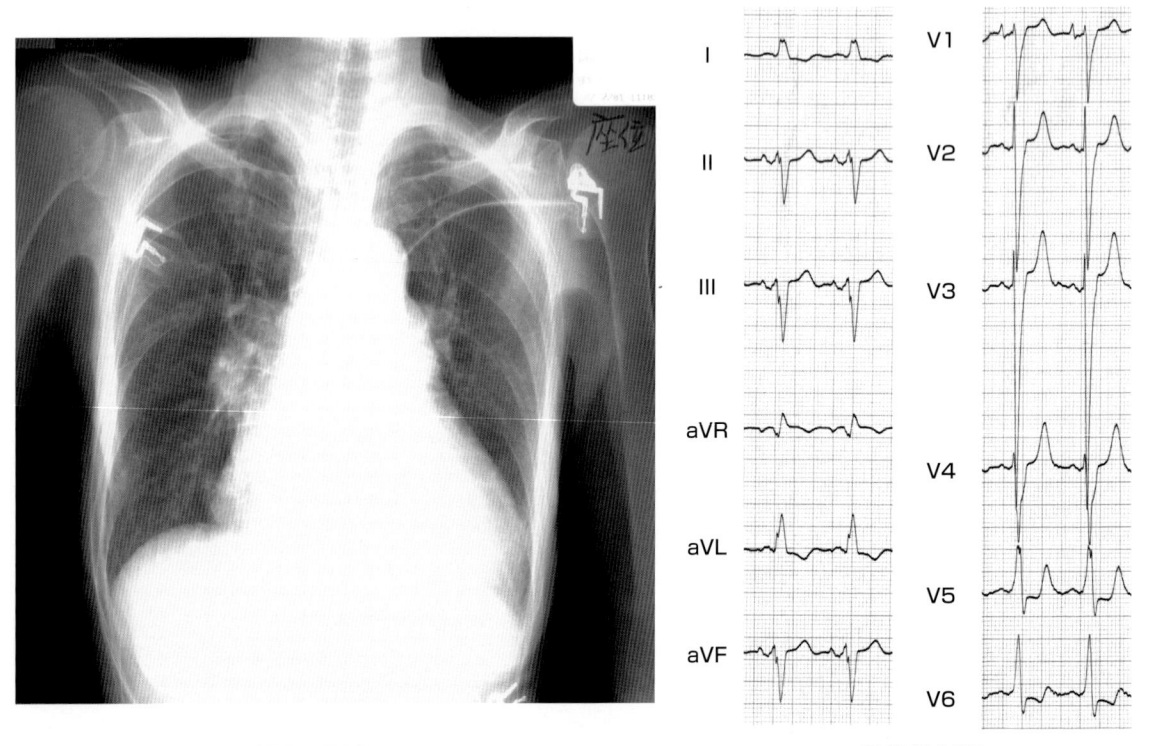

CTR = 74%　　　　　　　　　　　　　　　　　QUS幅 160ms

図1　両心室ペーシング前の胸部X-Pと12誘導心電図．
CTRは74%と拡大を示し，肺野のうっ血を認める．心電図上のQRS幅は160msecと延長し，左脚ブロック型を呈している．

resynchronization therapy：CRT）の適応と判断した．

現　症：身長：160cm，体重：54kg，血圧：96/76mmHg

胸　部：ラ音（＋），収縮期雑音（III/VI）at 3LSB，III（＋），IV（＋）

入院時検査所見：WBC 7000, Hb 13.5, GOT 32, GPT 31, LDH 270, CPK 86, BUN 52, Cr 2.1, CRP 10.9　BNP 1188.3pg/ml

胸部X-P：CTR：74％，肺うっ血（＋）（図1）

12誘導心電図：洞調律，心拍数：84/min，左脚ブロック型の心室内伝導遅延QRS幅：160msec（図1）

心エコー：LVDd/LVDs：94mm/87mm　EF：16.2%　LAD：58mm

僧帽弁逆流（MR）：III度，三尖弁逆流（TR）：III度

設　問

問題1　両心室ペーシングの適応基準として正しい組み合わせはどれか？
（1）NYHAI-II度の心不全である．
（2）QRS幅が130msec以上である．
（3）左脚ブロック型の心室内伝導遅延を有する．
（4）心エコー上の左室拡張終期径（LVDd）が55mm以上である．
（5）β遮断薬やACE阻害薬などを使用していない．
　　a（1），（2），（3）　　b（1），（2），（5）
　　c（1），（4），（5）　　d（2），（3），（4）
　　e（3），（4），（5）

問題2　両心室ペーシング後のdyssynchronyの改善所見として正しい組み合わせはどれか？
（1）左室最大dp/dtが増加する．
（2）拡張期の心室充満時間が延長する．
（3）心室中隔の奇異性運動が認められる．
（4）左室収縮期血圧が低下する．
（5）僧帽弁逆流が減少する．
　　a（1），（2），（3）　　b（1），（2），（5）
　　c（1），（4），（5）　　d（2），（3），（4）
　　e（3），（4），（5）

問題3　左室ペーシングリードの挿入血管として正しい組み合わせはどれか？
（1）Mid Cardiac Vein
（2）Marshall Vein
（3）Lateral Marginal Vein
（4）Postero-lateral Vein
（5）Great Cardiac Vein
　　a（1），（2）　　b（2），（3）
　　c（3），（4）　　d（4），（5）
　　e（1），（5）

問題4　両心室ペーシングのresponderの選択に際し感度の高い所見として正しい組み合わせはどれか？
（1）組織ドップラーエコー検査上の収縮遅延．
（2）一時ペーシングにおける左室dp/dpの上昇．
（3）一時ペーシングにおける大動脈圧の上昇と心拍出量の増加．
（4）心電図上のQRSの幅広さ．
（5）加算平均心電図における遅延電位の存在．
　　a（1），（2），（3）　　b（1），（2），（5）
　　c（1），（4），（5）　　d（2），（3），（4）
　　e（3），（4），（5）

解　説　編

両心室ペーシング（Cardiac resynchronization therapy：CRT）について

1．両心室ペーシングの機序

重症心不全症例では約30％において左脚ブロック型を中心とする心室内伝導障害が認められ，そのQRS幅の増大と予後不良とは相関を示す[1]．この左室内の伝導障害によって，心室中隔と左室自由壁との間に収縮のズレ（dyssynchrony：同期不全）が生じ[2]，非効率的な収縮様式となる．その結果として，左室等容収縮時間の延長により左室最大dp/dtは著しく低下し，左室駆出率および心拍出量も低下する．また拡張期においても，dyssynchronyにともなう拡張期心室充満時間の短縮によって有効な左室流入が得られなくなる．さらに，乳頭筋の収縮不一致は僧帽弁逆流の増加を生じ，心不全の増悪をもたらす[3]．

このような左室のdyssynchronyを有する重症心不全症例において，両心室ペーシングを行うことにより，左室収縮の同期性が回復し血行動態の改善が期待される．両心室ペーシングの心不全改善機序としては，心室中隔と左室自由壁を同時に収縮させることによって，心室中隔の奇異性運動が改善される．それにともない，拡張期の心室充満時間が延長し，心拍出量が増加する．さらに左室収縮性の改善によって，左室最大dp/dtの増加，および左室収縮期血圧の上昇が認められる．また，dyssynchronyの改善による乳頭筋の均一な収縮と心不全の改善にともなう左室拡張終期径の縮小によって，僧帽弁逆流も減少する．

さらに，両室ペーシングによる血行動態の改善は，至適房室時間の設定によって最大限に発揮される．また，長期的には心室リモデリングの改善も期待され，自律神経系の改善によって致死的不整脈の減少も期待できる[4]．

1996年のCazeauらによる報告[5]以来，両心室ペーシングは，臨床的に自覚症状，血行動態，運動耐容能，QOLなどの有意な改善をもたらすことが明らかとされるとともに，MIRACLE試験[6]やCOMPANION試験[7]などによって，生命予後まで改善することが明らかにされている．

2．両心室ペーシングの適応

2002年に改訂されたACC/AHA/NASPEのペースメーカ，不整脈治療機器の植込みに関するガイドライン[8]において，両心室ペーシングは，虚血性，非虚血性を問わず，QRS＞130msecの薬剤抵抗性の重症心不全（NYHA III or IV）で，心エコー上の左室拡張終期径（LVDd）＞55mmかつ左室駆出率（LVEF）＜35％に対して，class IIaの植込み基準とされた．表1にACC/AHA/NASPEのガイドラインを示す．

両心室ペーシングは心室のdyssynchronyが高度であるほど有効とされているが，約20〜25％においてCRTの効果が得られない症例（non-responder）が存在することが明らかとなった．したがって，responderの選択法が注目されている．

まず観血的方法として，至適血管にカテーテルを挿入し，両心室ペーシングをおこない，左室dp/dpの上昇，大動脈圧の上昇，心拍出量の増加，PAWPの低下などの急性効果を観察する方法がある．しかし，急性効果の得られなかった症例において慢性効果が得られることも経験される．

次に，心室のdyssynchronyを直接評価可能な方法として組織ドップラーエコーの有用性が報告されている[3]．組織ドップラーエコー上の心室中隔と左室側壁間の収縮の時間差がより大きい症例ほど効果が期待できると考えられており，さらには最も収縮の遅れている部位も同定可能である[9]．

3．両心室ペーシングの実際

両心室ペーシングでは，通常は冠静脈洞から冠静脈分枝にリードを留置し左室を心外膜ペーシングする経静脈アプローチが選択される．経静脈アプローチの成功率は，over the wire型とnon-over the wire型のリードをターゲットの血管の走行や血管径などを考慮し選択することにより95％以上となっている．しかし，留置困難例では，肋間の小開胸下や胸腔鏡下に直接心外膜リードを装着する．

ペーシングの至適部位は，最も収縮の遅れている部位であるが，冠静脈の分枝の分布は限られている．したがって，術前の急性効果や組織ドップラーエコー所見などを参考にして，一般的には左室側壁に分布するLateral Marginal VeinとPostero-lateral Veinを選択する．

ペーシングの設定は，洞調律例ではDDDモードとして，至適A-V delayの設定をする．至適A-V delayの設定は，ドップラーエコーを用いる方法が簡便であるが，ほかにも，左室dp/dt，インピーダンス心拍出量測定装置などの利用されている．頻脈性の心房細動症例ではA-V junction ablationを併用する．

問題の解説および解答

問題 1

日本心臓ペーシング・電気生理学会および日本心不全学会は，両心室ペーシング（Cardiac resynchronization therapy：CRT）の目的として，十分な薬剤療法にもかかわらず改善のみられない，QRS幅130msec以上，および左室駆出率35％以下を伴う重症心不全に対する症状の改善と位置づけ，その適応基準として，（1）薬剤抵抗性の心不全，（2）LVEF＜35％，（3）QRS＞130msec，（4）重症心不全（NYHA III or IV）の4項目をあげている．2002年のACC/AHA/NASPEのペースメーカ，不整脈治療機器の植込みに関するガイドラインにおいても，MIRACLE studyの適応基準に準じて，上記の4項目と（5）心エコー上の左室拡張終期径（LVDd）＞55mmがあげられている（表1）．基準における薬剤抵抗性の定義としては，β遮断薬，ACE阻害薬，アンギオテンシン受容体拮抗薬の使用にても症状の改善が得られない心不全とされている．さらに近年ではCRTの普及にともない，欧米ではやや適応の拡大が

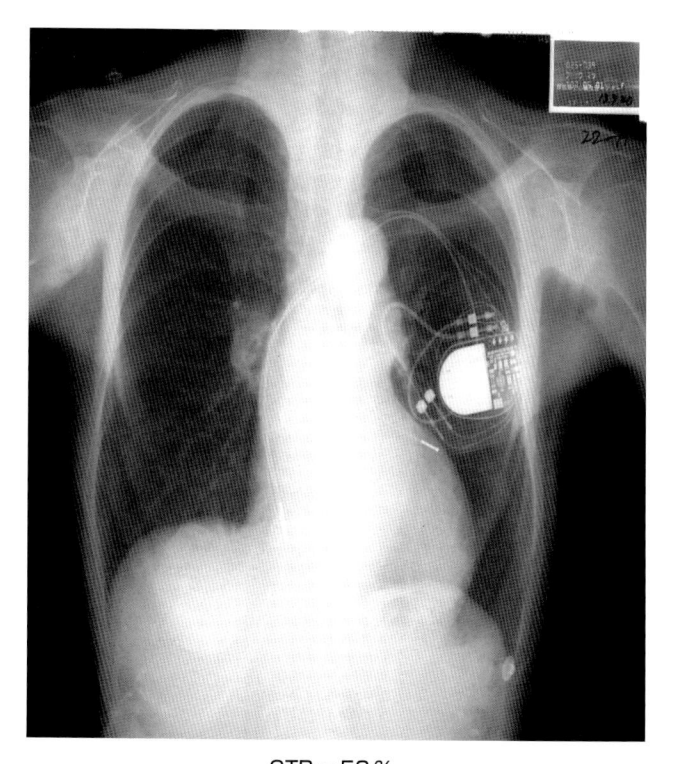

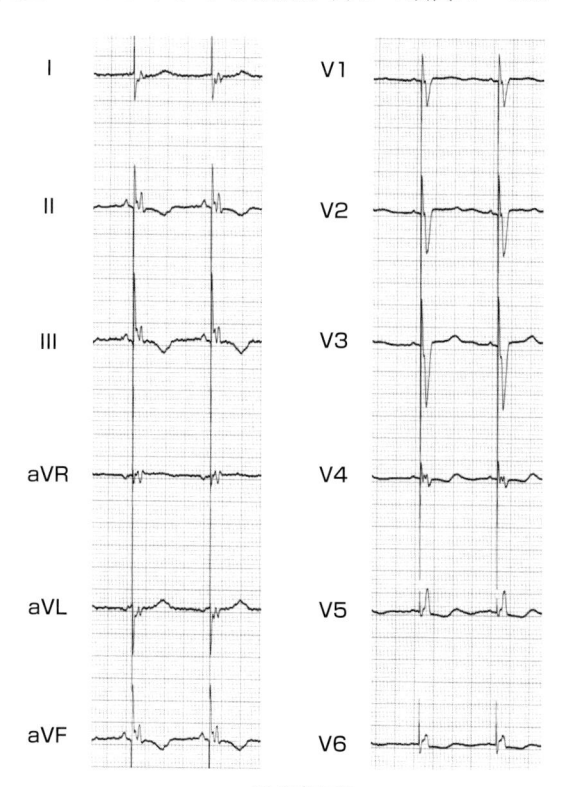

CTR = 53%　　　　　　　　　　　　　　　　QUS幅 80ms

図2　両心室ペーシング後の胸部X-Pと12誘導心電図.
CTRは53%と縮小し,肺野のうっ血も消失している.心電図上のQRS幅も80msecに改善している.

表1　ACC/AHA/NASPEによる
両心室ペーシングの適応基準

1. 薬剤抵抗性の心不全
2. LVEF<35%
3. 左室拡張末期径>55mm
4. 左脚ブロック,QRS>130ms
5. NYHA III or IV

みられている.すなわち,正常のQRS幅の症例においても,両室間あるいは左室内のdysshynchronyが認められ,CRTの有効症例があること,左脚ブロック型にとどまらず,右脚ブロック型の症例においてもCRTの有効症例があること,さらには,NYHAII度の心不全症例においても,徐脈に伴いペースメーカの植込みを要する際に右室ペーシングにより心機能の低下が認められる症例にはCRTが適応されることなど,今後の展開が期待されている.

問題　2

両心室ペーシング(Cardiac resynchronization therapy：CRT)の心不全改善機序としては,心室中隔と左室側壁を同時に刺激,収縮させることによって,心室中隔の奇異性運動が改善される.それにともない,拡張期の心室充満時間が延長し,心拍出量が増加する.

さらに左室の収縮性の改善によって,左室最大dp/dtの増加,および左室収縮期血圧の上昇が認められる.また,dyssynchronyの改善による乳頭筋の均一な収縮と心不全の改善にともなう左室拡張終期径の縮小によって,僧帽弁逆流も減少する.

問題　3

左室ペーシングリードの挿入可能血管として,冠静脈の解剖所見より,(1) Mid Cardiac Vein,(2) Lateral Marginal Vein,(3) Postero-lateral Vein,(4) Great Cardiac Veinが考えられる.左室ペーシング部位として,Auriccioらは左室の中部側壁刺激にて大動脈圧と左室dp/dtの上昇が最大であったことを報告しており,また原理的にも,右室ペーシングリードと左室内腔をはさんで対側となる左室中部側壁が至適部位と判断される.したがって左室ペーシングリードの挿入血管としては,Lateral Marginal VeinとPostero-lateral Veinがあげられる.左室ペーシングリードは,over the wire型とnon-over the wire型があり,ターゲットの血管の走行や血管径などを考慮し選択する.

問題　4

欧米における両心室ペーシング(Cardiac resynchronization therapy：CRT)の臨床結果によると,表1

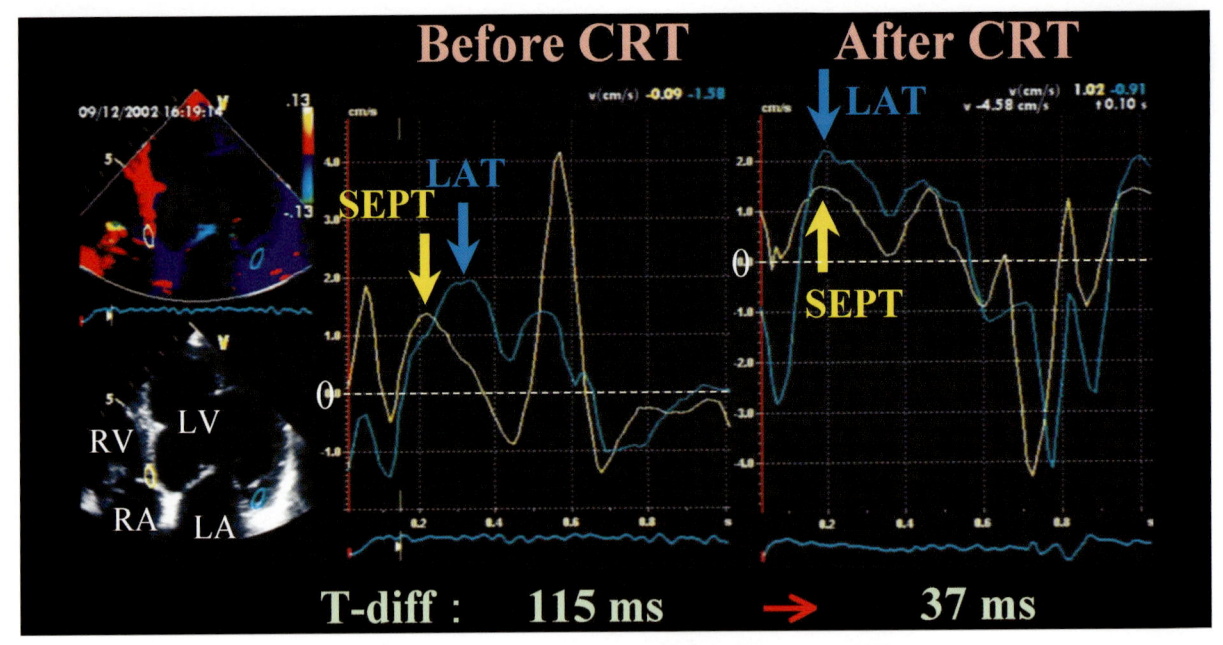

図3 両心室ペーシング前後における組織ドップラーエコー所見.
心室中隔と左室側壁の間のtime differenceは115msecから37msecに改善している.

に示した適応基準に準じてCRTを施行したにもかかわらず,約20～25％においてCRTの効果が得られない症例が存在することが明らかとなった.CRTは高価なdevice治療であるためresponderとnon-responderの判定をいかにするかが最重要課題となっている.Responderの判定をする最も確実な方法としては,術前検査として実際に冠静脈造影後に至適血管に2Frのカテーテルを挿入し,両心室ペーシングをおこない,左室dp/dpの上昇,大動脈圧の上昇,心拍出量の増加,PAWPの低下などの急性効果が得られるか検討することである.しかしこれは侵襲的かつ観血的であるため全例には施行できない.そこで最近では,組織ドップラーエコー検査によって心室中隔と左室側壁間の収縮の時間差を評価することによって,responderを選択する方法が注目されている.すなわち,心室中隔と左室側壁間の収縮の時間差がより大きい症例ほどCRTの効果が期待できると考えられている.QRSの幅はある程度はCRTの効果を予測可能であるが,QRSの幅が広くても,組織ドップラーエコー上は心室中隔と左室側壁間の収縮の時間差が小さい症例も存在する.

本症例では,Lateral Marginal Veinに左室リードを挿入し,両心室ペーシング（Cardiac resynchronization therapy：CRT）を施行.NYHA：IIIからIへ,CTR：74％から53％へ改善.QRS幅も160msecから80msecへと縮小し,倦怠感も著しく改善,ADLも拡大した（図1,2）.

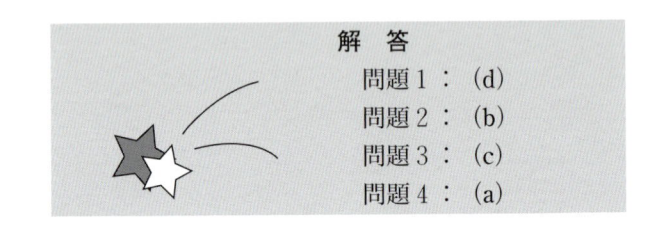

解　答
問題1： (d)
問題2： (b)
問題3： (c)
問題4： (a)

レベルアップをめざす方へ

両心室ペーシング（Cardiac resynchronization therapy：CRT）における大規模比較試験

両心室ペーシングにおける大規模比較試験の特筆すべきものとして,MUSTIC試験[10],MIRACLE試験[6],COMPANION試験[7]の3者があげられる.

MUSTIC試験は,QRS幅150msec以上の重症心不全症例に対して,薬物療法に加え両心室ペーシングの有効性と安全性を評価した試験である.NYHA III度の心不全58例に対し,両心室VDDペーシングと非ペーシングの2つのモードについて,3カ月ごとに無作為単盲検クロスオーバー試験を行った.6分間歩行,QOLスコア,最大酸素摂取量,心不全による入院回数はすべて有意に改善し,95％の症

例で両心室ペーシングを好んだ．

　MIRACLE試験は，薬剤抵抗性のNYHA III度あるいはIV度，QRS幅130msec以上，左室駆出率35％以下の重症心不全524症例に両心室ペースメーカが植え込まれ，ペーシングonとoffの2群に無作為に割づけされ6カ月観察した試験である．QOL，6分間歩行距離，NYHA grade，最大酸素摂取量，心エコー所見はすべてペーシングonの群で改善した．死亡率に有意差は認めなかったものの，両心室ペーシングは心不全増悪の危険を50％，心不全入院の危険を73％，入院あるいは死亡の危険を60％減少させたとしている．

　COMPANION試験は，薬剤抵抗性のNYHA III度あるいはIV度，QRS幅120msec以上，左室駆出率35％以下の重症心不全1520症例を薬剤療法群，CRT群，CRT＋ICD群の3群に無作為に割付けした試験である．12カ月間における死亡あるいは心不全による入院に関して，CRT群では薬剤療法群に比較して23.9％，CRT＋ICD群では薬剤療法群に比較して43.4％減少させており，将来的にはICD機能を有するCRTペースメーカに移行していくことが示唆される．

● 文　　献 ●

1) Gottypaty VK, Krelis SP, Lu F, et al：The resting electrocardiogram provides a sensitive and inexpensive marker of prognosis in patients with chronic congestive heart failure. J Am Coll Cardiol 33（suppl）：145A, 1999.
2) Leclerbeq C, Faris O, Turin R, et al：Systolic improvement and mechanical resynchronization does not require electrical synchrony in dilated failing heart with left bundle branch block. Circulation 106：1760-1766, 2002.
3) Yu CM, Chau E, Sanderson JE, et al：Tissue Doppler echocardiographic evidence of reverse remodeling and improved synchronicity by simultaneously delaying regional contraction after biventricular pacing. Circulation 105：438-445, 2002.
4) Hamdan MH, Zagrodzyky JD, Joglar JA, et al：Biventricular pacing decreases sympathetic nerve activity compared with right ventricular pacing in patients with depressed ejection fraction. Circulation 102：1027-1034, 2000.
5) Cazeau S, Ritter P, Lazarus A, et al：Multisite pacing for end-stage heart failure；early experience. PACE 19（11 Pt2）：1748-1757, 1996.
6) Abraham WT, Fisher WG, Smith AL, et al：MIRACLE Study Group. Multicenter InSync Randomized Clinical Evaluation：Cardiac resynchronization in chronic heart failure. N Engl J Med 346：1845-1853, 2002.
7) Bristow MR, Saxon LA, Boehmer J, et al：Cardiac Resynchronization Therapy with or without Implantable Defibrillator in Advanced Chronic Heart Failure. N Engl J Med 350：2140-2150, 2004.
8) ACC/AHA/NASPE Committee to Update the 1988 Pacemaker Guideline. ACC/AHA/NASPE 2002 Guideline Update for Implantation of Cardiac Pacemaker and Antiarrhtthmia Devices：Summary Article A Report of the American College of Cardiology/American Heart Association Task Force on Pracrice Guideline. Circulation 106：2145-2161, 2002.
9) Ansalone G, Glannanioni P, Ricci R, et al：Doppler myocardial imaging to evaluate the effectiveness of pacing sites in receiving biventricular pacing. J Am Coll Cardiol 39：489-499, 2002.
10) Linde C, Lecleroq C, Rex S, et al：Long-term benefits of biventricular pacing in congestive heart failure：results from the multisite stimulation in carduimyopathy（MUSTIC）study. J Am Coll Cardiol 40：111-118, 2002.

［内　藤　滋　人］

疾患

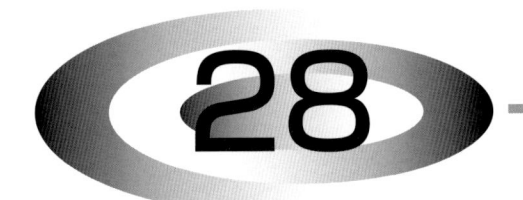

28 失神発作を繰り返す重症心不全

問題編

症例呈示

症　例：56歳，女性
主　訴：意識消失発作，息切れ
既往歴：3年前の健康診断で視力低下と心電図にて完全右脚ブロックを指摘されたことがあった．
現病歴：半年ほど前より労作時に息切れと眼のかすみを自覚したが，加齢が原因と考え放置していた．最近になり下肢の浮腫が出現し，労作時の息切れもひどくなってきた．昨日，買い物中に突然意識を消失し，救急車にて当院へ搬送された．
初診時現症状：血圧98/50mmHg，脈拍76/min，整，意識は清明であったが，失禁していた．両肺野に湿性ラ音が聴取され，奔馬調律を呈していた．入院翌日に再び失神発作が認められ，その際にとられた心電図を図1に示す．
＜検査所見＞
検尿：蛋白（−），糖（−），潜血反応（−）
末血：WBC 9,700 μ/l，RBC 388×10^4 μ/l，Hb 12.8 g/dl，Ht 37％，Plt 26.7×10^4 μ/l
生化学：TP 7.2 g/dl，Alb 3.7 g/dl，BUN 18 mg/dl，クレアチニン 0.9 mg/dl，Na 138，K 4.3，Cl 102，Ca 10.2，T Bili 2.1 mg/dl，GOT 88 mg/dl，GPT 104 mg/dl，LDH 356 mg/dl，ALP 248 mg/dl，Amy 68 mg/dl，T cho 176 mg/dl，TG 108 mg/dl，ACE 38.8 μg/ml
血清：CRP 0.6 mg/dl
胸部レントゲン写真：図2．入院後に取られた心エコー検査を図3に示す．

設問

問題1 失神発作時の治療として誤っているのはどれか．
a．直流除細動
b．リドカイン100mgの静注
c．ジゴキシンの静注
d．マグネシウム製剤の静注
e．ニフェカラントの点滴静注

問題2 本症の診断に必要でない検査はどれか．
a．冠動脈造影検査
b．コクサッキーB型ウイルス抗体検査
c．ガリウム心筋シンチグラフィー
d．血清リゾチーム
e．心内膜心筋生検

設問3 本例の長期的な治療方針として不適当なものはどれか．
a．植え込み型除細動器の植え込み
b．経口強心薬の内服
c．β遮断薬の内服
d．ステロイド剤の内服
e．アミオダロンの内服

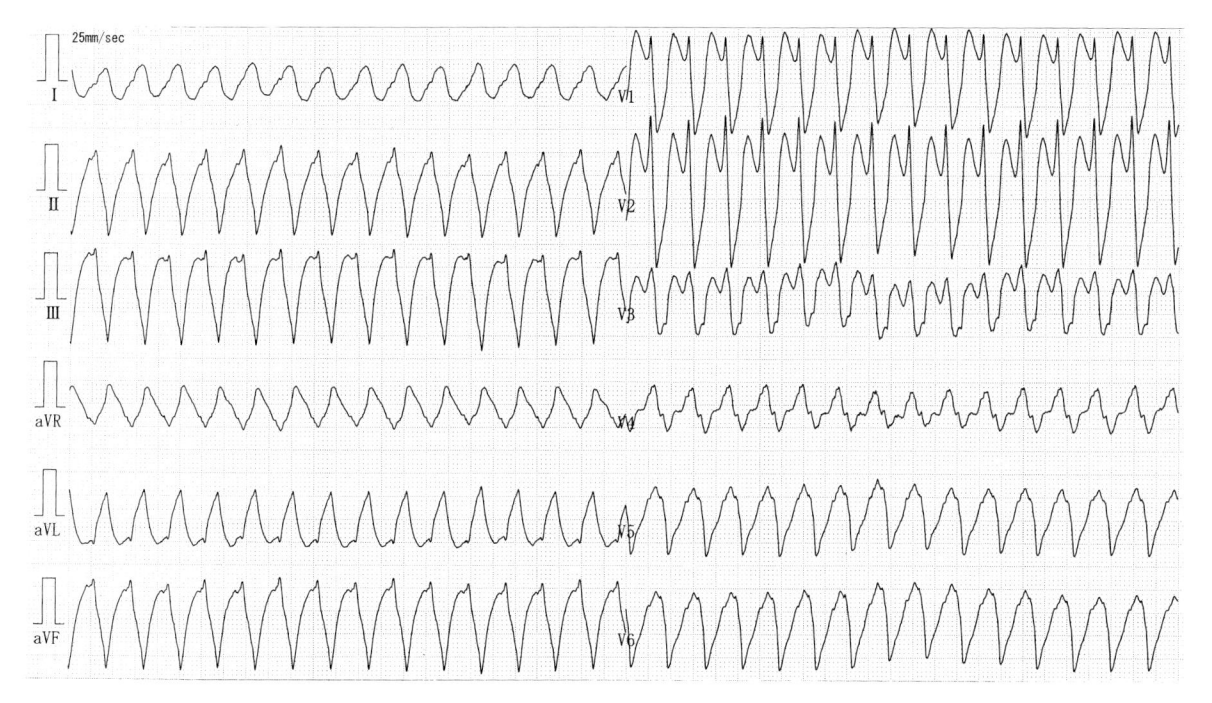

図1　発作時の12誘導心電図

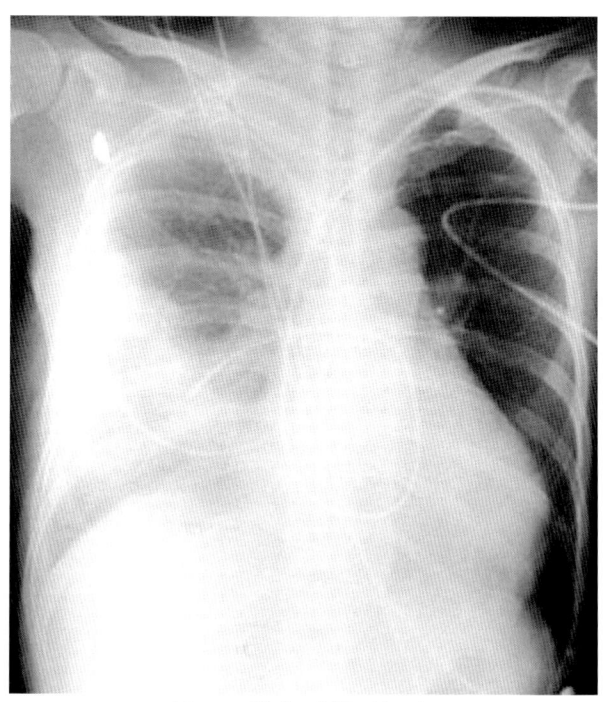

図2　入院時の胸部X線写真

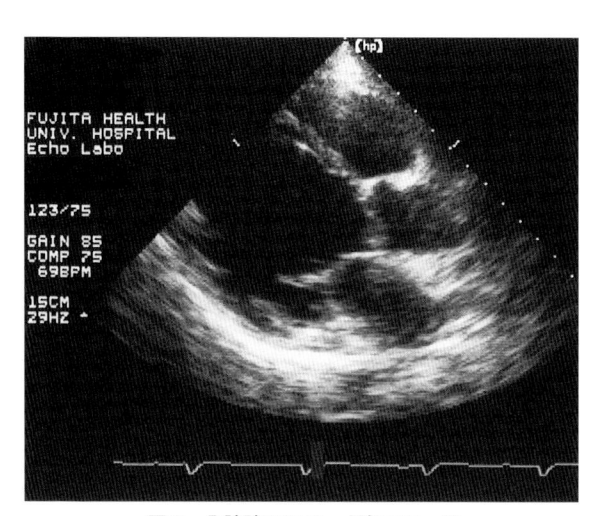

図3　入院時のBモード心エコー図

解 説 編

● 心臓サルコイドーシスについて

1．疾患概念・症状

サルコイドーシスは，非乾酪性類上皮細胞性肉芽腫を形成する比較的予後良好な全身性の疾患である．しかし心病変を合併した症例ではその予後は不良で，わが国におけるサルコイドーシス症例の死因の大半は，心病変が原因と考えられている[1]．本症は，原因がいまだ不明で特定疾患に指定されているが，近年常在菌であるプロピオニバクテリアがサルコイドーシスの起因菌として注目されており，遺伝学的・分子生物学的研究の進歩により，本菌に対する宿主側の遅延型アレルギー素因に基づくintrinsic allergic diseaseという新しい疾患概念が提唱されている[2]．

2．臨床症状

無症状の段階で心電図異常を指摘され発見される場合や，完全房室ブロックに代表される刺激伝導障害や心室頻拍などの頻脈性不整脈による動悸や失神発作を契機に受診することもある．また呼吸困難，浮腫といった心不全症状で発症し，拡張型心筋症と診断されている症例も存在する．

3．診　断

心臓サルコイドーシスの診断は，厚生省特定疾患「びまん性肺疾患」調査研究班サルコイドーシス分科会で作成された『心臓サルコイドーシス診断の手引き』（表1）[3]を参考に行われているが，最近この手引きの問題点も指摘されており，近年中に改訂される予定である．

本手引きを用いて心臓サルコイドーシスと診断するためには，心臓あるいはそれ以外のどこかの臓器で組織学的にサルコイドーシスと診断する必要があるが，実際の臨床現場では肉芽腫が検出されないために，本症と診断できない症例が数多く存在する．

1）心 電 図

心臓サルコイドーシスでは，大半の症例に何らかの心電図所見が出現し，『心臓サルコイドーシス診断の手引き』[3]でも心電図異常は必須項目とされている．完全右脚ブロックや左軸偏位，房室ブロックなどの伝導障害を呈する頻度が高く，意識消失発作が初発症状である場合もある．しかし房室ブロックで発症した場合，発症当初から本症と診断できる症例はむしろ少なく，特発性の房室ブロックとして扱われている症例も少なくない．ペースメーカーの植え込みが行われた高度房室ブロック連続100例を後向きに調査した結果，追跡可能な89例のうち10例（11.2％）が本症と診断された[4]．また心電図異常を示さない心臓サルコイド

表1　心臓サルコイドーシス診断の手引き

1．組織診断群
心内膜心筋生検あるいは手術によって心筋内に乾酪壊死を伴わない類上皮細胞肉芽腫が病理組織学的に認められる場合．

2．臨床診断群
心臓以外の臓器で，病理組織学的にサルコイドーシスと確信しえた症例に，項目aと項目b〜eの1項目以上を認める場合．
- a．心電図ないしホルター心電図で右脚ブロック．左軸偏位，房室ブロック，心室頻拍，心室性期外収縮（Lown 2度以上），異常Q波，ST-T変化のいずれかが認められる．
- b．心エコー図にて左室壁運動異常，局所的な壁菲薄化あるいは肥厚，左室腔拡大が認められる．
- c．^{201}Tl-Cl シンチグラムで灌流欠損，あるいは^{67}Ga-citrate シンチグラムや^{99m}Tc-PYP シンチグラムでの異常集積など，心臓核医学検査に異常が認められる．
- d．心臓カテーテル検査における心内圧異常，心拍出量低下，左室造影における壁運動異常や駆出率低下が認められる．
- e．心内膜心筋生検で非特異的病変ではあるが，有意な中等度以上の間質線維化や細胞浸潤などの病理組織所見が認められる．

(付) 1．完全房室ブロック，心室頻拍，経過観察中に出現してきた右脚ブロックや心室性期外収縮（Lown 2度以上）はとくに頻度の高い心電図変化であり，b〜eを認めなくても心臓サルコイドーシスを考えて対処してよい．
    2．虚血性心疾患と鑑別が必要な場合は冠状動脈造影を施行する．
    3．副腎皮質ホルモン投与によって上記所見の改善をみた場合は本症の可能性が高くなる．

PYP：ピロホスフェート

ーシスも存在[5]するため，病初期に本症と診断することは難しく経時的な経過観察が重要である．また心室頻拍も高頻度に認められ，意識消失発作をくり返す症例や，突然死を生じる例も少なくない．

2）胸部X線写真，胸部CTスキャン

両側肺門リンパ節や縦隔リンパ節の腫脹の有無，肺野病変が認められる例が多い．サルコイドーシスの剖検例で心病変を有した症例のうち，80％以上に縦隔リンパ節の腫脹が認められたと報告されており[6]，心臓サルコイドーシスを疑う症例では胸部CTスキャンにて縦隔リンパ節病変の存在を確認する必要がある．

3）心エコー検査

心臓サルコイドーシスでは，さまざまな心エコー所見を呈するのが特徴である．心筋に生じた非乾酪性肉芽腫は，初期には腫脹，浮腫などを伴うため，左室壁の肥厚を生じる症例も存在する．また肉芽腫は最終的には線維化巣に置換されるため，局所的な壁運動異常や菲薄化が認められる症例も存在する．またびまん性の心室病変を呈する症例では，拡張型心筋症様の病像を呈する症例も認められる．本症の心病変は心室中隔に好発すると考えられており[7]，とくに心室中隔基部の菲薄化は本症の典型像と考えている．

4）医学検査，MRI

201Tl-Cl心筋シンチグラフィーでは，本症の大半の症例で集積低下が認められるが，特異度は低い．67Ga-citrateシンチグラフィーで心臓への異常集積が認められた場合は本症の可能性が高い．炎症細胞浸潤や類上皮細胞肉芽腫の存在と関連があり，全身像のほか心筋SPECTを撮像することにより，ステロイド剤投与後の効果判定にも有用である．ガドリニウム-DTPA造影MRIは，心病変の検出やステロイド治療の効果判定に有用との報告もある[8]．

5）心内膜心筋生検

非乾酪性類上皮細胞肉芽腫が認められれば，確定診断される．胞体内に星芒小体（asteroid body）やSchaumann小体をもつラングハンス巨細胞やリンパ球浸潤が認められることもある．しかし心生検ではサンプリングエラーが生じやすく，生検診断陽性率は19％と低率で[9]，組織診断は困難な場合が多い．

4．治 療

サルコイドーシスは原因がいまだ解明されていないため，確立された治療法はない．しかし，本症にはステロイド剤が有効であることが経験的に確認されているため，心病変，眼病変に積極的に使用されている．

本症の治療は，サルコイドーシス自体を抑える治療と，心合併症に伴う心不全，不整脈に対する治療に大別される．意識消失の原因となる高度房室ブロックには，対外式ペースメーカーの植え込み術が施行される．また，心室頻拍などの致死的不整脈には，ニフェカラント，リドカインの点滴，アミオダロンの内服などの内科的治療が行われるが，効果が不十分である場合は，植え込み型除細動器の植え込み術が施行される．心室頻拍に対してカテーテルアブレーションが有効な場合もあるが，本症のような心筋疾患では頻拍発作が再発する可能性が高いと考えられている．

問題の解説および解答

問題 1

本例は，心臓サルコイドーシスに伴う心不全，持続性心室頻拍の症例である．発作時に意識を消失しており，ただちに洞調律に復帰させる必要がある致死的不整脈である．胸部叩打で改善しなければ，躊躇せずに直流除細動を施行する．薬物治療としてはリドカインの静注，マグネシウム製剤の静注が試みられる．改善しない場合はニフェカラントの点滴静注が効果的な場合がある．また急性作用は期待できないが，アミオダロンの内服が心室頻拍の予防に効果的である．

問題 2

心臓サルコイドーシスは，生前の確定診断が難しい心筋疾患と考えられている．本症の診断では，冠動脈造影検査を施行して心筋梗塞を否定する必要がある．特徴的な血液生化学的検査は，ACE値，リゾチーム値，血清カルシウム値の上昇，高ガンマグロブリン血症などがあげられる．タリウム心筋シンチの集積低下はほとんどの症例で認められるが，ガリウム心筋シンチの心臓への集積は半数程度に認められるのみである．心内膜心筋生検で非乾酪性肉芽腫が認められれば確定診断できるが，その陽性率は19％と低率である．

問題 3

治療の項を参照．

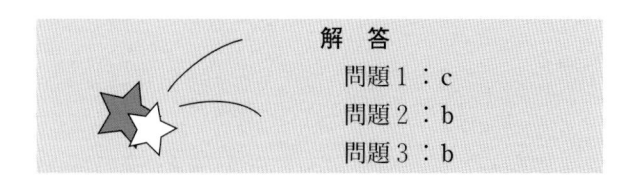

解 答
問題1：c
問題2：b
問題3：b

●文　献●

1) Iwai K, Sekiguchi M, Hosoda Y,, et al：Racial difference in cardiac sarcoidosis incidence observed at autopsy. Sarcoidosis 11：26-31, 1994.
2) 江石義信：サルコイドーシスの成因論．成因にかかわる候補起因体研究の最新動向．日本臨床 60：1688-1696, 2002.
3) 平賀洋明, 岩井和郎, 廣江道昭, ほか：心臓サルコイドーシス診断の手引き―1992―作成の経過について．厚生省特定疾患「びまん性肺疾患」調査研究班平成4年度報告集：23-24, 1993.
4) Yoshida Y, Morimot S, Hiramitsu S, et al：Incidence of cardiac sarcoidosis in Japanese patients with high-degree atrioventricular block. Am Heart J 134：382-386, 1997.
5) 加藤靖周, 森本紳一郎, 平光伸也, ほか：診断の手引きを満たさないものの, 心臓サルコイドーシスが強く疑われた2症例．日本サルコイドーシス/肉芽腫性疾患学会雑誌 19：91-96, 1999.
6) Iwai K, Tachibana T, Takemura T, et al：Pathological studies on sarcoidosis autopsy. I. Epidemiological features of 320 cases in Japan. Acta Pathol Jpn 43：372-376, 1993.
7) Valantine H, McKenna WJ, Nihoyannopoulos P, et al：Sarcoidosis: A pattern of clinical and morphological presentation. Br Heart J 57：256-263, 1987.
8) Shimada T, Shimada K, Sakane T, et al：Diagnosis of cardiac sarcoidosis and evaluation of the effects of steroid therapy by gadolinium-DTPA-enhanced magnetic resonance imaging. Am J Med 110：591-592, 2001.
9) Uemura A, Morimoto S, Hiramitsu S, et al：Positive rates of various clinical parameters in cardiac sarcoidosis. Circ J 68 (Suppl I)：582, 2004.

［平光　伸也／植村　晃久／菱田　仁］

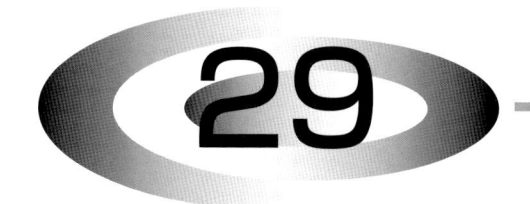

疾患 29 人工心臓植え込みでQOLが著しく改善！

問題編

症例呈示

症　例：52歳　男性
主　訴：突然の心停止
家族歴：特記すべきことなし
既往歴：特記すべきことなし
現病歴：生来健康であったが，1991年に心拡大と労作時呼吸困難で発症し，拡張型心筋症と診断された．投薬治療により一時的な心不全の改善を見たが，1999年までに5回の心不全による入院を繰り返した．1999年5月よりCarvedilol治療が開始され一時的な改善をみたが再度心不全増悪し，1999年12月からは外来間歇的Milrinon治療が開始された．2000年6月22日職場で突然倒れ心蘇生下に近くの病院に搬送され，気管内挿管・人工呼吸器補助，経皮的補助循環装置（PCPS）および大動脈内バルーンパンピング（IABP）による補助循環により心蘇生を得た．6月24日に一時的にPCPS離脱を離脱するも再度血行動態が悪化し当院に紹介された．

＜入院時現症＞
・IABP補助下でドーパミン20γ/kg/min，ドブタミン10γ/kg/min，ミルリノン0.5γ/kg/minが投与され，かろうじて血行動態が維持されていた．胸部X線写真（図1左）では心胸比75％と著明な心拡大と肺うっ血がみられた．心エコー図上，左室径の拡大（LV Dd/Ds＝67/64）がみられ左室駆出率（LVEF）は11.3％，高度の僧帽弁逆流がみられた．心電図は洞調律であった．BUN 37.1mg/dl，Cr 1.5 mg/dl，T-Bil 16.3 mg/dl，CRP 37.24 mg/dl，WBC 7520/mm³，PaO2 85mmHg，PaCo2 25mmHg，PH 7.25で，高度の黄疸・発熱・乏尿・呼吸不全がみられた．

設問

問題1　診断の確定および治療方針の決定に必要な検査はどれか？
（1）タリウム心筋シンチグラフィー
（2）経食道心エコー図
（3）冠動脈造影
（4）心筋生検
（5）Swan-Ganzカテーテルによる血行動態の評価
　a（1），（2），（3）　　b（1），（2），（5）
　c（1），（4），（5）　　d（2），（3），（4）
　e（3），（4），（5）

問題2　この症例で予測される血行動態の評価はどれか？

	大動脈圧	肺動脈圧	肺動脈楔入圧	心係数
a	120/80	35/10	30	2.0
b	120/80	35/10	10	2.0
c	90/60	65/30	30	2.0
d	90/60	65/30	10	2.5
e	90/60	35/10	30	2.5

問題3　行うべき治療はどれか？
（1）VAS装着
（2）PCPS再装着
（3）Nor-adrenaline投与
（4）Nitric Oxide投与
（5）抗生剤投与
　a（1），（2），（3）　　b（1），（2），（5）
　c（1），（4），（5）　　d（2），（3），（4）
　e（3），（4），（5）

解説編

重症心不全の外科治療

1. 重症心不全の外科治療

心臓移植治療適応症例が薬物治療抵抗性の末期的心不全に陥った場合に，究極的には心臓移植を受け皿としたさまざまな外科治療が試みられてきた．これらの外科治療試みに，骨格筋ポンプ（Cardiomyoplasty），Dor手術やBatista手術などの左室容量減少手術（LV Volume Reduction Surgery），レーザー血行再建治療（TMLR：Trans-myocardial Laser Revascularization），補助循環治療などがあるが，そのなかで，NYHA IV度に陥り多臓器不全（MOF）を合併した末期的心不全使用例に対して確実な循環維持効果が証明されている治療は人工心臓治療のみである．現在，心臓移植の可能性が極めて低い本邦では左室容量減少手術が盛んに行われているが，MOFに陥った症例ではその成績は極端に不良で適応除外とする意見もある．また，最近心臓の非対称的収縮を是正する目的で開発された両心室ペーシング（Bi-ventricular pacing）は心電図上QRS幅の広い脚ブロックのある症例の心不全改善に有効とされるが外科治療の範疇に入れるべきかどうか議論が分かれるところであろう．

2. 重症心不全の人工心臓治療

ACE阻害薬ならびにβ遮断薬を中心とした内科的薬物治療に抵抗し患者が高度心不全に陥った場合，現時点では心臓移植が究極の受け皿と考えられている．しかし，心臓移植が最も普及している米国においても最大限年間2000例の移植施行が限界であり，心臓移植を必要としている症例の10％程度が移植医療を受けられるに過ぎない[1]．人工心臓は，心臓移植にかわりえる重症心不全治療手段として1950年代より研究開発が進められ，現時点では心臓移植への繋ぎの補助循環手段（Bridge to Transplantation）として確立された．人工心臓には自己心を温存した形で心機能を補助する補助人工心臓（VAS）と自己心を完全に取り除き人工心臓に置換する完全置換型人工心臓（TAH）があり，ともに心臓移植へのブリッジデバイスとして臨床使用されてきた．

3. 本邦での心臓移植適応症例に対する補助人工心臓の現状と将来展望

本邦では1997年に臓器移植法が施行され約7年半が経過したが，ドナー心の提供は極端に少なく，この7年半の本邦における心臓移植は26例（平均3例/年）に過ぎない．その結果，心臓移植待機期間は著しく長期化しており，19例の補助人工心臓（VAS：ventricular assist system）ブリッジ症例の平均補助期間は500日以上にのぼっている．米国における体外設置式Thoratec VASの心臓移植までの平均補助期間40～50日，感染機会が少なく自宅復帰が容易な高いQOLが獲得できるNovacor LVASやHeartMate LVAS（図2）などの植え込み型VASでも心臓移植までの平均補助期間100～150日に比較しても本邦におけるブリッジ期間は極端に長い．また，本邦では年間20～30例VAS症例があるが，VASブリッジ症例が本邦で心臓移植に到達する可能性は10％程度に過ぎない．海外渡航移植を含めたとしても高々20％の症例が心臓移植に到達するのみで，残りの80％のVAS症例は心臓移植に到達できないことになる．

東洋紡LVASも1999年以後，左房脱血方式から左室脱血方式に変更することにより飛躍的な成績向上（図3）が達成され[2]，欧米でブリッジデバイスとして承認されている体外設置式Thoratec VASよりも優れた臨床実績をあげている．またVAS装着後のQOLを考慮した場合，体外設置型VAS症例でも自宅復帰が最も望ましく，Thoratec VASも1997年11月よりPortable Driver（TLC-IITM）が臨床に導入され自宅復帰プログラムがドイツで実施されてきた．国内でも，国立循環器病センターとアイシン精機の共同開発により7 kgの小型ポータブルVAS駆動装置（図4）が開発され，まもなく自宅復帰プログラムの実施が開始される．

提示症例は，約1カ月で呼吸不全（図1右）・肝不全・感染などの多臓器不全を克服し，心筋生検および心臓カテーテル検査の結果DCMと確定診断され日本臓器ネットに心臓移植登録した（図5）．国内で10カ月間心臓移植を待機したがドナー心の提供が得られず，渡米し（図6）2カ月後に移植手術が実施された．ブリッジデバイスとして開発されたのではない東洋紡VAS装着症例でも，最近では半数の症例が1年以上生存可能となった．また，積極的なリハビリにより3カ月後には1000～2000mの歩行が可能となり，高いQOLも得られるようになった（図7）．渡航移植に際

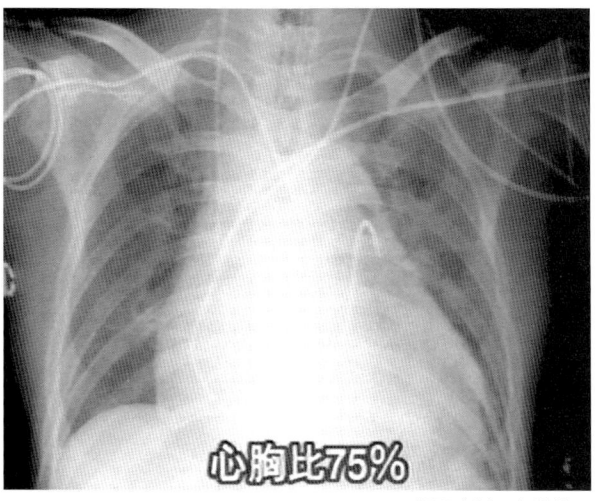

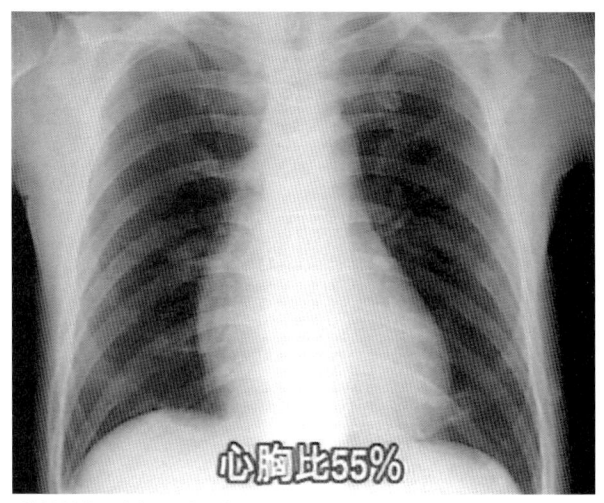

図1　提示症例の東洋紡LVAS装着前後の胸部X線写真.
左：LVAS装着前，右：装着後4カ月．心胸比は75％から55％に縮小し，肺うっ血は解消した．

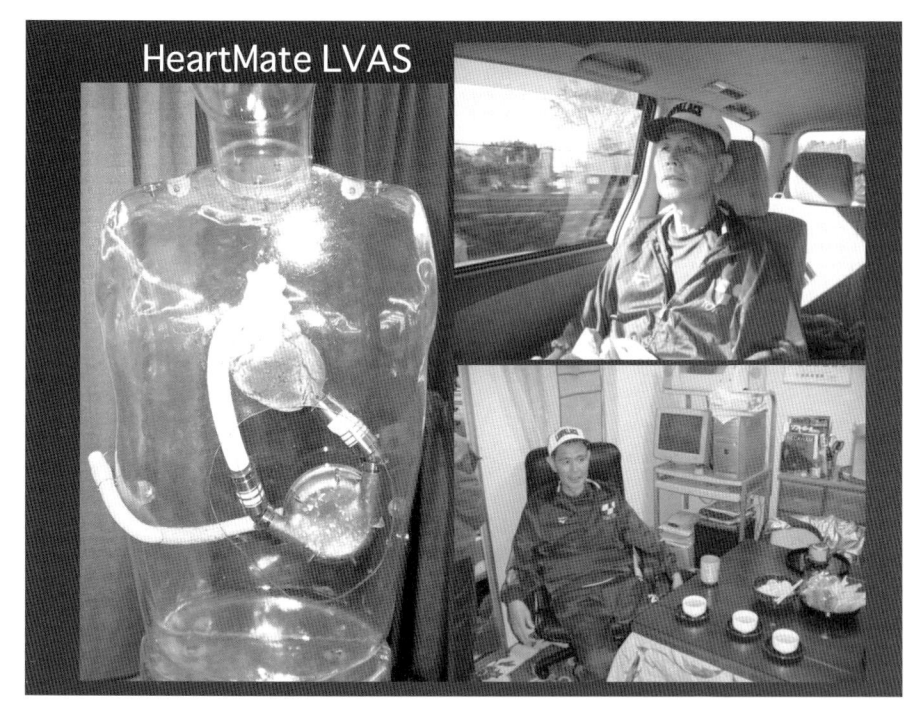

図2　埋め込み型補助人工心臓HeartMate LVAS（Thoratec社製）装着症例．
　世界で最も普及している-体内設置型VASで空気駆動型（IP LVAS）と電気駆動型（VE LVAS）の2種類があり，合わせて世界で3100例以上の重症心不全症例に使用されてきた．本邦でも装着半年後の症例で退院・自宅復帰プログラムが実施され，高いQOLが達成できた．

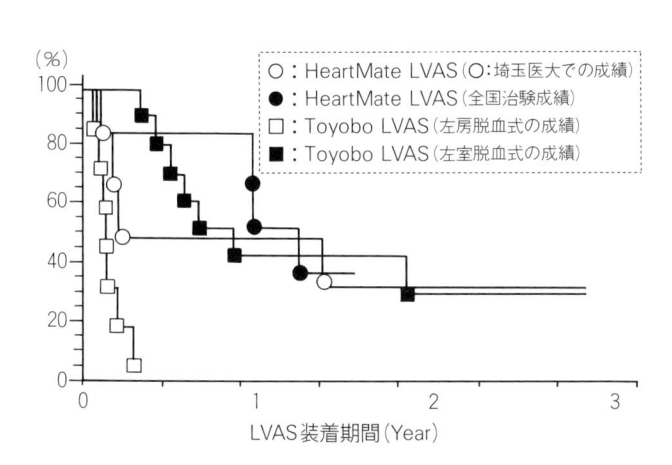

図3　LVAS補助後の生存率の比較．
　HeartMate LVAS（○：埼玉医大での成績，●：全国治験成績）とToyobo LVAS（□：左房脱血式，■：左室脱血式）の成績．左房脱血式Toyobo LVASの治療成績は不良であるが，HeartMate LVASおよび左室脱血式Toyobo LVASの治療成績はいずれも1年生存率50％程度が達成されている．

206　II. 疾　患　編

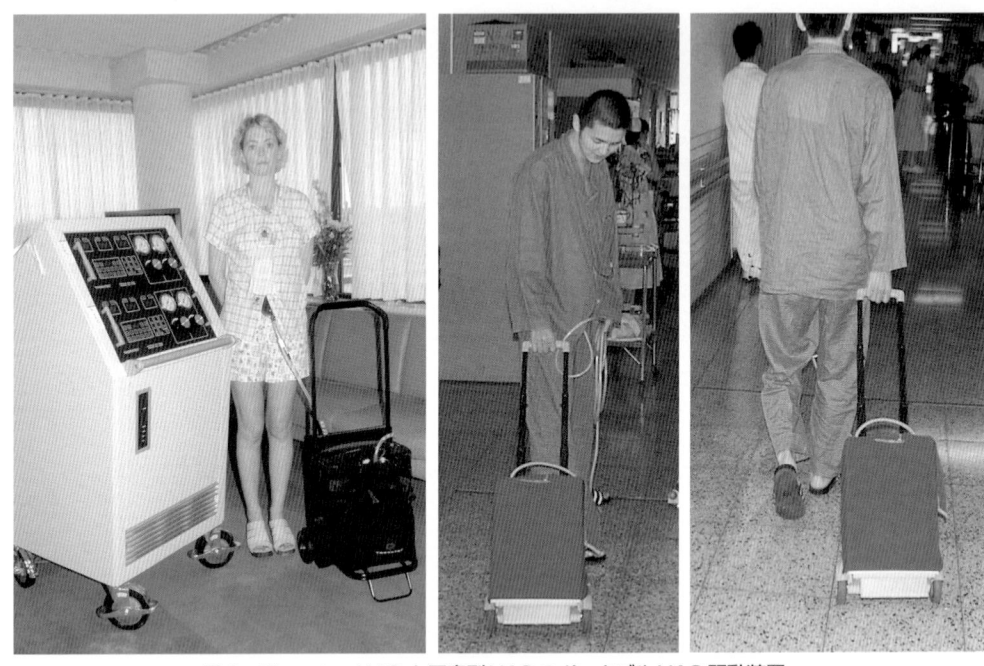

図4　Thoratec VAS と国産型 VAS のポータブル VAS 駆動装置.
本邦でも国立循環器病センター・アイシン精機開発によるポータブル VAS 駆動装置を使用することで患者が自由に病院内を移動できるようになり、まもなく自宅復帰プログラムが可能となる.

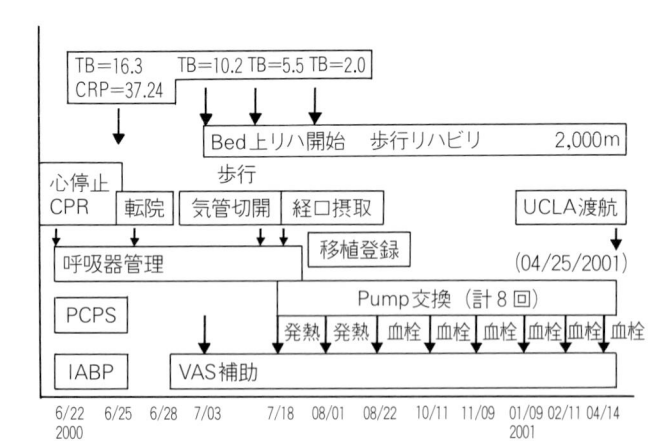

図5　提示症例の臨床経過.
約1カ月で多臓器不全（呼吸不全，感染，肝障害）を克服し，日本臓器ネットに心臓移植登録した．12カ月後に渡米移植手術を受けた．

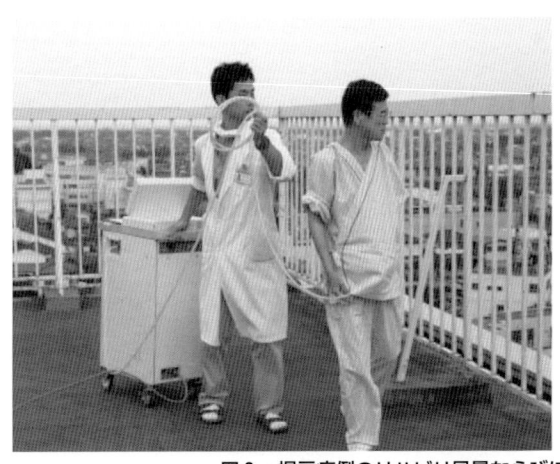

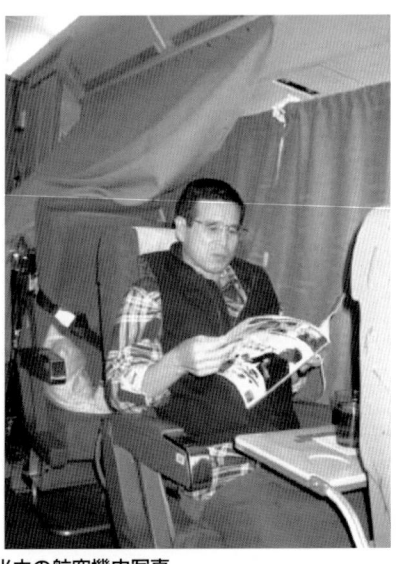

図6　提示症例のリハビリ風景ならびに渡米中の航空機内写真.

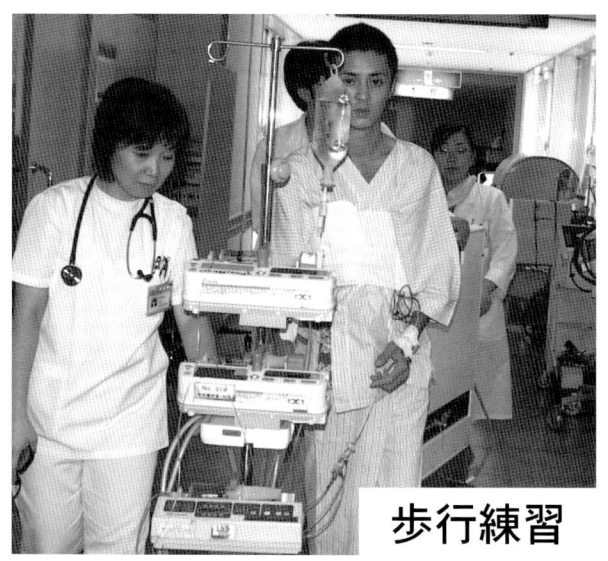

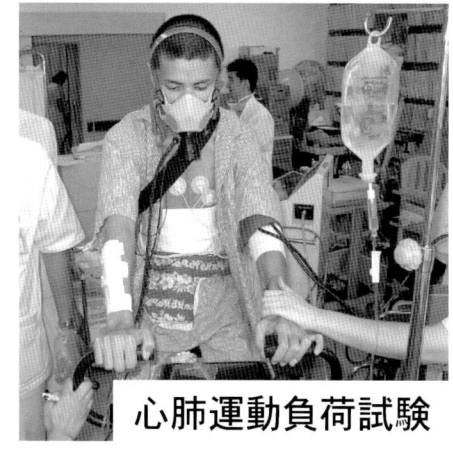

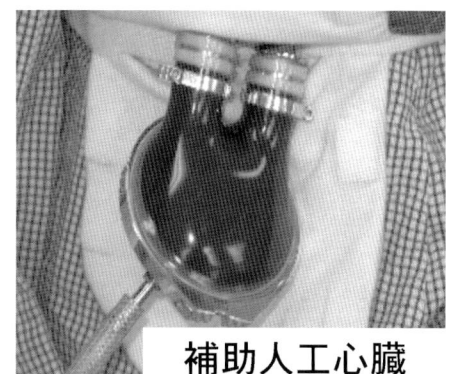

図7 ほかの東洋紡LVAS補助下渡米移植症例（28歳，男性）のリハビリ風景．
LVAS補助下で高いQOLを得るためには専門的なリハビリ指導が必須である．

しても LVAS 装着症例の血行動態はまったく安定しており，長時間の航空機移送のリスクはほぼ解消されたと考えられる．

問題の解説および解答

問題 1

本症例は10年前に拡張型心筋症と臨床的に診断されたが確定診断には至っておらず，診断の確定のためには心筋生検が必須である．また，52歳男性という年齢からは虚血性心筋症や虚血性心疾患の合併を否定する必要があり，冠動脈造影も治療方針の決定には必要と考えられる．心不全状態そのものの評価や心臓移植適応の決定には肺血管抵抗の計測を含めたSwan-Ganzカテーテルによる血行動態の評価は不可欠である．タリウム心筋シンチグラフィーや経食道心エコー図検査も有用ではあるが，本症例の確定診断および治療方針の決定に不可欠ではない．確定診断および治療方針の決定には解答eの（3）冠動脈造影，（4）心筋生検，（5）Swan-Ganzカテーテルによる血行動態の評価の必要度が高い．

問題 2

本症例は心蘇生にPCPSおよびIABPを必要とし，さらに多臓器不全が進行している状態である．胸部X線写真上の肺うっ血の状態および高度僧帽弁逆流の合併を考慮した場合，血行動態としてはForrester IV型（肺動脈楔入圧＞18mmHg，心係数＜2.2L/min/m2）の高度心不全が予測される．選択肢の中で，a，cがForrester IV型を示しているが，aは肺動脈圧が35/10と肺動脈楔入圧の30mmHgに見合った数値を示していない．解答は，Forrester IV型かつ肺高血圧の進行したcがこの症例で予測される血行動態と考えられる．

問題 3

すでに10年間に亘り薬物療法による内科的心不全治療が実施され，最終的に心蘇生にPCPSおよびIABPを必要となった症例である．PCPS補助からはいったん離脱したものの多臓器不全が進行しており，

PCPSを再装着しても多臓器不全を克服できる可能性は低い．Nor-adrenaline投与は末梢循環不全をさらに進行させ多臓器不全を増悪させる可能性が高い．心原性ショックにに起因した多臓器不全の克服のために補助人工心臓が適応と考えられ，肺高血圧を合併しているため周術期のNO投与は右心不全の克服にきわめて有効と考えられる．また長期の心不全状態の結果，発熱とともにCRP 37.24 mg/dlと感染兆候をみ，今後さらに機械的補助循環を継続しなければならない状況から抗生剤投与は必須である．解答はc（1），（4），（5）としたい．

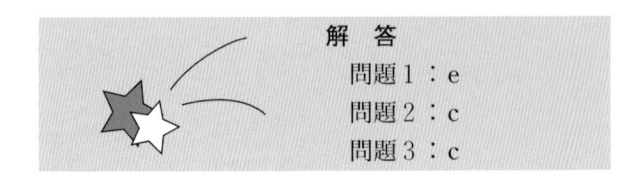

解 答
問題1：e
問題2：c
問題3：c

レベルアップをめざす方へ

　現在市販されている埋め込み型人工心臓治療は，医療コストが高く，体格の小さな症例に対してサイズが大きすぎること，ドライブライン感染に起因した感染症や血栓症などの遠隔期合併症の頻度が高いことが問題であり，これらの問題点を克服するための研究開発が精力的に行われてきた．低コスト・小型の遠心ポンプや軸流ポンプを用いた定常流体内設置型VASが開発された．軸流ポンプにはDeBakeyポンプ[3)4)]，HeartMate II[5)]，Jarvik 2000（図8左）[6)〜8)]などがありヨーロッパを中心に臨床試験が開始され，とくにJarvik 2000は3年以上の生存症例が報告され感染防止のためのドライブライン設置法[7)]や非体外循環下の装着法[8)]の開発など新しい試みも積極的に行われている．遠心ポンプ（図9）にはわが国で開発されたTILVAS（テルモ社製）[9)]，EVAHEART（サンメディカル社製）[10)]などがあり，欧米および本邦における臨床治験が計画されている．さらに感染症を克服するためにすべてのシステムを体内に埋め込むアロウ社製VAS（Lion Heart）[11)]（図8右）やAbioCor TAH[12)]の臨床も始まり，水泳も可能となるなどきわめて高いQOLが達成されつつある．

　また，人工心臓治療目的も心臓移植へのブリッジから，"Bridge to recovery"[13)]，さらに高齢者や慢性透析症例のように心臓移植非適応症例に対する延命を目的としたVAS使用（destination therapy）の試みも始まった．HeartMate LVASを用いた内科治療との前向き無作為試験（REMATCH Study）では1〜2年の生存率においてLVAS治療の優位性が示され[14)]，21世紀に入り人工心臓治療は高いQOLと治療成績の向上により新しい時代を迎えたといえよう．

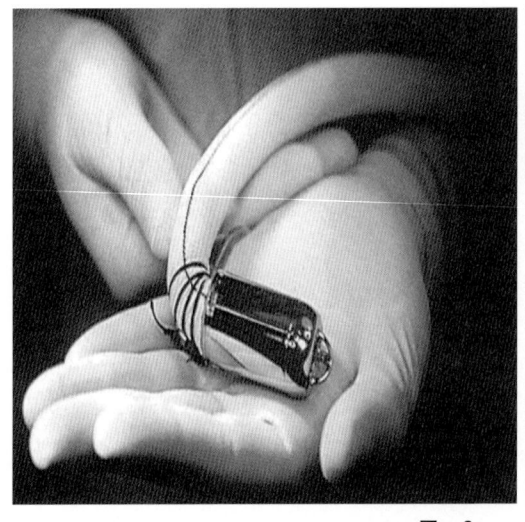

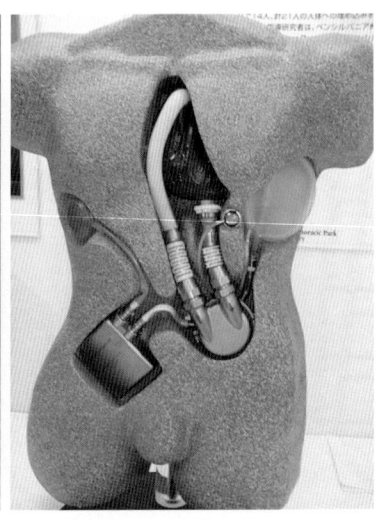

図 8
左：Jarvik 2000埋め込み型軸流ポンプ
右：アロウ社製完全埋め込み型補助人工心臓（LION HEART）

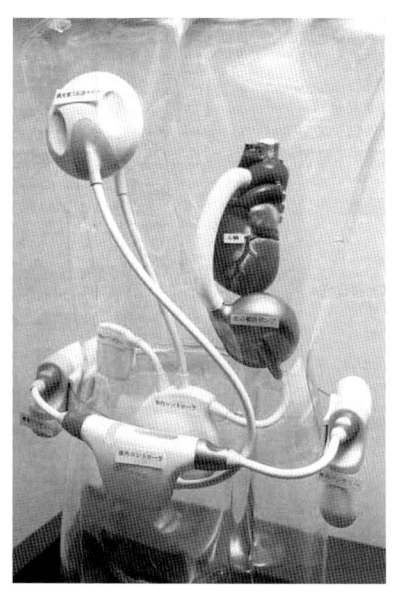

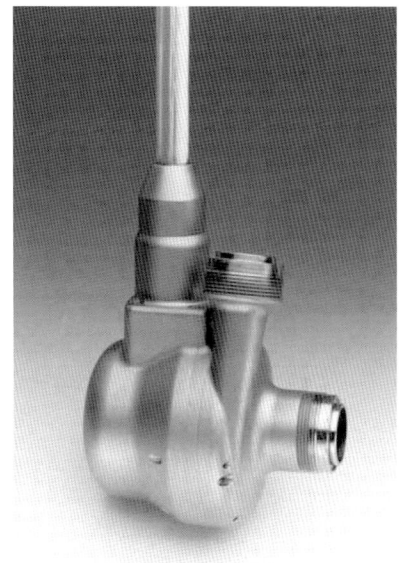

図9　国産型遠心ポンプ式補助人工心臓.
左：DuraHeart³（テルモ社），右：EVAHEART³（サンメディカル社）

● 文　献 ●

1) Vitali E, Colombo T, Fratto P, et al：Surgical therapy in advanced heart failure. Am J Cardiol 91：88F-94F, 2003.
2) Kyo S, Tanabe H, Asano H, et al：Clinical effects of ventricular assist system on the patients with end-stage cardiac failure-advantages of left ventricular drainage for the recovery of cardiac dysfunction. Jpn Thorac Cardiovasc Surg 48：440-446, 2000.
3) Wieselthaler GM, Schima H, worschak M, et al：First experiences with outpatient care of patients with implanted axial flow pumps. Artif Organs 25：331-335, 2001.
4) Vitali E, Lanfranconi M, Ribera E, et al：Successful experience in bridging patients to heart transplantation with the MicroMed DeBakey ventricular assist device. Ann Thorac Surg 75：1200-1204, 2003.
5) Burke DJ, Burke E, Parsaie F, et al：The Heartmate II：design and development of a fully sealed axial flow left ventricular assist system. Artif Organs 25：380-385, 2001.
6) Frazier OH, Myers TJ, Gregoric ID, et al：Initial clinical experience with the Jarvik 2000 implantable axial-flow left ventricular assist system. Circulation 105：2855-2860, 2002.
7) Westaby S, Jarvik R, Freeland A, et al：Postauricular percutaneous power delivery for permanent mechanical circulatory support. J Thorac Cardiovasc Surg 123：977-983, 2002.
8) Frazier OH：Implantation of the Jarvik 2000 left ventricular assist device without the use of cardiopulmonary bypass. Ann Thorac Surg 75：1028-1030, 2003.
9) Saito S, Westaby S, Piggott D, et al：Reliable long-term non-pulsatile circulatory support without anticoagulation. Eur J Cardiothorac Surg 19：678-683, 2001.
10) Yamazaki K, Kihara S, Akimoto T, et al：EVAHEART：an implantable centrifugal blood pump for long-term circulatory support. Jpn J Thorac Cardiovasc Surg 50：461-465, 2002.
11) el-Banayosy A, Korfer R：Long-term implantable left ventricular assist devices：out-of-hospital program. Cardiol Clin 21：57-65, 2003.
12) No authors listed：AbioCor totally implantable artificial heart. How will it impact hospitals? Health Devices 31：332-341, 2002.
13) 中谷武嗣, 笹子佳門, 駒村和雄, ほか：左補助人工心臓より離脱し得た拡張型心筋症の2例. 第15回日本心臓移植研究会. (大阪, 2,15), 抄録36頁.
14) Rose EA, Gelijns AC, Moskowitz AJ, et al：Long-term use of a left ventricular assist device for end-stage heart failure. N Engl J Med 345：1435-1443, 2001.

［許　俊　鋭］

疾患

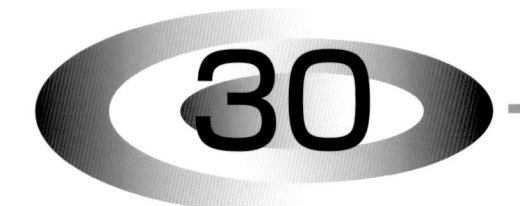

30 心臓移植で社会復帰ができた

はじめに

わが国でも1999年2月から心臓移植が再開され，2004年7月13日現在国内で21人，海外渡航して77人の日本人が心臓移植を受けている．心臓移植の適応となる患者の予後については，本書の「心臓移植の現状」のところで述べられていると思うが，現有のいかなる治療を施しても補助人工心臓を装着しないと1年以内に50％以上が死亡し，そのほとんどがNew York Heart Association機能分類で3度以上の心臓移植適応患者が心臓移植を受けて，どれくらい元気になるのかは，非常に興味のあるところであると考える．ここでは，欧米でのデータならびに心臓移植を受けた日本人が移植後のQOL，とくに社会復帰について述べる．

欧米における心臓移植の現状

1．心臓移植患者の予後

2003年の国際心肺移植学会の統計では，2002年末日までに66,559例の心臓移植が行われ，適応疾患は，心筋症44.9％，虚血性心疾患45.9％，弁膜症3.6％，再移植2.0％，先天性心疾患1.6％であった[1]．

心臓移植後の生存率はシクロスポリンが導入されに1982年を境に向上し，1年生存率83.6％，3年生存率76.2％である[1]．

2．心移植後のquality of life（QOL）[1]

2002年国際心肺移植学会の報告によると，心移植後1，5年後の心機能は，活動制限のない症例が90.5％，90.8％，完全介護が必要な症例が0.9％，0.7％であった（図1）．また，移植後1，5年後の就職状況については，常勤23.57％，29.0％，パートタイム職種9.1％，7.8％で，希望退職者を含め50％以上の症例が無職である（図2）．これは，さまざまな社会的因子（移植前に無職であった期間，高齢者，移植前の職種，患者を支える家族関係など）のためであると報告されている．

定期的検査以外の目的で入院するのは，1年以内が44.3％，4～5年後が21.5％で，年々減少している．移植後年数が増加するにつれて，拒絶反応や感染症による入院は減少している（図3）．

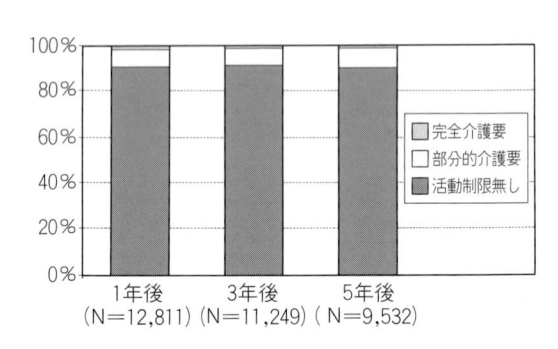

図1 心臓移植後の運動能力（2003年国際心肺移植学会統計）

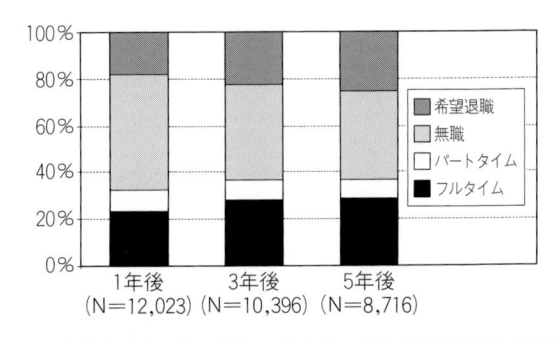

図2 心臓移植後の社会復帰（2003年国際心肺移植学会統計）

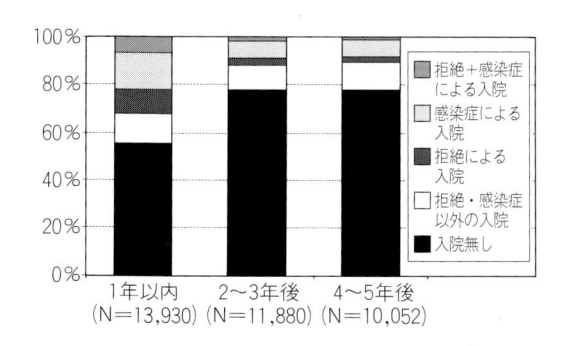

図3 心臓移植後の再入院（2003年国際心肺移植学会統計）

3．移植後の運動機能

移植後明らかに活動性は向上するが，必ずしも移植後早期から運動耐用能は正常化しないと報告されている[2]．心臓移植によって心機能は回復するが，移植心の虚血障害，除神経による神経・ホルモン系の異常，移植前からの骨格筋力の低下や運動器官の微小循環障害，さらには拒絶反応などが移植後の運動機能に影響するといわれている．一般的には移植前に10 ml/kg/min程度の最大酸素摂取率が，移植後数カ月で16 ml/kg/min程度，半年で19 ml/kg/min程度に回復するといわれている．これ以上回復するには，きっちりした筋力トレーニングなどが必要であるとされている．当院で経過をみている成人心臓移植例も同様の結果である．

4．心臓移植患者の妊娠・分娩・出産

まだ心臓移植を受けて妊娠をした日本人患者はいないので，欧米のデータを紹介する．Cowanら[3]によると，1986年に心臓移植後の最初の妊娠例が報告されている．彼らの報告では，1991年に米国移植妊娠登録（NTPR）が発足後，29例（心臓移植26例，心肺移植3例）の50回の妊娠が登録されている．48％が降圧剤を服用してしたが，35例が出産，9例が自然流産，5例が人工流産しており，死産はなかった．平均36.7週（30～40週）で出生し，早産（37週未満）は14例であった．出生時体重は平均2661g（1191～3816g）で，低体重出生児（2500g未満）は14例であったが，その後の成長は正常であった．

以上のように，やや早産，低体重出生児は多いが，心臓移植後も比較的安全に妊娠・分娩が可能である．

心臓移植を受けた日本人の現況

1．海外渡航移植者の現況

2004年6月末までに，海外にて心臓移植を受けた患者は77名を数えており，原疾患は主に拡張型心筋症で，術前NYHA機能分類は全例IV度を示していた．内12名は術前の血行動態の維持が困難であったため，わが国で左心人工装置（LVAS）を装着した後渡米し，心臓移植を受けていた．これ以外に，渡米後循環動態が悪化し，LVASを1名が，Extracorpoeral membrane oxygenation（ECMO）を2名が装着後に，心臓移植を受けている．

移植後の早期死亡2名，遠隔死亡12名を認めるが，実測生存率は1年生存率96.7％，3年生存率84.4％であり，欧米での成績と差はなかった．生存例はすべて外来通院中で，90％以上が通学・通園か，就職している．

2．わが国における心臓移植の現況

わが国で2004年7月6日現在21名の心臓移植が実施され，年齢8～49歳，診断は拡張型心筋症11名，拡張相肥大型心筋症4名，心筋炎後心筋症1名，薬剤性心筋症1名で，全例がstatus 1であった．LVAS装着例が第一例を含め21例中14例を占めていた．

移植後再入院した症例を入院の理由別に分けると，拒絶反応3名，肺炎3名，サイトメガロウイルス（CMV）胃炎2名，CMV肝炎1名であったが，いずれも適正な治療で治癒できている．最近の1名を除き，全員外来通院し，13名が社会復帰している．

当院で管理している心臓移植症例

当院では現在，当院で心臓移植した7名と米国で心臓移植した6名（成人9名，小児4名）を経過観察しているが，希望退職をしている1名を除き，ほかの12名全員が社会復帰（通学を含む）している（表1）．

表1　当院で経過観察している心臓移植症例

	性別・年齢	原疾患	現状	移植後経過
成人例				
1	男 20代	拡張型心筋症	介護施設職員	11年8カ月
2	男 50代	拡張型心筋症，AVR後	会社員	7年8カ月
3	男 20代	拡張型心筋症	コンビニ勤務	5年8カ月
4	男 50代	拡張相肥大型心筋症	会社員	5年4カ月
5	男 50代	拡張相肥大型心筋症	自営（農業）	4年2カ月
6	男 50代	拡張相肥大型心筋症	希望退職	3年カ月
7	女 20代	拡張相肥大型心筋症	病院勤務	2年6カ月
8	女 40代	心筋炎後心筋症	主婦	1年10カ月
9	男 40代	拡張型心筋症	会社員	1年8カ月
小児				
1	男 10代	拡張型心筋症	養護中学校	4年7カ月
2	女 8歳	拘束型心筋症	小学校3年	4年
3	男 5歳	拡張型心筋症	保育園年中	3年3カ月
4	女 6歳	拘束型心筋症	小学校1年	2年

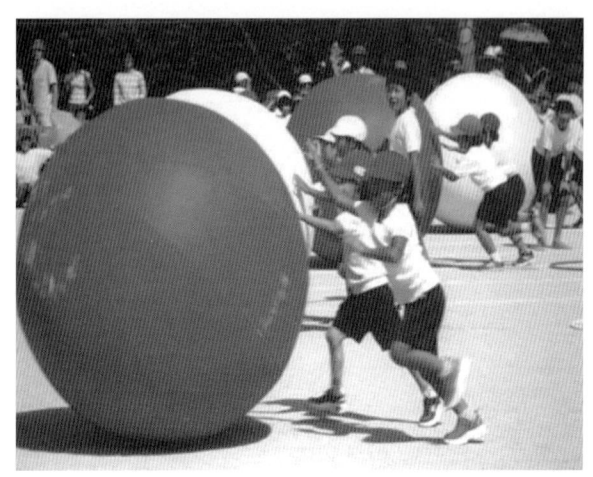

図4 小学校の運動会で玉転がしをする小児心臓移植例（2年目）（手前の玉の左奥）

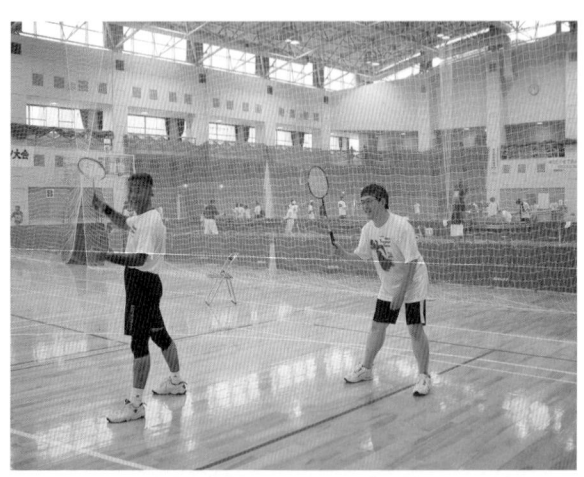

図5 第13回全国移植者スポーツ大会（能代）にて．バドミントン複で優勝した心臓移植例（8年目）（左）．右は筆者．

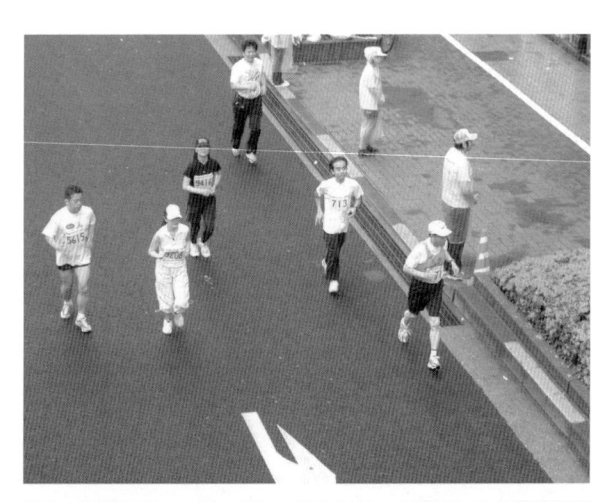

図6 東京シティーロードレースで10kmを完走した心臓移植例（12年目）（ゼッケン713番）

1．社会復帰

　社会復帰した8名の職種は，会社勤務3名，病院勤務1名，介護施設1名，コンビニ勤務1名，自営（農業）1名，主婦1名である．いずれもほぼフルに勤務している．就職活動に時間を要した1名を除き，移植後6～12カ月で社会復帰している．勤務時間は1日8時間程度週5日以上で，会社の営業勤務の1名は，遠方への出張もこなし，帰宅が10時を過ぎることがしばしばである．

2．通学・通園

　小児例4名は，移植後脳障害を来した1名が養護中学に，ほかは2名が小学校，1名が保育園に通園・通学している．感染が危惧される場合を除いて，ほとんどの行事（運動会（図4）・遠足など）や体育（プールを含む）に参加している．クラスで伝染性感染症が流行したときには休学しているが，それ以外には感冒・下痢などで休む以外，ほかの学童と同様に通園・通学している．

3．スポーツ競技会など

　国内では毎年，世界では2年に1度移植者のスポーツ大会が行われているが，当院で経過観察している患者は積極的にそれらの大会に参加し，臓器移植の効用を一般に理解してもらうための社会活動を行っている．昨年の全国移植者スポーツ大会では，心臓移植者が，ゴルフ単，バドミントン複で優勝（図5），バドミントン単で準優勝，ボーリングで3位に入賞した．また本年の東京シティーロードレースでは海外渡航心臓移植後12年目の患者が10kmを80分で完走した（図6）．このように普通の人と同様の運動能力がある．

● おわりに

　心臓移植後は，拒絶反応や感染症を予防するために生涯免疫抑制剤を服用し，定期的に外来や検査を受け，食事などの制約があるが，ほとんどの症例は日常生活にまったく支障がなく，社会復帰可能となっている．このような医療が早く日本の国民に理解され，定着することを期待する．

●文　　献●
1) Trulock EP, Edwards LB, Taylor DO, et al：The Registry of the International Society for Heart and Lung Transplantation: Twentieth Official adult lung and heart-lung transplant report—2003. J Heart Lung Transplant 22：625-635, 2003.
2) Marconi C, Marzorati M：Exercise after heart transplantation. Eur J Appl Physiol 90：250-259, 2003.
3) Cowen SW, Coscia LC, Philips LZ, et al：Pregnancy outcomes in female heart and heart-lung transplant recipients. Trasplant Proc 34：1855-1856, 2002.

[福嶋　教偉]

索 引

和文索引

ア
アコーディオン現象　140
アドリアマイシン心筋症　162
アトロピン　64
アプリンジン　80
アミオダロン　79
アミロイドーシス　121
アルコール性心筋症　134
アンジオテンシン受容体拮抗薬（ARB）
　　32
亜急性ステント血栓症　69

イ
イソプロテレノール　64
インターフェロン　134
遺伝病　111
一時ペーシング　64

ウ
ウイルス　132
　　C型肝炎—　133
ウイルス感染　27
ウイルス性心筋炎　132
うっ血性心不全　152
植え込み型除細動器　37,201
右心不全　94,116,122

エ
炎症　116
炎症細胞浸潤　26

オ
オスラー結節　173

カ
カルシウム過負荷　58
過換気　184
下壁梗塞　64
拡張型心筋症　21,26,106,152,167,
　　179,204
拡張障害　162
拡張不全　12,156
活性酸素　162
感染症　44
感染性心内膜炎　174
感冒　133
脚気　144
脚気心　144

キ
気絶心筋　57,58
急性冠症候群　57,68
急性心筋炎　133
急性心筋梗塞　57,63,68,99
　　合併症　68
　　再定義　68
急性心不全　74,132

拒絶反応　44
虚血性心筋症　168,189
虚血性心不全　189
　　二次予防　189
胸痛　100
　　労作時—　84
筋ジストロフィー　152

ケ
血痰　74

コ
コンプライアンス　157
抗癌剤心毒性のグレーディング　163
膠原病　117
好酸球増多性心疾患　127
拘束型心筋症　23,122
甲状腺機能亢進症　147
　　潜在性—　150
高血圧　31,156
高心拍出性心不全　145,148,149
高齢者　99
骨格筋芽細胞　48
骨髄細胞　48

サ
サイアミン　144
左脚ブロック不全　195
左室―大動脈圧較差　84
左室コンプライアンス　12
左室スティフネス　12
左室拡張能　168
左室縮小術　38
左室弛緩　12
左室不全　74
左室流入血流速波形　157
再梗塞の定義　68
再生医療　47
細胞移植　47
細胞性免疫　26
産褥性心筋症　105
酸素飽和度低下指数（ODI）　184

シ
C型肝炎ウイルス　133
ジギタリス　33
ジストロフィン　152
ジソピラミド　82
持続的陽圧換気（CPAP）　184
至適A-V delay　194
失神　84
収縮不全　12
衝心脚気　145
上室性不整脈　94
心（外）膜炎　116

心拡大　116
心筋炎　26,107,128,132
　　ウイルス性—　132
　　急性—　133
心筋梗塞
　　急性—　63,68,99
　　二次予防　70
心筋症　21,110
　　アドリアマイシン—　162
　　アルコール性—　134
　　拡張型—　21,26,152,167,179,204
　　虚血性—　168,189
　　拘束型—　23,122
　　産褥性—　105
　　たこつぼ—　99
　　ドキソビシン誘発性—　162
　　特定—　24
　　二次性—　139,167
　　肥大型—　22
　　不整脈源性右室—　24
　　ミトコンドリア—　110
心筋生検　28,128,132,152,163
心原性ショック　19
心原性肺水腫　19
心室内伝導障害　36
心室内伝導遅延　193
心室頻拍　200
心臓サルコイドーシス　200
心臓移植　41,180,204,210
　　QOL　211
　　社会復帰　211
　　スポーツ競技会　211
　　通学・通園　212
心臓幹細胞　49
心臓再同期療法　36
心臓喘息　75
心内修復術　179
心内膜炎
　　感染性—　174
心不全　3,27,80,105,111,132,138
　　うっ血性—　152,152
　　急性—　74,132
　　急性心筋梗塞に伴う—　57
　　虚血性—　189
　　高心拍出性—　145,148,149
　　低拍出量性—　140
　　頻拍誘発性—　148,149
　　慢性—　31,189,200
心房細動　80,147,150
心房中隔欠損症　94
人工心臓　204

索引

人工弁置換　174

ス
ストレス　100
睡眠時無呼吸症候群（SAS）　184

セ
先天性心疾患　94
前壁梗塞　64

ソ
組織ドップラーエコー　194
僧帽弁逆流　197
僧帽弁形成術　39
僧帽弁閉鎖不全　74

タ
たこつぼ心筋症　99
多発神経炎　144
大規模臨床試験　189
大動脈弁狭窄症　84
断酒　140

チ
チェーン・ストークス呼吸　184
弛緩障害　159

テ
低拍出量性心不全　140
適応基準　180
糖尿病　110

ト
ドキソルビシン投与
　患者管理のガイドライン　163
ドキソルビシン誘発性心筋症　162
ドップラー心エコー　157
同期不全　194
冬眠心筋　58
特定心筋症　24
特発性好酸球増多症　128

ナ
突然死　38,85
ナトリウム利尿ペプチド　8
難治性心不全　179
難聴　110

ニ
二次性心筋症　106,139,167
二次予防　189
乳頭筋機能不全　75

ノ
脳性ナトリウム利尿ペプチド（BNP）　14

ハ
バセドウ病　147
肺うっ血　74
肺高血圧症　94,116,144
肺体血流比　95
肺動脈楔入圧　167
抜歯　174

ヒ
ビタミンB1　144
肥大型心筋症　22
頻拍誘発性心不全　148,149
頻脈性　80
頻脈性不整脈　139

フ
ファロー四徴症　179
フリーラジカル　58
不整脈　29
　頻脈性―　139
不整脈源性右室心筋症　24
不明熱　173

ヘ
β遮断薬　33,168,189
β受容体　6

ホ
補助人工心臓　20,39,44,204
房室ブロック　63

マ
マルファン症候群　88
慢性心不全　31,184,189,200
　ガイドライン　31,190
　中枢性睡眠時無呼吸　185

ミ
ミトコンドリア　110
ミトコンドリアDNA3243変異　111
ミトコンドリア心筋症　110

ム
無呼吸低呼吸指数（AHI）　185

メ
メシル酸イマニチブ　129
免疫抑制剤　45

ユ
疣贅　173

ヨ
用量依存性　162

リ
利尿剤　33,158
両心室ペーシング　36,193
両心不全　162

レ
レシピエント　180
レニン・アンジオテンシン・アンドロステロン系　4,7

ロ
労作時胸痛　84

ワ
ワルファリン　80

英文索引

A
ACE阻害薬　32,168
ACLS　18
AED　18
AHI（apnea hypopnea index）　185
ARB　32,156

B
Blalock-Taussig短絡手術　179
BLS　18
BNP　156

C
Ca^{2+}調節機構　4
Ca^{2+}過負荷　58
Carey-Coombs雑音　95
CHARM試験　158

COMPANION試験　194,197
CPAP　184

F
Flank-Starking法則　17
Forrester分類　19,75

G
G-CSF　48
Graham-Steell雑音　95
granular sparkling　122

I
IABP（intraaortic balloon pumping）　19,58,204

M
Melphalan　123
MIBG心筋シンチ　168

MIRACLE試験　194,197

O
ODI（oxygen desaturation index）　184

P
PCPS　19,204

Q
QRS幅　194

S
SAS（sleep apnea syndrome）　184
Sca-1細胞　49
shaggy echo　173

V
VAS（ventricular assist sytem）

シミュレイション内科
心不全を探る
しんふぜん　さぐ

ISBN4-8159-1721-3 C3347

平成17年6月10日　初版発行　　　　　　　　　　　　＜検印省略＞

編 著 者	堀　　正　二
発 行 者	松　浦　三　男
印 刷 所	株式会社　太　洋　社
発 行 所	株式会社　永　井　書　店

〒553-0003　大阪市福島区福島8丁目21番15号
電話大阪(06)6452-1881(代表)/Fax(06)6452-1882
東京店
〒101-0062　東京都千代田区神田駿河台2-10-6
御茶ノ水Sビル
電話(03)3291-9717/Fax(03)3291-9710

Printed in Japan　　　　　　　　　　　　©HORI Masatsugu, 2005

- 本書の複製権・翻訳権・上映権・譲渡権・公衆送信権（送信可能化権を含む）は株式会社永井書店が保有します．
- **JCLS** ＜(株)日本著作出版権管理システム委託出版物＞
  本書の無断複写は著作権法上での例外を除き禁じられています．複写される場合には，その都度事前に(株)日本著作出版権管理システム(電話03-3817-5670, FAX 03-3815-8199)の許諾を得て下さい．